Osteopathie und Psychosomatik

Körper, Geist und Seele osteopathisch behandeln

Stefan Schöndorfer

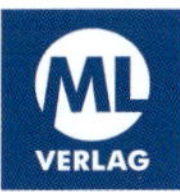

Verantwortungsvoller Umgang: Die in diesem Buch vorgestellten Behandlungsmethoden und -prinzipien werden von jedem Leser anders wahrgenommen und erweitern die therapeutischen Möglichkeiten individuell nach den bisherigen beruflichen Erfahrungen und Fähigkeiten. Im Interesse von Patient und Therapeut ist ein verantwortungsvoller Umgang selbstverständlich. Auch wenn die beschriebenen Verfahren das persönliche Spektrum und den Horizont erweitern, erfordern komplexe gesundheitliche Probleme mitunter eine interdisziplinäre ärztliche Zusammenarbeit. Achtsamkeit und Offenheit in der Wahrnehmung und Beurteilung osteopathischer Behandlungssituationen ist daher eine ständige Herausforderung.

Genderhinweis: Die in diesem Buch verwendeten Personenbezeichnungen beziehen sich immer gleichermaßen auf weibliche und männliche Personen. Auf Doppelnennungen und gegenderte Bezeichnungen wird aus Gründen der besseren Lesbarkeit verzichtet.

Die Osteopathie ist eine Wissenschaft,
die den Menschen untersucht und herausfindet,
dass er an Gottes Intelligenz teilhat.
(A.T. Still, Autobiographie I-88)

2. Auflage 2025

Druck: Generál Nyomda Kft., H-6727 Szeged

www.ml-buchverlag.de

ISBN (Buch): 978-3-96474-674-0
ISBN (E-Book/PDF): 978-3-96474-675-7

Inhaltsverzeichnis

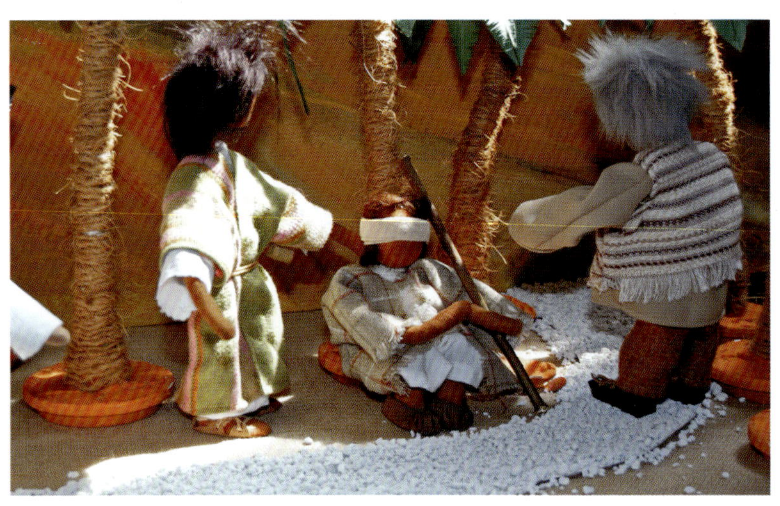

Wer sich um die Schäfchen Gottes sorgt,
ist diesem meist näher als
in der prachtvollsten Kirche.

Vorwort

Der Inhalt dieses Buches ist auf meiner Entdeckungsreise entstanden, die Osteopathie, um einen wichtigen Baustein zu erweitern. Ohne die Aspekte der Psyche bleibt sie in der Dualität von Körper und Geist stecken. Wenn die dritte Ebene unseres Daseins, die Psyche, hinzukommt, können wir den Menschen umfassender wahrnehmen und ihm helfen, sich zu regenerieren.

Es fanden sich auf dieser Reise überraschende Erkenntnisse und nicht zu erwartende Ergebnisse. Eine der wichtigsten Erkenntnisse daraus ist: „Es braucht zumeist deutlich weniger, als man denkt!" Manchen wird es überraschen, wie unspektakulär die Behandlungstechniken und -prinzipien sind. Vielleicht wirken sie gerade deshalb so nachhaltig.

Dieses Buch macht den Leser nicht zum Psychotherapeuten, aber es zeigt Möglichkeiten auf, Menschen mit psychosomatischen Beschwerden osteopathisch zu unterstützen und Veränderungen zu ermöglichen, die eine nachhaltige Verbesserung bewirken.

Um dies zu erreichen, gibt es zu Beginn Anregungen, sich der eigenen Position bewusst zu werden und diese den Gegebenheiten anzupassen. Wir können Teil des Behandlungsprozesses sein, ohne die Führung zu übernehmen.

Wer mehr über den Beginn der Entdeckungsreise erfahren möchte, kann gerne mit Kapitel 10 beginnen. So wird die Lektüre zu einer runden Geschichte.

Ich wünsche der Leserin, dem Leser dieses Buches viel Freude, neue Erkenntnisse und die Möglichkeit, den osteopathischen Werkzeugkoffer mit Werkzeugen zu füllen.

Vielleicht treffen wir uns einmal in einem Kurs. Ich würde mich sehr freuen!

Stefan Schöndorfer D.O.®

Geleitwort

Die Osteopathie ist ein Schatz, wenn sie virtuos eingesetzt wird. Ein Segen für die Patienten, eine Freude für den Therapeuten. Durch Fortbildungen und kollegiale Begegnungen ist die Osteopathie erbaulich, wenn sie in einem gut organisierten Rahmen gepflegt wird. Lebendig wird die Osteopathie aber erst, wenn sie viel Raum zum Wachsen bekommt.

All diese Qualitäten vereint der Autor Stefan Schöndorfer in diesem Buch. Seit ich Stefan kenne – und das ist wirklich lange, denn ich kenne ihn länger als meine Kinder – gibt es fast nichts, was er tut, ohne es zu hinterfragen, zu erforschen, zu verändern. Bei ihm dürfen sich die Dinge entwickeln.

Das Wunderbare ist, dass Stefan Schöndorfer diese lebendige Osteopathie mit uns teilt. Seit Jahren ist er neben seiner Praxistätigkeit auch als Dozent aktiv und gibt sein Wissen und seine Erfahrungen in spannenden Kursen weiter. Nun erscheint sein erstes Buch, in dem er mit viel Liebe zum Detail seine Art der Osteopathie mit zahlreichen Bildern und Beispielen erklärt.

Vielleicht wird so manchem Leser bei der Lektüre bewusst, dass es bei aller Wissenschaftlichkeit in der Medizin auch etwas Geheimnisvolles gibt, das sich erst erschließt, wenn es auf herzliche Offenheit trifft.

Stefan Wentzke

Danke

Der größte Dank gilt meiner Familie. Meine Frau Brigitte und meine vier Kinder Thea, Anna, Pauline und Max hatten immer Verständnis, wenn die Begeisterung für die Osteopathie wieder einmal überhandnahm und ich in sie viel Zeit investierte. Ohne sie wäre mein Weg nicht möglich gewesen.

Ein großes Dankeschön geht an Stefan Wentzke, der mich seit Beginn meiner osteopathischen Reise begleitet hat. Ich bin mir sicher, dass es ohne ihn dieses Buch und viele Möglichkeiten, die ich entdeckt habe, nicht geben würde. Deshalb war es mir sehr wichtig, dass er das Geleitwort geschrieben hat. Danke, mein Freund!

Eine große Unterstützung für mich und dieses Buch war Rüdiger Krause. Er hat sich viel Zeit für Korrekturen genommen und viele Denkanstöße gegeben. Vieles in diesem Buch würde anders aussehen und wahrscheinlich weniger verstanden werden. Herzlichen Dank!

Für die hervorragende Unterstützung in medizinischen Fragen und die entsprechenden Antworten danke ich meinem lieben Freund Karl Peter Sohler.

Großer Dank an Dr. Klaus Trageser für seine Aufmerksamkeit, seine Gedanken und Ratschläge während des Korrekturlesens, insbesondere in Bezug auf die psychotherapeutischen Aspekte dieses Buches.

Pete Monaghan hat mit seinen anatomischen Zeichnungen die Erklärungen und Behandlungsfotos anschaulich gemacht. Ich bin sehr froh über seine Hilfe und seine Freundschaft.

Herzlichen Dank an meine bisherigen Kursteilnehmer, die mit großer Offenheit und Begeisterung die von mir gezeigten osteopathischen Möglichkeiten in ihrem Werkzeugkoffer mit nach Hause nehmen.

Gudrun Berner und Wolfgang Dettling brachten ihr orthographisches Wissen und Können ein. Herzlichen Dank dafür!

Dem Fototeam Max Schöndorfer, Benno und Stefan Wentzke gebührt großer Dank für ihre Ruhe, Geduld und Ausdauer bei den Fotoaufnahmen. Mein besonderer Dank gilt den beiden Models Emily Fischer und Dani Henke.

Ohne meine Patientinnen und Patienten, die mir vertrauensvoll, offen und ehrlich rückmelden, wie die Behandlungen in ihnen wirken, wäre dieses Buch nicht möglich gewesen. Herzlichen Dank.

Vielen Dank an Magdalena Wille für ihren Beitrag zum Thema Psyche und Organe.

Die Zusammenarbeit mit dem Verlag durch Frau Ramona Kretschmann und Herrn Martin Klose war sehr unkompliziert und für die Entstehung des Buches sehr hilfreich. Vielen Dank dafür!

Stefan Schöndorfer
Mai 2024

1 Die Durchlässigkeit – für den eigenen Schutz und zum Nutzen unserer Mitmenschen

Der Weg zur Durchlässigkeit – Mitgefühl ohne Mitleid

1.1 Belastungen, die uns begegnen, die möglichen Folgen und der Umgang damit

In meinen Kursen taucht immer wieder das Thema auf: „Wie gehe ich mit Belastungen und Übertragungen in meiner Arbeit um?" Immer wieder schildern mir Kursteilnehmer ihre Überlastungsreaktionen und die daraus resultierenden Erschöpfungssymptome. Die Freude an der Arbeit, die Freude an privaten Unternehmungen geht verloren, eine allgemeine Unzufriedenheit macht sich breit. Die Wahrnehmung leidet, die Behandlungserfolge nehmen ab, Frustration macht sich breit. Dies sollte einem Osteopathen/Therapeuten auf keinen Fall passieren. Das Gleiche gilt für Menschen, die in der Pflege und Medizin tätig sind. In diesem Zustand zieht man sich gerne auf seine technischen Möglichkeiten zurück und versucht, das Zwischenmenschliche auszublenden. Die Arbeit in einem rein technischen Bereich mag darunter weniger leiden. Im Rahmen einer therapeutischen Intervention geht jedoch eine wichtige Komponente in der Behandlung von Patienten verloren.

Positives Schubladendenken als ein mögliches Modell

Für alle, die sich mit ihrem Engagement für andere Menschen einsetzen, stellt sich oft die Frage:
„Wie schaffe ich es, nicht ständig überfordert zu sein von dem, was meine Mitmenschen an mich herantragen?"

In meiner ersten medizinischen Ausbildung (Masseur) hat uns ein Lehrer ein sehr einfaches, aber wirksames Konzept für dieses Problem vorgestellt. Seit über 25 Jahren benutze ich es, um nicht ständig an meine Patienten erinnert zu werden. So lassen sie mich auch schlafen ;-).

Damals empfahl er uns, einen unendlich großen Schrank in unserem Gehirn einzurichten. Dieser sollte schön und von bester Qualität sein.

Jeder Patient hat darin eine Schublade. Darin ist es hell und lichtdurchflutet, gut belüftet und warm – ein Ort, an dem man sich gerne aufhält. Jeder Patient liegt dort in einer weichen, kuscheligen Wolldecke, und alles, was ich über ihn weiß, liegt auch in dieser Schublade. Wenn der Patient zur Behandlung kommt, öffne ich die Schublade, nehme ihn heraus, wickle ihn in die Wolldecke und lege ihn auf meine Liege. Dies geschieht natürlich rein mental und für den Patienten nicht wahrnehmbar. Meistens genügt ein kurzer Blick in die Schublade, um mich zu orientieren, was in der letzten Zeit oder insgesamt wichtig war. Manchmal finden sich auch weniger wichtige Informationen darin. Das macht nichts, denn die Speicherkapazität der Schublade ist unendlich. Nachdem ich mich orientiert habe, behandle ich meinen Patienten.

Nach der Behandlung wickle ich den Patienten wieder in die Wolldecke ein und lege ihn zurück in die Schublade. Ebenso alle Informationen, die ich an diesem Tag erhalten habe. Inzwischen geschieht das ganz automatisch beim Händewaschen und Desinfizieren. Am Anfang muss man sich die einzelnen Schritte noch bewusst machen. Später geht es dann wie von selbst.

Quengelnde Schubladen

Ich achte darauf, dass nicht zu viele Schubladen gleichzeitig offen sind. Es kommt immer wieder vor, dass eine Schublade „unter der Zeit" aufspringt. Das heißt, ein Patient kommt mir in den Sinn. Ich nehme das wahr und überlege, ob das mit der Situation in diesem Moment zu tun hat oder ob es für diesen Patienten etwas zu tun gibt. Das Ergebnis meiner Überlegungen lege ich in die Schublade. Dann schließe ich die Schublade wieder. Sollte sie öfter aufspringen, sich also aufdrängen, und die Überlegungen finden zu keinem Ergebnis, so verriegle ich die Schublade und belasse dies so bis zum nächsten Tag.

Beim Schlafengehen überprüfe ich, ob alle Schubladen geschlossen sind. Wenn nicht, schließe ich sie alle. Dann schließe ich den ganzen Schrank ab – es gibt eine Zentralverriegelung. Dann ist erst einmal Ruhe. Wenn einzelne Schubladen immer wieder aufspringen, schlage ich sie gedanklich zu und verabrede mit den „Bewohnern", dass ich mich am nächsten Tag darum kümmere. Das sollte dann aber auch tatsächlich geschehen, um meine eigene Glaubwürdigkeit zu stärken. So schaffe ich es meistens, ohne die Belastungen des Tages einzuschlafen.

Dieses Ablageprinzip wende ich nicht nur bei Patienten, sondern auch bei allen anderen Tätigkeiten und Ereignissen an. Es hilft mir, einen aufgeräumten Arbeitsplatz zu haben. So bleibt mein Gehirn einigermaßen geordnet. Die einzigen Menschen, die sich nicht in einer Schublade befinden, sind meine engsten Familienmitglieder. Diese dürfen sich immer und überall in mir bemerkbar machen.

Christbäume und Vogelhäuschen im Wald

Ich stelle den Teilnehmern meiner Fortbildungen immer das Konzept des positiven Schubladendenkens vor. Manche finden „einen Schrank für ihre Patienten im Kopf" zu nahe an sich selbst. Sie stellen sich zum Beispiel einen Weihnachtsbaum vor – geschmückt mit Patienten statt mit Christbaumkugeln. Der Baum steht im Eingangsbereich ihrer Praxis. Eine Seminarteilnehmerin fand das Bild von Vogelhäuschen im Wald – für jeden Patienten ein Häuschen.

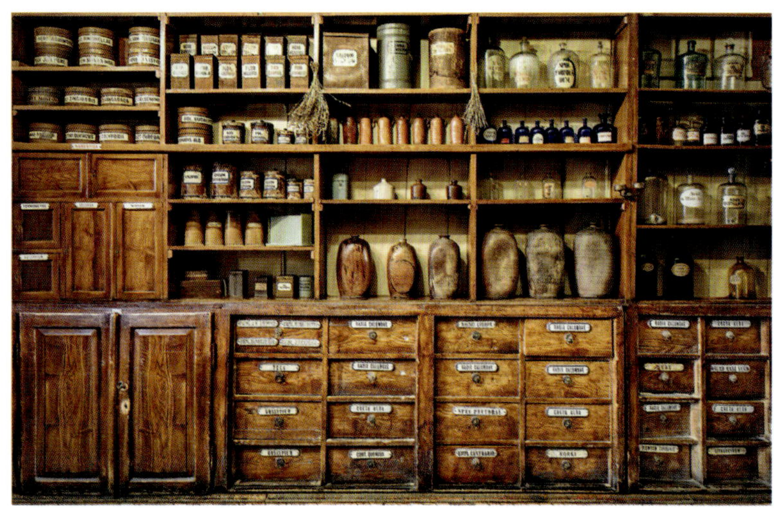

1.2 Die Bedeutung der Faszien fürs Ganze

„Wenn man mit den Faszien arbeitet, behandelt man die Zweigstellen des Gehirns. Also warum sollte man die Faszien nicht mit dem gleichen Maß an Respekt behandeln wie das Gehirn selbst?“
(Still 1899)

Als **Trinität** wird laut dem Duden die Dreiheit der Personen (Vater, Sohn und Geist) in der Einheit Gottes, Dreieinigkeit, Dreifaltigkeit bezeichnet.
Im übertragenen Sinn hier sind damit die Verbindungsstrukturen des Körpers, die Gefäße, Faszien und Nerven, gemeint.

Die Faszien als Teil der Trinität der Verbindungen sind sehr wichtig für unsere Wahrnehmung. Erst in den letzten Jahrzehnten wurde erkannt, wie wichtig das Fasziensystem (Bindegewebe) für unser Dasein ist. Lange Zeit wurden wir Osteopathen für unsere Fokussierung auf die Faszien belächelt. Es wird noch einige Zeit dauern, bis die aktuellen Erkenntnisse der wissenschaftlichen Forschung Eingang in die Medizin finden. Häufig dauert es 10 bis 15 Jahre, bis etwas Neues in der Schulmedizin breite Beachtung findet und in die Praxis umgesetzt wird. Manche Behauptungen halten sich wider besseres Wissen noch länger.

Die Aufgaben der Faszien:
- verbindende Grundstruktur, die Stabilität und Form gewährleistet
- Faszien trennen, verbinden und schützen
- Netzwerk für Informationsaufnahme und Weiterleitung
- Hämodynamik, Transportmedium für Wasser sowie Abbauprodukte und Botenstoffe
- Abwehrfunktion und kann als Teil des Immunsystems angesehen werden

Die Faszien als Sinnesorgan:
- Träger von Mechanorezeptoren und sensorischen Nervenendigungen
- Reaktion auf Druck- und Zugbelastungen
- Reaktion auf Schwingungen
- Wahrnehmung kleinster Bewegungen

Das sympathische Nervensystem ist eng mit den Faszien verbunden. Es reguliert den Spannungszustand. So wird verständlich, warum wir uns in Stresssituationen verspannen. Außerdem gibt es Rezeptoren für Stresshormone (z. B. TGF beta1; dieses dämpft das Immunsystem).[1]

So können wir mit geschlossenen Augen eine sehr genaue Aussage über die Position unseres Körpers machen. Aus diesem Wissen heraus habe ich das Konzept der Durchlässigkeit entwickelt.

1 Targeted disruption of the mouse transforming growth factor-beta 1 gene results in multifocal inflammatory disease – M M Shull, I Ormsby, A B Kier, S Pawlowski, R J Diebold, M Yin, R Allen, C Sidman, G Proetzel, D Calvin, et al. Nature. 1992 Oct 22;359(6397):693-9. doi: 10.1038/359693a0,

Faszien und psychischen Anteile

Faszien entstehen aus dem mesodermalen Ursprungsgewebe. Dieses entsteht erst in der dritten Woche unserer embryologischen Entwicklung. Aus ihm entwickeln sich die Niere, die Nebennierenrinde und das Herz. Außerdem entsteht daraus das Blut.

Wenn wir einen geliebten Menschen verlieren, spüren wir das meist in unserem Herzen. Wir haben das Gefühl, dass unser Herz zerquetscht wird. Es wird enger und enger. Dieses Gefühl haben die meisten Trauernden. Durch die Erkenntnisse über die Faszien können wir davon ausgehen, dass sich das Mediastinum, der Raum, in dem sich das Herz, die großen Gefäße, der Thymus und die Luft- und Speiseröhre befinden, bei solchen Belastungen zusammenzieht. Warum sollten wir das nicht spüren?

Das Broken-Heart-Syndrom ist eine Erkrankung, bei der sich extreme emotionale Belastungen im Herzen widerspiegeln.

„Es ist eine Herzensangelegenheit, die mich belastet."

Die **Stress-Kardiomyopathie** (auch **Gebrochenes-Herz-Syndrom, Tako-Tsubo-Kardiomyopathie, Tako-Tsubo-Syndrom, transiente linksventrikuläre apikale Ballonierung** oder **Broken-Heart-Syndrom**)[2, 3] ist eine seltene, akut einsetzende und oft schwere Funktionsstörung des Herzmuskels, die vor allem bei älteren Frauen auftritt. Die Symptome ähneln denen eines Herzinfarktes und treten meist unmittelbar nach außergewöhnlicher emotionaler oder körperlicher Belastung auf. Die Pathophysiologie der erst in den 1990er Jahren als eigenständige Erkrankung beschriebenen Störung ist unklar; entscheidend scheinen die meist deutlich erhöhten Blutspiegel von Stresshormonen, insbesondere der körpereigenen Katecholamine wie Adrenalin und Noradrenalin zu sein. Die Prognose ist bei den meisten Patienten günstig, nach einigen Wochen normalisiert sich die Herzfunktion bei der Mehrzahl der Betroffenen. Im Akutstadium kommt es jedoch häufig zu schweren und lebensbedrohlichen Komplikationen.

Auch die Niere kann bei anhaltendem Stress zu einer Belastung für den Körper werden. Nicht umsonst sagt man: *„Mir geht etwas an die Nieren!"*

Wenn uns etwas nachhaltig beeindruckt oder fesselt, sagen wir oft: *„Das geht mir unter die Haut!"*

Es geht nicht auf, sondern unter die Haut. Damit sind wohl die Empfindungen in den Faszien gemeint, die sich einstellen, wenn wir mit beeindruckenden Ereignissen konfrontiert werden. Beim Betrachten oder Erleben eines schockierenden Ereignisses spüren wir, wie „es" uns zusammenzieht. Schon der Anblick eines Fotos kann dazu führen. Verantwortlich dafür sind unter anderem die Spiegelneuronen.[4]

Wir formulieren: *„Wir sind mitfühlend!"*

2 Catecholamine-Dependent β-Adrenergic Signaling in a Pluripotent Stem Cell Model of Takotsubo Cardiomyopathy –Thomas Borchert, Daniela Hübscher, Celina I Guessoum, Tuan-Dinh D Lam, Jelena R Ghadri, Isabel N Schellinger, Malte Tibu rcy, Norman Y Liaw, Yun Li, Jan Haas, Samuel Sossalla, Mia A Huber, Lukas Cyganek , Claudius Jacobshagen , Ralf Dressel, Uwe Raaz , Viacheslav O Nikolaev, Kaomei Guan, Holger Thiele, Benjamin Meder, Bernd Wollnik, Wolfram-Hubertus Zimmermann, Thomas F Lüscher, Gerd Hasenfuss, Christian Templin, Katrin Streckfuss-Bömeke

3 Azar Radfart, Shady Abohashemt, Michael T. Osborne, Ying Wang, Tawseef Dar, Malek Z. O. Hassan, Ahmed Ghoneem, Nicki Naddaf,Tomas Patrich, Taimur Abbasi, Hadil Zureigat, James Jaffer, Parastou Ghazi, James A.Scott, Lisa M. Shin, Roger K. Pitman, Tomas G.Neilan, Malissa J. Wood1 and Ahmed Tawakol (2021): Stress-associated neurobiological activity associates with the risk for and timing of subsequent Takotsubo syndrome. European Heart Journal (2021)

4 Giacomo Rizzolatti, Corrado Sinigaglia: So quel che fai: il cervello che agisce e i neuroni specchio, Verlag Cortina Raffaello 2006, 216 S. ISBN 8860300029.

1.3 Durchlässigkeit statt hängen gebliebene Ereignisse

Das „Unter-die-Haut-gehen" ist Teil unseres empathischen Verhaltens. Es ist also normal und für ein soziales Miteinander notwendig. Belastend wird es erst, wenn wir auf diese Spannungen nicht angemessen reagieren können und sie sich verfestigen. Es fällt uns leichter, empathisch zu sein, wenn wir durchlässig bleiben. Je undurchlässiger wir für Ereignisse und Geschehnisse sind, desto mehr bleibt in uns hängen. Um das Hängengebliebene wieder loszuwerden, bedarf es manchmal großer Anstrengungen. Gelingt es uns nicht, wird es uns immer mehr füllen. Neues wird hinzukommen und die Durchlässigkeit wird weiter abnehmen. Irgendwann sind wir voll von negativen Emotionen. Um diese zu kompensieren, reagieren wir mit Abschottung. Zuerst bauen wir empathische Zäune, dann Mauern um uns herum. *„Ich muss mich abgrenzen!"*

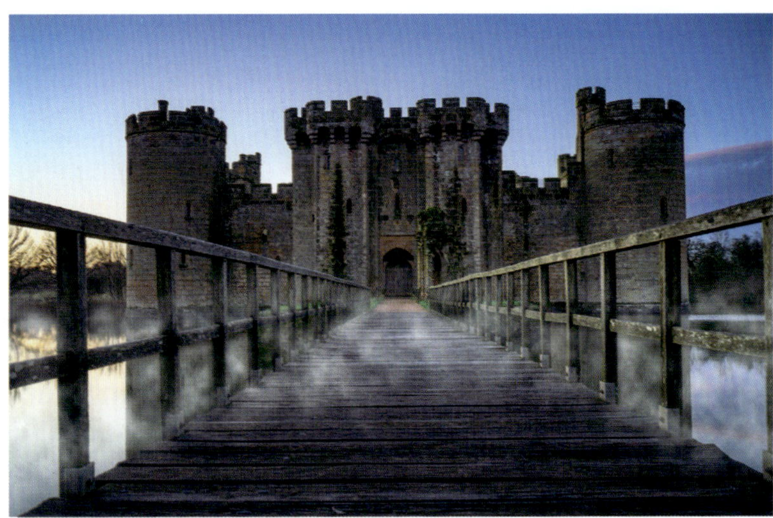

Eine gute Möglichkeit, mit emotionalen Belastungen umzugehen, ist, durchlässig dafür zu sein. „Ich lasse es einfach durch mich hindurch!" So kann ich wahrnehmen, was mein Gegenüber mir mitzuteilen versucht. Die Information darüber erkennen, mir Gedanken darüber machen und helfen, die Situation zu verbessern. Ich lasse die belastende Emotion durch mich hindurch. Klingt logisch, braucht aber ein wenig Übung. Dabei hilft uns unser Fasziensystem. Wie bereits unter Punkt 1.2 beschrieben, können wir davon ausgehen, dass es nicht nur für die Wahrnehmung von Spannungen geeignet ist, sondern auch für Emotionen.

Die erste osteopathische Übung in meinen Fortbildungskursen besteht seit einiger Zeit aus folgenden Komponenten.

- Zuerst vermittle ich den Teilnehmern die Möglichkeit, sich durchlässig zu machen.
- Die Teilnehmer können sich gegenseitig behandeln. Jeder so, wie er es in seiner Praxis gewohnt ist.
- Nach 10 Minuten macht sich der behandelnde Osteopath durchlässig.
- Nach weiteren 10 Minuten sollte auch die behandelte Person sich in der Durchlässigkeit einfinden.

Beide Veränderungen führen zu einer deutlichen Veränderung in der Wahrnehmungen und in den Empfindungen.

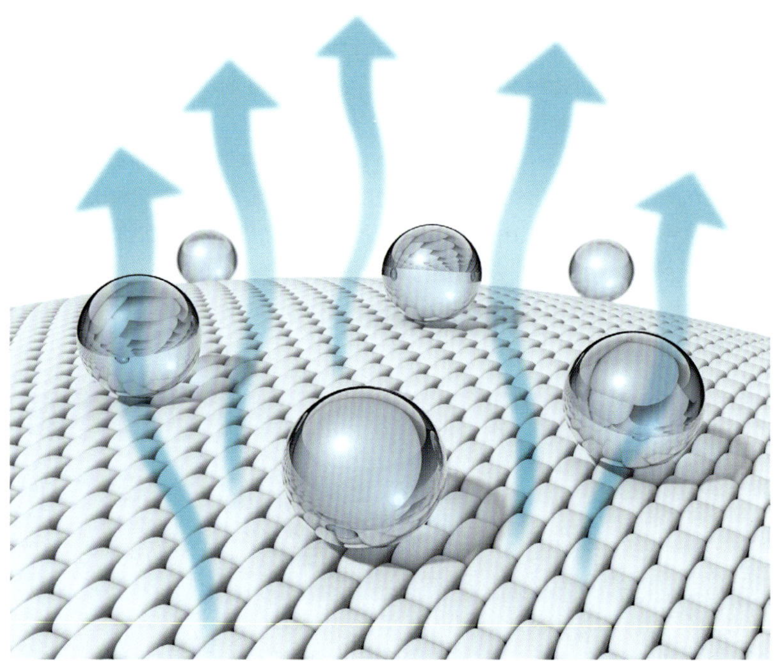

1.4 Innere Barrieren, innere Mauern mit Durchlässigkeit vermeiden und auflösen

Je mehr Spannungen wir in unserem „Wahrnehmungssystem Faszien" haben, desto undurchlässiger sind wir. Betrachten wir die Struktur des Systems, so erkennen wir, dass es sich netzartig durch unseren gesamten Körper zieht. In Videoaufnahmen mit einer 100-fachen Vergrößerung der Faszie wird sichtbar, dass sich tentakelartige Fibrillen sehr dynamisch immer wieder neue Verbindungen schaffen oder auch lösen.[5] So vernetzt sich das System ständig neu und ist nie gleich. Je dichter das Gewebe ist, desto undurchlässiger wird es. So kann man davon ausgehen, dass die Durchlässigkeit in einem „verfilzten" Inneren deutlich schlechter ist als in einem „luftigen" Inneren. Ein anderes Wort für Durchlässigkeit ist Transparenz.

„Wer Grenzen in sich und um sich herum aufbaut, verliert die Durchlässigkeit".

Interozeption ist die Fähigkeit, Informationen aus eigenen Körperabschnitten zu erfahren. Es wird unterschieden in Propriozeption (Körperlage und -bewegung) und Viszerozeption (Organwahrnehmung)

Es fällt uns schwer, angesammelte Belastungen loszulassen. Neue Belastungen, die auf uns zukommen, verfangen sich im alten Gestrüpp negativer Emotionen. Wir füllen uns weiter mit Negativem. Irgendwann wird es uns zu viel und wir ziehen uns zurück.

Durch mangelnde Interozeption haben wir weniger Kontakt zu den einzelnen Organen und Strukturen unseres Körpers. Dies kann dazu führen, dass wir Warnsignale unseres Körpers nicht wahrnehmen. Dies

5 aus „Faszien – Architektur menschlichen Fasziengewebes"

könnte erklären, warum sich manche Menschen trotz eines bedenklichen Gesundheitszustandes bis zur Erschöpfung oder schlimmer noch bis zum Tode belasten. Ein verhärtetes Fasziensystem verhindert das frühzeitige Erkennen von Spannungsproblemen, die auf größere gesundheitliche Probleme hindeuten.

Viele mRNA-geimpfte Patienten in meiner Praxis hatten über Monate eine deutlich erhöhte Gewebespannung. Ich stellte fest, dass die innere Wahrnehmung dieser Menschen schlechter war als bei Menschen mit einem geringeren Spannungszustand. Dies ist auch bei gestressten Patienten der Fall.

Beim „Tag der Durchlässigkeit" gibt es immer wieder Kursteilnehmer, die Schwierigkeiten mit der ersten Wahrnehmungsübung haben – siehe 1.6. Meistens fühlen sie sich deutlich besser, wenn ich sie kurz auf die Behandlungsliege lege und ihren Spannungszustand verbessere.

Auch in der verbalen Interaktion kann dies bedeuten, dass die Möglichkeiten, den Gesprächspartner zu erfassen und adäquat zu reagieren, eingeschränkt sind. Unser Gegenüber spürt: „Mein Gesprächspartner ist blockiert und signalisiert, dass er nichts mehr von mir wissen will." Das frustriert und löst Aggressionen aus. Das betrifft nicht nur unseren Gesprächspartner, sondern das ganze Umfeld. Ein Teufelskreis entsteht. Jetzt habe ich allen Grund, abweisend zu sein. „Von dem lasse ich mich nicht beleidigen!" Es ist nur allzu verständlich, dass man mit einem Menschen mit einer solchen Einstellung nichts mehr zu tun haben will. Schade um die wertvolle Chance, Gutes zu tun. Noch ärgerlicher ist es, wenn man darüber frustriert ist.

„Wer Mauern um sich baut, um die innere Sicherheit zu stabilisieren, verliert die Möglichkeit, die eigenen Probleme loszuwerden."

Eine ebenso einfache wie wirkungsvolle Möglichkeit, Durchlässigkeit (Transparenz) zu erreichen, besteht darin, die eigene Wahrnehmung nicht ausschließlich nach vorne auf das Blickfeld zu richten. Unsere Fähigkeit, Informationen auch von hinter uns zu erhalten, ist meist verkümmert. Sie wieder zu aktivieren, bedarf daher einiger Übung, ist aber nicht so schwierig, wie oft angenommen wird.

In meiner biodynamisch-osteopathischen Ausbildung habe ich diese Möglichkeit gelernt, um Raum für Veränderung zu schaffen. Denn das ist ein wichtiger Bestandteil der Biodynamik. Es braucht Raum, damit sich etwas verändern kann. Wenn ich mich zu sehr auf meinen Patienten vor mir konzentriere, blockiere ich seine Veränderungsmöglichkeiten. Gleichzeitig bleiben Wahrnehmungen über mein Gegenüber in mir haften. Es gibt nicht wenige Osteopathen, die Beschwerden oder Schmerzen ihrer Patienten in sich spüren und über längere Zeit mit sich herumtragen. Ein therapeutischer Nutzen dürfte damit aber nicht verbunden sein. Auch hier dürften die Spiegelneuronen eine Rolle spielen.[6]

Die Fähigkeit, sich mit der Wahrnehmung auch nach hinten zu orientieren, schafft Durchlässigkeit und verhindert, dass etwas in uns Einzug hält und dort verbleibt.

Beim Üben dieser Fähigkeit habe ich festgestellt, dass sie auch bei psychischen Belastungen eine große Hilfe ist. Der Gesprächspartner kann über seine Probleme sprechen, er merkt, dass ich ihn aufmerksam folge. Er fühlt sich angenommen. Ich selbst kann den Ausführungen meines Gesprächspartners viel entspannter zuhören. Ich bin nicht mehr so schnell überfordert.

Für uns Osteopathen und Körpertherapeuten ist diese Wahrnehmungsposition sehr hilfreich, um einen offenen und effektiven Zugang zum Patienten zu finden.

6 Empathie und Spiegelneurone: Die biologische Basis des Mitgefühls – Prof. Giacomo Rizzolatti und Warum fühle ich was Du fühlst: Intuitive Kommunikation und das Geheimnis der Spiegelneurone – Prof. Joachim Bauer

1.5 Entwicklung des Durchlässigkeitskonzept durch das Nutzen der Rundum-Wahrnehmung

Gut 1 ½ Jahre unterstützten Osteopathie-Kollegen und ich im Franziskanerinnenkloster Sießen in Bad Saulgau jesidische Frauen mit ihren Kindern und syrische Christinnen. Diese waren dort untergebracht. Auch die Ordensschwestern, die für die schwer traumatisierten Flüchtlinge zuständig waren, wurden von uns behandelt. In regelmäßigen Abständen fanden im Kloster „Osteopathie-Tage" statt. Die Franziskanerinnen wünschten sich zusätzlich ein Handwerkszeug für den Umgang mit den Betreuungspersonen und fragten mich, ob ich dazu eine Idee hätte. Ich erinnerte mich an meinen eigenen Umgang mit Belastungen am Patienten. Ich benutze das Konzept der Durchlässigkeit.

Nach einer kurzen Entwicklungszeit hielt ich mit sieben Schwestern und meiner Frau den ersten Durchlässigkeitstag. Die Frauen konnten die Übungen schnell verstehen und umsetzen. Sie konnten das Gelernte auch in den Alltag integrieren und der Umgang mit den Flüchtlingen wurde leichter.

So habe ich das Konzept der Durchlässigkeit weiterentwickelt und zu einem eigenständigen Kurs für Menschen ohne medizinische Vorkenntnisse ausgebaut. Es ist auch Bestandteil jedes Osteopathie-Kurses, den ich gebe. Viele Teilnehmer sind überrascht, wie sich dadurch ihre Wahrnehmung verbessert und sie sich weniger gestresst fühlen.

Übrigens ist Durchlässigkeit nicht gleichbedeutend mit Teilnahmslosigkeit – im Gegenteil: Wenn die Informationen eines Gesprächs, das wir führen, von uns wahrgenommen werden, ohne an uns haften zu bleiben, können wir mehr davon aufnehmen und die nonverbalen Komponenten des Gesprächs besser verstehen.

Rundum-Wahrnehmung hilft, durchlässig/transparent zu sein. Sie ist leicht zu trainieren. Wir können unsere Wahrnehmung auf einen uns bekannten Raum hinter uns richten. Wir nehmen im doppelten Sinne Rücksicht. Wir versuchen zu registrieren, wo sich die Uhr, das Bild an der Wand, der Kugelschreiber oder andere Gegenstände befinden. Das klingt zunächst etwas seltsam. Aber blinde Menschen haben diese Fähigkeit aus der Not heraus, nicht sehen zu können. Warum sollten wir Sehende das nicht auch trainieren?

In einem unbelasteten Gespräch mit einer Freundin, einem Freund oder Bekannten ist ein erster Versuch der veränderten Aufmerksamkeit gut durchführbar. Was verändert sich durch diese andere Position der eigenen Wahrnehmung?

Vielleicht gelingt uns das auch einmal bei einer unangenehmen Auseinandersetzung. Vielleicht stellen wir dann fest, dass der Gesprächspartner während der Auseinandersetzung deutlich weniger aggressiv reagiert? Das könnte sein!

Wenn wir dies bereits regelmäßig tun, wird es uns auch gelingen, es in unseren Alltag zu integrieren. Ganz automatisch wird ein Teil unserer Aufmerksamkeit auf den Bereich hinter uns gerichtet, den wir nicht sehen können. Wir werden merken, dass wir dadurch aufmerksamer werden. Wir üben uns darin, das Ganze zu sehen.

1.6 Durchlässigkeitsübungen – Schieben oder Ziehen

Zwei Partner stehen sich in einem Abstand von ca. zwei Metern gegenüber. Es wird vereinbart, dass ein Partner den aktiven, der andere den passiven Part übernimmt. Die Augen sollten möglichst geschlossen sein. Der Aktive beginnt gedanklich, seinen Partner aus dem Bauch- und Brustbereich wegzudrücken. Dies sollte ohne räumliche Bewegung geschehen. Der passive Partner (der Wahrnehmende) kann dies zu seiner Überraschung wahrnehmen. Mit etwas Übung wird der aktive Partner einen Widerstand spüren. Er kann sich an seinem Gegenüber anlehnen. Der Passive kann mit etwas Sensibilität spüren, dass sich in ihm ein Druck aufbaut.

Der Schiebende kann nach einiger Zeit auch zum Ziehen übergehen. Der Passive (der Wahrnehmende) wird diese Veränderung bemerken. Er fühlt sich gezogen. Immer wieder kann der aktive Partner zwischen Schieben und Ziehen wechseln. Beide Partner können sich austauschen.

Es folgt ein Rollentausch, bei dem der passive (wahrnehmende) Partner aktiv wird, während der aktive Partner sich von nun an passiv (wahrnehmend) verhält.

Nach kurzer Zeit wird sich eine gewisse Routine im Fühlen einstellen. Um die Übung etwas zu erweitern, können die Partner gleichzeitig ziehen oder schieben. Was passiert, wenn der eine zieht und der andere schiebt? Wenn sich beide einig sind, kann es zu einem subtilen Kräftemessen kommen. Welche Energien werden frei?

Gelegentlich kommt es zu paradoxen Wahrnehmungen des Wahrnehmenden. Er empfindet ein Ziehen, obwohl der Aktive schiebt, oder umgekehrt. Dies kann mit der bereits einsetzenden Reaktion des Wahrnehmenden zusammenhängen. Der Körper reagiert auf den Eingriff des Anderen und hält dagegen. Bleibt er passiv, löst sich das Wahrnehmungsparadoxon in der Regel auf.

Im nächsten Schritt richtet der wahrnehmende Partner seine Aufmerksamkeit auf etwas, das sich hinter ihm befindet. Er spürt nun, wie der Widerstand in seinem Inneren deutlich nachlässt – der Druck oder Zug wird geringer oder verschwindet. Auch der aktive Partner spürt eine Veränderung. Er gleitet durch den anderen hindurch, findet keinen Halt mehr in seinem Gegenüber. Danach werden die Aufgaben wieder getauscht.

Die Logik hinter dieser Übung ist folgende:
Wenn wir unsere Verwundbarkeit durch eine solche subtile Annäherung verändern können, wird dies auch im verbalen und zwischenmenschlichen Austausch eine Rolle spielen.

Jetzt gehen wir auf Distanz. Bis zu welcher Entfernung können wir uns so spüren?

Um die unterschiedlichen Voraussetzungen und Möglichkeiten, die verschiedene Menschen in sich tragen, zu erfahren, ist es sehr hilfreich, die Übungen mit verschiedenen Partnern durchzuführen. Wir werden feststellen, dass dies zu unterschiedlichen Wahrnehmungsqualitäten sowohl im passiven als auch im aktiven Teil führt.

1.7 Verbale Durchlässigkeit

Nachdem wir uns mit der sensiblen Durchlässigkeit vertraut gemacht haben, können wir damit beginnen, uns auf verbale Angriffe und Belastungen vorzubereiten.

Ein Gespräch besteht unter anderem aus einer Aneinanderreihung von Wörtern. Diese werden durch die Tonhöhe und deren Veränderung moduliert. Der Gesprächspartner nutzt die gleichen Möglichkeiten. Die Luft zwischen den Gesprächspartnern gerät in Schwingung. Diese wird vom Trommelfell aufgenommen und vom Gehirn übersetzt. Wahrscheinlich ist nicht nur das Trommelfell an der Übertragung der Schwingungen beteiligt. Der gesamte Faszienbereich dient der Wahrnehmung feiner Bewegungen. Wird ein Gespräch lauter, wird dies als bedrohlich interpretiert. Wenn ein Gesprächspartner flüstert, interpretieren wir das ebenfalls. Es macht einen großen Unterschied, ob ich ein Gespräch in einer Diskothek oder an einem ruhigen Ort führe. Äußere Einflüsse wirken sich stark auf den Austausch aus. Gespräche in einer lauten Fabrikhalle sind selten entspannt.

Wir gehen in Resonanz mit der anderen Seite. Je stärker die Schwingung in uns ist, desto intensiver ist die Reaktion, die sie auslöst. Wenn wir völlig durchlässig wären, könnte uns keine Frequenz beeindrucken. Völlige Durchlässigkeit ist wahrscheinlich nicht erreichbar. Schritt für Schritt können wir uns darin üben, weniger Barrieren in uns aufrechtzuerhalten und weniger aufzubauen.

Im Grunde geht es um die Übertragung von Schwingungen. Diese können sehr angenehm und einfühlsam, aber auch sehr belastend und verletzend sein. Angenehmes können wir natürlich in uns aufnehmen und davon zehren. Es schmeichelt uns, es tut uns gut. Es kann uns auch anspornen, so weiterzumachen wie bisher. Es kann uns bestätigen, dass wir auf dem richtigen Weg sind.

Anders verhält es sich, wenn die Schwingungen belastend sind. In diesem Fall können wir die unter 1.5 beschriebene Rundum-Wahrnehmung anwenden. Wir hören die Worte, verstehen sie, nehmen die Schwingungen wahr, lassen sie aber durch die Rundum-Wahrnehmung durch uns hindurch. Wir können mitfühlen, ohne dass uns das Mitgefühl überfordert. Wenn wir das Erlebte in uns behalten, wird sich früher oder später so viel davon angesammelt haben, dass daraus Mitleid entsteht. Aus diesem Mitleid wiederum kann die Frustration entstehen, die uns schließlich in den Rückzug treibt und uns ausbrennen lässt. Damit einher geht oft auch eine Veränderung unserer Einstellung zu unserem Gegenüber. Nicht selten werden wir ungerecht.

In der folgenden Übung sitzen wir unserem Partner gegenüber. Statt mit Druck oder Zug können wir unser Gegenüber mit verbalen Schwingungen konfrontieren. Einer von uns beginnt mit einer Anschuldigung. Diese sollte im Sinne der Übung unbegründet sein. So fällt es uns leichter, sie zu akzeptieren. Einige Beispiele: „Du hast meine ganze Lieblingsschokolade aufgegessen!" „Du nimmst immer die letzte Rolle Toilettenpapier, ohne nachzufüllen!" „Du kaufst nie die Marmelade, die ich mag!" Man kann mit seinen Vorwürfen kreativ sein. Wie gesagt, sie sollten vor allem unbegründet sein. Wir dürfen eine ganze Palette von Vorwürfen generieren (Shitstorm). Der Konfrontierte kann verbal reagieren, aber noch wichtiger ist, dass er darauf achtet, wie sein Körper in dieser Situation reagiert. Wo baut sich Spannung auf, wo entsteht Unwohlsein, welche Bereiche „machen dicht"?

Im zweiten Teil der Übung wendet der „Angeklagte" die allseitige Wahrnehmung (Durchlässigkeit) an. Er spürt erneut, wie sein Körper auf die verbalen Angriffe reagiert. Es ist durchaus möglich, dass die Körperreaktionen deutlich schwächer ausfallen oder ganz ausbleiben. Auch wir können in uns spüren, was die Vorwürfe in uns auslösen. – Oder auch nicht (mehr). Nach diesem Übungsschritt werden die Rollen getauscht.

Es kann hilfreich sein, sich gegenseitig auf Durchlässigkeit zu prüfen.

Die entspannte Atmosphäre in der Übungsgruppe ermöglicht es nun, sich in der zweiten Runde ernsteren Themen zuzuwenden. Sollten wir tatsächlich Kritik an unserem Gegenüber äußern wollen, können wir dies im Sinne der Übung jetzt tun. Allerdings sollten wir in der Lage sein, die „Rundum-Wahrnehmung" einzuschalten – uns durchlässig zu machen. Wir dürfen spüren, welchen Unterschied es macht, in einem undurchlässigen oder durchlässigen Zustand von Vorwürfen getroffen zu werden.

- Wie steht es um unsere Betroffenheit?
- Wie reagieren wir auf Kritik?
- Fällt es uns leicht, sie zu akzeptieren?
- Empfinden wir Verständnis für das Vorgebrachte?

Diese Übung sollte nur durchgeführt werden, wenn wir bereits eine Durchlässigkeit haben.

Bei dieser Übung können wir gerne ins Gespräch kommen. Eine Teilnehmerin hat es einmal sehr schön formuliert: „Wenn ich durchlässig bin, kann ich gewaltfrei kommunizieren, ohne darüber nachzudenken".

Im Austausch und im Gespräch mit Patienten ist Durchlässigkeit eine gute Unterstützung, um gelassen und professionell mit den Wünschen und Anliegen unserer Patienten umzugehen.

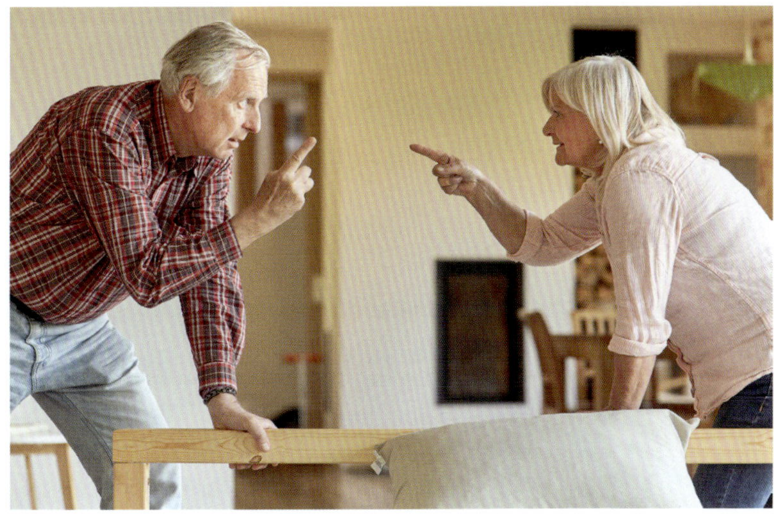

Immer durchlässig?

Natürlich gibt es Situationen, in denen es notwendig ist, undurchlässig zu sein. Im Umgang mit anderen Menschen ermöglicht der Wechsel zwischen verschiedenen Haltungen einen dynamischen und lebendigen Austausch. Um adäquat reagieren zu können, bedarf es der eigenen Emotionen, die aber nicht überborden und die Situation nicht eskalieren dürfen.

Nach den Übungen wird es uns sicher nicht immer gelingen, durchlässig zu sein. Es ist hilfreich, kleine Erinnerungshilfen in der Praxis, am Arbeitsplatz, am Telefon, wo immer es notwendig ist, zu platzieren. Sie sollen uns daran erinnern, der Durchlässigkeit Raum zu geben.

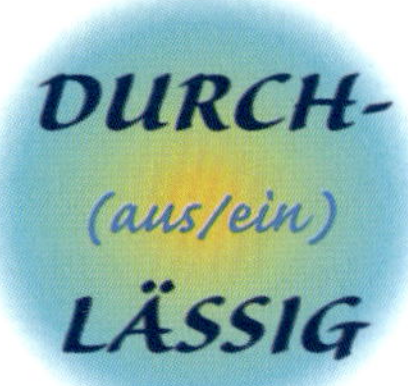

Achtung – nicht vergessen: *„Durchlässig heißt nicht anteilslos/gleichgültig!"*

Regelmäßiges Üben, nonverbal oder verbal, zu zweit oder in kleinen Gruppen, hilft, Transparenz dauerhaft in uns zu verankern. Sollten im Alltag Fragen auftauchen, können Sie sich gerne an mich wenden.

Ich wünsche viel Freude und Erfolg bei der Umsetzung.

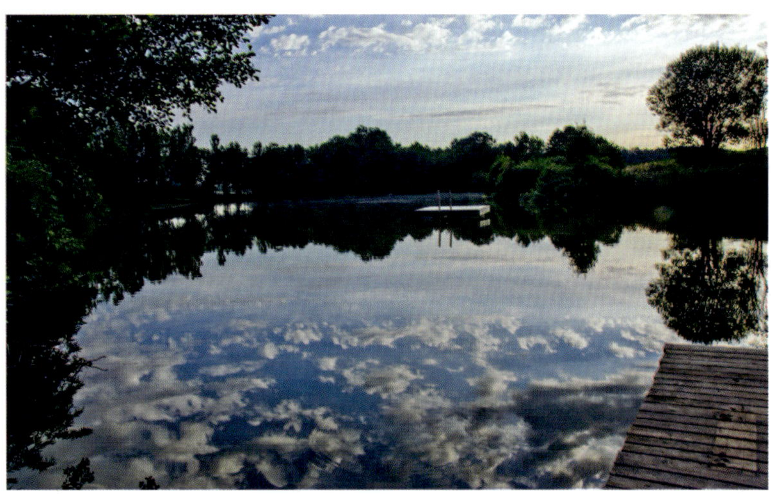

Gelassenheit ist das Schmieröl unserer Gedanken.

2 Dynamik der Gedanken

Keine Angst vor Psychosomatik

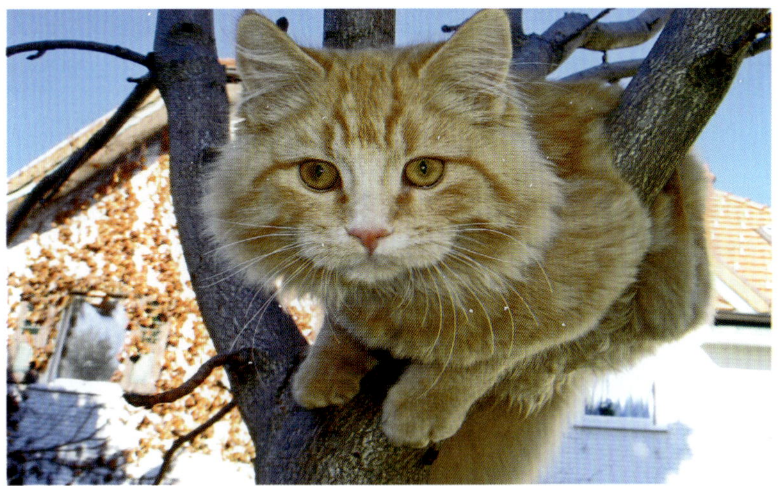

Wer in Gefühlsangelegenheiten sein Gehirn befragt, fängt bei der Familientherapie meist bei seiner Katze an.

2.1 Beschreibung

Hintergrund

Erlebtes, Erfahrenes und Traumatisches wird in unserem System nicht nur als trockene Information gespeichert, sondern auch mit Emotionen versehen. Je heftiger das Ereignis, desto stärker die Reaktionen in uns. Wir moderieren dies u.a. durch die Veränderung der kranialen Dynamik / Rhythmen.

Wenn wir uns dem Ereignis nähern, das die Reaktion in uns ausgelöst hat, verändert sich die Dynamik in uns so weit, dass ein Teil der Dynamik zum Stillstand kommt. Dieser Prozess setzt Gefühle frei und lässt uns in ähnlicher Weise reagieren (Trigger). Nach sehr einschneidenden Ereignissen spricht man von einer posttraumatischen Belastungsstörung (ICD-10 F43.1).

Konzept

Durch den gezielten Einsatz der Gedanken des Patienten wird in der kraniosakralen (biodynamischen) Arbeit die Körperdynamik in das emotionale System gelenkt. Spannungen, Muster, Blockaden und Dynamikverluste werden dadurch gelöst. Das Gesamtsystem des Patienten befreit sich von alten Spannungsmustern. Dies schafft Raum für neue Positionierungen und neue Sichtweisen auf alte emotionale Probleme.

Zunächst wird die Dreigliedrigkeit von Körper, Geist und Seele berücksichtigt. Embryologische Aspekte dienen dem Verständnis.

Das Verfahren wird seit vielen Jahren in einer onkologischen REHA-Klinik erfolgreich angewendet. Ein Schreiben dazu findet sich im Bildverzeichnis.[7]

Ganzheitlichkeit

Mit Hilfe dieses Belastungsschemas kann sehr plastisch dargestellt werden, wie eine Überlastung über einen längeren Zeitraum zu Funktionsstörungen oder ernsthaften Erkrankungen führen kann.

Ziel

Durch die im ersten Teil vermittelte eigene Positionierung werden wir einen guten Zugang zur Behandlung psychosomatischer Störungen erhalten. Durch unsere Durchlässigkeit werden wir einen guten Zugang zu unseren Patienten finden.

Das Wissen um die verschiedenen Dynamiken und die Konzentration auf diese ermöglichen es uns, tiefere Gewebeschichten und möglicherweise auch Emotionen des Patienten zu erreichen und dadurch Muster in oberflächlichen Schichten aufzulösen. Vegetativ-emotionale Blockaden werden erkannt und gelöst. Wir werden an die Wahrnehmung der verschiedenen Rhythmen herangeführt und mit dem Ablauf der Behandlung vertraut gemacht, wissenschaftliche Erkenntnisse werden uns begegnen, Indikationen werden diskutiert, Fallbeispiele werden uns das Verfahren näherbringen.

2.2 Betrachtung der Dreigliedrigkeit (Trinität) – Körper, Geist und Seele

Das Belastungsschema zeigt sehr anschaulich, wie Körper, Geist und Seele als Einheit miteinander verbunden sind und wie Belastungen kompensiert werden können. Wenn diese Belastungen zu groß werden, kann unser System die ihm innewohnende Fähigkeit, sich immer wieder selbst zu gesunden, nicht mehr entfalten.

In diesem Zustand kann es zu körperlichen, geistigen und/oder seelischen Erkrankungen kommen. Der Weg zurück zur Gesundheit ist oft lang und anstrengend. Viele liebgewonnene Gewohnheiten müssen aufgegeben werden.

Das Schema macht deutlich, dass die Reduzierung der Belastung allein nicht mehr ausreicht. Die Stärkung der Homöostase (Gleichgewichtsfähigkeit) ist die Voraussetzung für die Wiederherstellung der Gesundheit.

7 Bescheinigung von S. Zengerle-Hübner und R. Gaus im Fotoverzeichnis.

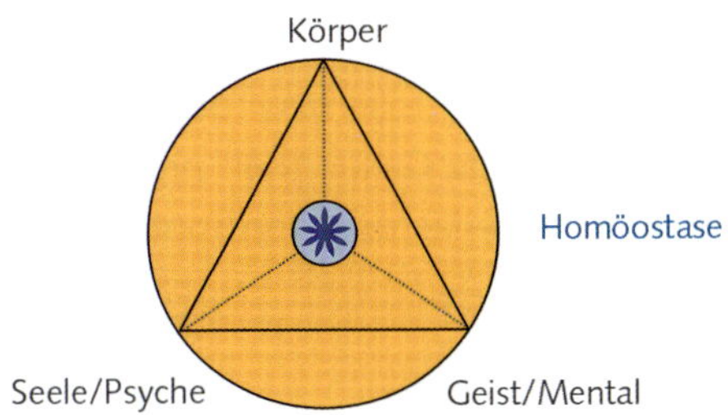

Abb. 1: Belastungsschema; erstellt durch Marc Wyvekens D. O. und Stefan Schöndorfer D. O.

Der grüne Pfeil zeigt an, dass eine mentale Belastung das Dreieck aus Körper, Geist und Seele aus der Mitte bringt. Die Homöostase befindet sich noch weitgehend innerhalb des Dreiecks und sorgt dafür, dass keine ausgeprägten Störungen in unserem System auftreten. In dieser Lebenssituation sollte sich keine Krankheit entwickeln.

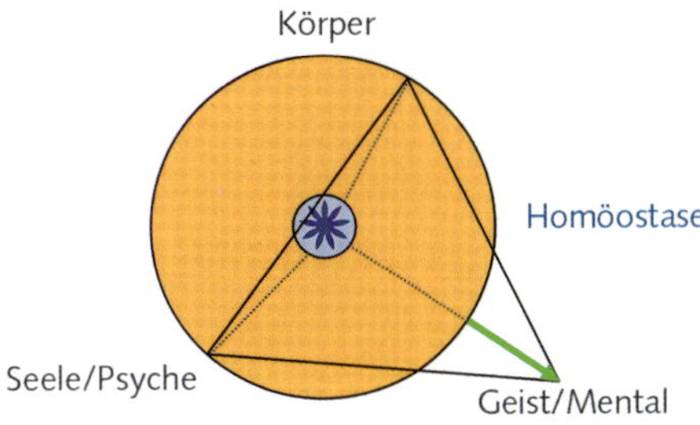

Abb. 2: Belastungsschema, mentale Belastung

Eine mentale Belastung wäre beispielsweise Stress am Arbeitsplatz.

In der nächsten Belastungssituation kommt nun noch eine seelisch-psychische Belastung hinzu, z. B. Ärger mit dem Partner/der Partnerin, mit Angehörigen, ein Todesfall oder Ähnliches.
Diese zusätzliche Belastung führt zu einer weiteren Verschiebung des KGS-Dreiecks.
Das Dreieck befindet sich nun außerhalb des Wirkungsbereiches der Homöostase.

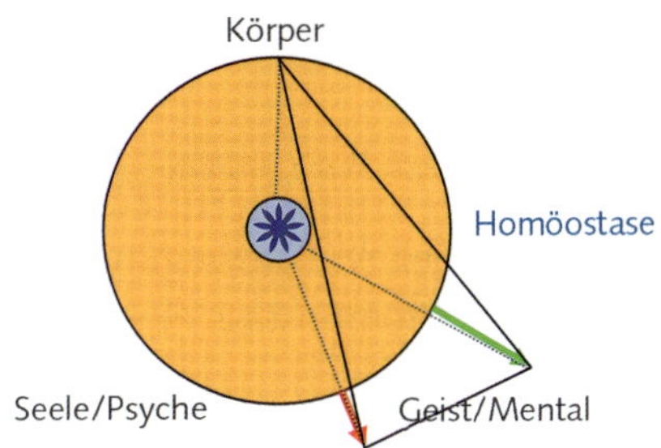

Abb. 3: Belastungsschema, mentale und psychische Belastung

Die Gesundheit kann sich nicht mehr voll entfalten und Krankheit entsteht. Ob es sich dabei um eine körperliche, geistige oder seelische Erkrankung handelt, ist individuell von der Konstitution und den Schwächen des jeweiligen Systems abhängig.

Auch körperlicher Stress kann uns aus dem Gleichgewicht bringen.

Die seelisch-psychische Belastung ist unter Kontrolle bzw. das Problem ist gelöst, aber die Homöostase ist nicht im Dreieck. In der Folge kann sich die Gesundheit nicht mehr so gut um uns kümmern. Viele Menschen, die einmal mit einer starken Überlastung konfrontiert waren, erleben diese Situation zum Teil sehr schmerzhaft.

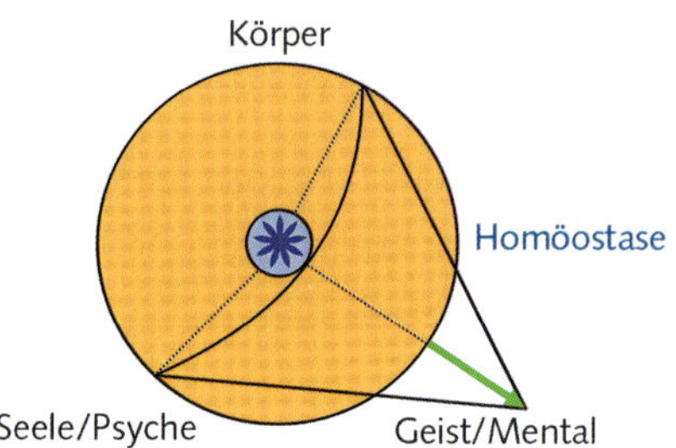

Abb. 4: Belastungsschema, Homöostase nicht in Dreieck

Nun stellt sich die Frage:
„Wie komme ich aus dieser Lage heraus?"

Lösungsvorschlag:
Durch die direkte Verbindung von Körper, Geist und Seele kann die Homöostase genährt und gestärkt werden. Sie kann in das Dreieck zurückkehren und wieder regulierend und gesundheitserhaltend in unser System eingreifen.

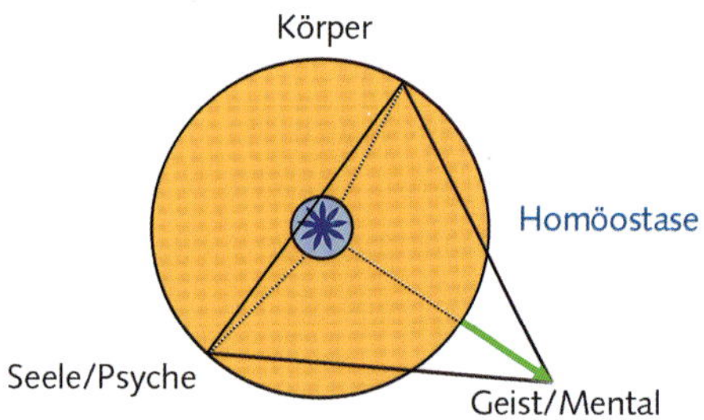

Abb. 5: Belastungsschema, Homöostase größer

Was die Homöostase steigert, ist sehr individuell. Viel Bewegung an der frischen Luft, Sport ohne übertriebenen Ehrgeiz oder Ähnliches steigern die Homöostase in unserem Körper.

Sich mit neuen Dingen zu beschäftigen, Neues zu lernen, beruflich erfolgreich zu sein, seinen Horizont zu erweitern und viele andere kreative Beschäftigungen fördern die geistige Gesundheit.

Ein gutes Fläschchen Wein mit Freunden, ein schönes Konzert, ein lustiger Film, Lachen, Kuscheln, Freude empfinden, eigentlich alles, was das Herz positiv berührt, steigert und stärkt aus seelisch/psychischer Sicht unseren „inneren Therapeuten" – die Homöostase/Gesundheit. Das kann auch eine fundierte Psychotherapie.

Ganzheitliche Physiotherapie, Osteopathie, Traditionelle Chinesische Medizin (TCM), Homöopathie – letztlich die große Palette der ganzheitlichen Medizin sollte, wenn sie dem Patienten dienen will, die Homöostase vergrößern.

Natürlich sind auch schulmedizinische Behandlungen geeignet, die Gesundheit in uns wirken zu lassen.

Aktivitäten, bei denen wir Zeit und Raum vergessen, können die Homöostase stärken.

2.3 Das Belastungsschema – parietal, viszeral und kranio-faszial

So wie die Dreigliedrigkeit von Körper, Geist und Seele organisiert ist, kann auch unser Körper in eine solche Trinität eingeteilt werden.

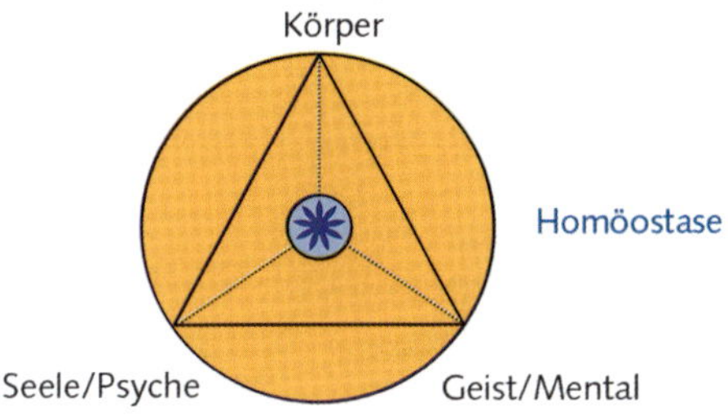

Abb. 6: Belastungsschema, parietal, viszeral, kranio-faszial

Das Belastungsschema mit der osteopathischen Einteilung des Menschen.

Be- und Überlastungen führen wiederum zu einer ständigen Anpassung unseres Systems. Dieses Schema gilt lokal, regional und global. Verschiebt sich das Dreieck so weit, dass die Homöostase aus dem Gleichgewicht gerät, kann es zu Funktions-, Befindlichkeits- und Überlastungsstörungen kommen. Es kann auch zu ernsthaften Erkrankungen kommen.

Die Verbindungen zwischen den drei Systemen werden ebenfalls durch drei Strukturen gewährleistet:

1. neurologisch durch die Nerven; Übertragung durch elektrische Impulse
2. metabolisch über die Gefäße; Übertragung auf chemischem Wege
3. mechanisch über die Faszien des gesamten Körpers; Übertragung durch mechanischen Spannungsausgleich.

2.4 Die erweiterte Dreigliedrigkeit

Das parietale, viszerale und kranio-faziale System bilden die Homöostase, wenn man das Modell weiterspinnt, für unsere Dreigliedrigkeit von Körper, Geist und Seele.

Diese Trinität bildet wiederum die Homöostase für Arbeit, Freunde und Familie. Wenn wir das Konzept in noch größeren Systemen weiterführen, ist diese Trinität die Homöostase für die Wirtschaft, die Gesellschaft und die Spiritualität.

Schließlich finden wir die Weltwirtschaft, die Erde und die Ethik als letzte große Trinität.

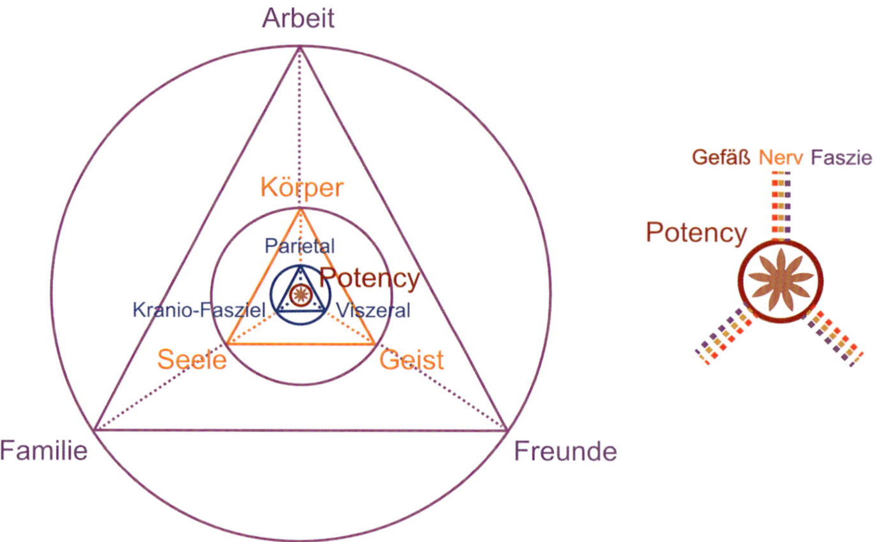

Abb. 7: Belastungsschema, erweitert

Um es übersichtlich zu halten, hier die einzelnen Strahlen in Zeilen geschrieben:

- Parietal > Körper > Arbeit > Wirtschaft > Weltwirtschaft
- Viszeral > Geist > Freunde > Gesellschaft > Erde
- Kranio-Faszial > Seele > Familie > Spiritualität > Ethik

Diese Zuordnungen können nicht starr beibehalten werden. Man muss sich aber darüber im Klaren sein, dass wir alle in größere Systeme eingebunden sind. Unsere Möglichkeiten, das große Ganze zu verändern, sind sehr begrenzt. Wenn es uns aber gelingt, jeden Einzelnen besser zu machen, kann sich das positiv auf die übergeordneten Systeme auswirken.

Achtung, hier folgt ein sehr persönliches Statement: „Vielleicht hätte es etwas gebracht, wenn Donald Trump als 17-jähriger Rebell nicht in eine Militärakademie gesteckt worden wäre, sondern ein paar ausgleichende osteopathische Behandlungen erhalten hätte. Der Welt wäre vielleicht einiges erspart geblieben." Das gilt natürlich nicht nur für Donald Trump.

2.5 Embryologischer Aspekt der Dreigliedrigkeit

Auch der Mensch selbst ist aus drei Urgeweben hervorgegangen:

1. Ektoderm (oberes Keimblatt) – aus ihm entstehen Haut (Cutis), Nervengewebe, Nebennierenmark, Sinnesorgane, Zähne
2. Entoderm (inneres Keimblatt) – aus ihm entwickeln sich Verdauungstrakt (außer Mundhöhle und After), Leber, Pankreas, Schilddrüse, Thymus, Atmungstrakt, Harnblase, Harnröhre
3. Mesoderm (mittleres Keimblatt) – aus ihm bilden sich Knochen, Skelettmuskulatur, Bindegewebe, glatte Muskulatur, Herz, Blutgefäße, Blut, Milz, Lymphknoten, Lymphgefäße, Nebennierenrinde, Nieren, Keimdrüsen, innere Geschlechtsorgane, Mikroglia.
   Es entsteht in der dritten Entwicklungswoche.

Schon zu Beginn unserer Existenz im Mutterleib brauchen wir eine gute innere Dynamik, ohne die es keine Entwicklung und kein Wachstum gibt.

In Prof. Erich Blechschmidts[8] Buch „Anatomie und Ontogenese des Menschen"[9], finden sich detaillierte Beschreibungen wie sich das entstehende Leben in biodynamischen Wachstumsfeldern ausbreitet und entwickelt. Darin steht:
„Heute kennt man die biokinetischen und biodynamischen Merkmale der Differenzierung schon so gut, daß eine folgerichtige Beschreibung der Gestaltung als Differenzierungsprozess und damit – gegenüber einem bloßen Aufzählen von Befunden – ein erstes Verständnis vom menschlichen Körper möglich geworden ist. Man kann bei jedem sich differenzierenden Organ die Lage seiner Entstehung, seine Formbildung und seine Strukturentwicklung unterscheiden. Die Lageänderungen sind unmittelbar mit Formänderungen verbunden, und diese wiederum haben Strukturänderungen zur Folge. Lage-, Form- und Strukturentwicklung zusammen werden als Gestaltungsbewegung deutlich. Wenn wir sie beschreiben, wird die bisherige statische (Gestalt-)Anatomie zu einer kinetischen (Gestaltungs-)Anatomie in den Gestaltungsbewegungen äußern sich unsichtbare Materialbewegungen.

Zu den sogenannten Entwicklungsbewegungen gehören auch die nicht unmittelbar sichtbaren (submikroskopischen) Materialbewegungen in molekularer Größenordnung. Da Entwicklungsbewegungen gegen Widerstände ablaufen, diese also zu überwinden trachten, bedeuten sie früh lebendige Leistungen mit Arbeit im physikalischen Sinn. Die Gestaltungsleistungen sind Merkmale des heranwachsenden Organismus, auf denen die späteren Leistungen des Erwachsenen beruhen. Ohne sie wäre kein ausgewachsener Organismus funktionsfähig."

In diesem Sinne betrachte ich Dynamik als eine Kraft, die notwendig ist, um das Leben zu organisieren.

8 Prof. Erich Blechschmidt 1904 – 1992, deutscher Anatom und Embryologe
9 Erich Blechschmidt, Anatomie und Ontogenes des Menschen, FE-Medienverlag Kisslegg, 1979, S. 23

2.6 Dynamik und Rhythmus

Der Nutzen der Dynamik, unsere Wahrnehmung und das Vertrauen

Um das Gleichgewicht immer wieder neu herzustellen, bedarf es einer Dynamik. Sowohl Nerven, Gefäße als auch Faszien besitzen einen Rhythmus, der der Aufrechterhaltung des homöostatischen Gleichgewichts dient. Dieser ist zum Teil palpatorisch wahrnehmbar.

Die Wahrnehmung der Dynamiken und die Interpretation ihres Kontextes war schon immer schwierig. Selbst bei vielen Osteopathen mischen sich immer wieder Zweifel an der soliden und eindeutigen Zuordnung der einzelnen Dynamiken. Daraus resultiert oft eine Unsicherheit, diese in der Behandlung einzusetzen und das nötige Bewusstsein dafür zu entwickeln. Ich denke, wir sollten selbstbewusster mit unserem Tastsinn umgehen. Unser Tastsinn ist der erste Sinn unseres Daseins. Bereits in der siebten Woche der Embryonalphase können wir über unsere Lippen die Umgebung wahrnehmen. Zwischen der achten und elften Schwangerschaftswoche kann der Embryo seine Umgebung über die Haut ertasten und wahrnehmen. Die Erfahrung der eigenen Bewegungen und die der Mutter sind wichtig für die Entwicklung des Gehirns. Auch unmittelbar nach der Geburt ist der Tastsinn der am weitesten entwickelte Sinn. Nach vier Tagen kann das Neugeborene seine Mutter über den Geruchssinn erkennen. Auf das Tasten folgt also das Riechen. Wie der Geruchssinn verliert auch der Tastsinn an Bedeutung, sobald das Sehvermögen zunimmt. In der Ausbildung zum Osteopathen und Cranio-Sacral-Therapeuten können wir unsere Spürfähigkeit auf ein höheres Niveau bringen. In meinen Kursen erlebe ich immer wieder, wie wenig Vertrauen die Teilnehmer in ihre Wahrnehmung haben. Sehr häufig wird formuliert: „Ich glaube, ich spüre die Longtide". Beim Abgleich der Wahrnehmungen stellt sich oft eine Synchronizität ein. Aus dem Glauben wird im Laufe des Kurses Gewissheit und Vertrauen. Eine gewisse Skepsis ist angebracht, aber wenn sich unsere Beobachtungen bestätigen, können wir unseren Fähigkeiten vertrauen. Ich empfehle allen Osteopathen und Kranio-Sakral-Therapeuten, immer wieder Vierhandbehandlungen mit Kollegen zu vereinbaren und sich während der Sitzungen über die wahrgenommene Dynamik auszutauschen. Das gibt uns mehr Sicherheit und Selbstvertrauen im Umgang mit den Patienten.

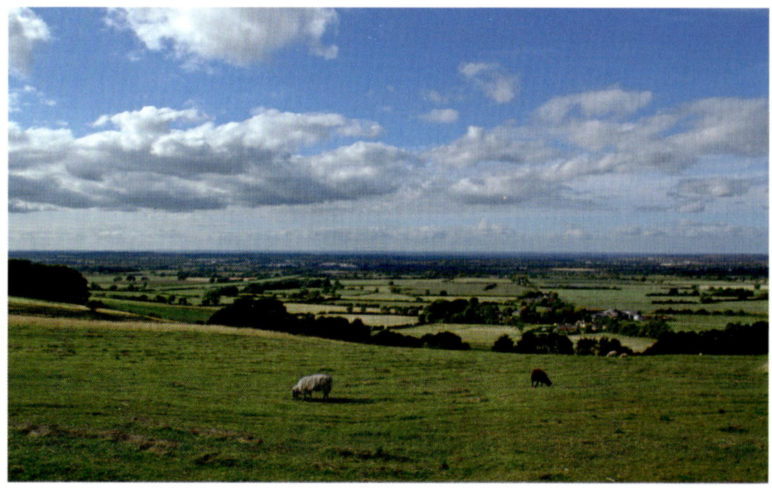

Wenn aus Glauben Vertrauen erwächst,
erweitert sich der Horizont.

Früher hatten wir regelmäßig Praktikanten von Physiotherapieschulen in der Praxis. Diese waren meist noch sehr unerfahren im therapeutischen Spüren. Es ist mir immer gelungen, sie nach ein bis zwei Stunden gemeinsamer Behandlung in das Rhythmusspüren zu bringen. Je weniger Aufhebens um das Fühlen gemacht wird, desto leichter kommt man in ein solides und entspanntes Fühlen. Gerade der entspannte Umgang erleichtert den Umgang mit der Dynamik. Das im Buch vorgestellte Konzept der Durchlässigkeit ist ein wichtiger Baustein, um dies zu erreichen.

Unter **Dynamik** verstehe ich die Gesamtheit der Bewegungen, die sich im Körper ausdrücken. Sei es der PRM, die Tide oder die Longtide. Auch der Blutfluss oder der Lymphfluss sind eingeschlossen. Wenn eine Differenzierung sinnvoll ist, verwende ich im Text die entsprechenden Bezeichnungen.

2.7 Wissenschaftliche Arbeit zu den kraniosakralen Rhythmen

Es hat immer wieder Versuche gegeben, Rhythmen nach wissenschaftlichen Kriterien zu untersuchen. Diese scheiterten meist an der mangelnden Synchronität der für die Untersuchung ausgewählten Personen. Geeignete technische Messverfahren konnten bis vor kurzem nicht gefunden werden. Eine wissenschaftliche Studie aus Deutschland untersucht in diesem Zusammenhang, ob objektiv messbare Parameter zur Validierung der subjektiven Palpationen gefunden werden können. Die Studie wurde am 24. April 2023 in Nature veröffentlicht. Sie trägt den Titel: *Validation of subjective manual palpation using objective physiological recordings of the cranial rhythmic impulse during osteopathic manipulative intervention. Validierung der subjektiven manuellen Palpation anhand objektiver physiologischer Aufzeichnungen des kranialen rhythmischen Impulses während eines osteopathischen manipulativen Eingriffs.*

Die Studiengruppe mit Holger Pelz, Gero Müller, Micha Keller, Klaus Mathiak, Johannes Mayer, Stefan Borik und Volker Perlitz untersuchte mit verschiedenen Messmethoden einen Nachweis für die Existenz palpabler Rhythmen zu finden. Durch die Messung verschiedener technisch ableitbarer Rhythmen, z. B. der Pulsation einer Frontalarterie mittels LF- und IM-Respondern und den Vergleich mit der wahrgenommenen Dynamik wurde festgestellt, dass die Wahrnehmung der Osteopathen sehr häufig mit den technisch gemessenen Werten korreliert. Die Studie ist ein wichtiger Beitrag zur Etablierung der kraniosakralen Osteopathie.[10, 11]

Vieles ist noch nicht untersucht, noch nicht erforscht, noch nicht bestätigt. Wir sollten nicht warten, bis dies der Fall ist, um mit den Potentialen, die darin liegen, zu arbeiten. Oft fehlt es nur an den technischen Möglichkeiten, manchmal auch an der Bereitschaft der Forschungseinrichtungen, sich darauf einzulassen. Ich selbst stand schon einmal kurz vor der Möglichkeit, eine universitäre Studie mit *Dynamik der Gedanken* durchzuführen. Leider kam es nie dazu, da die Ethikkommission keine Genehmigung erteilte und der ärztliche Leiter, der das Projekt betreute, die Universität verließ. Die Studie sollte die Wirkung von *Dynamik der Gedanken* bei Prüfungsangst untersuchen – schade! Die Methode der *Dynamik der Gedanken* wird in diesem Kapitel ausführlich beschrieben.

10 Osteopathische Medizin, 16. Jahrgang, Heft 3/2015, S.4-18, Elsevier GmbH

11 Neural correlates of fluctuations in the intermediate band for heart rate and respiration are related to interoceptive perception, Psychophysiology, 2020,57:e13594

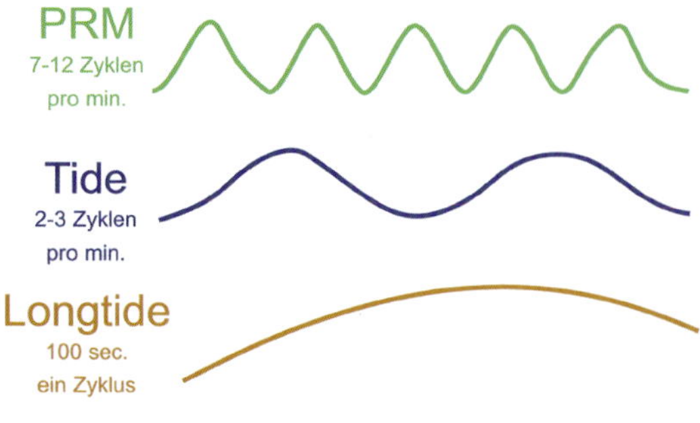

Abb. 8: Rhythmen

Der genaue Ursprung der Rhythmen ist noch nicht vollständig erforscht, aber es gibt deutliche Hinweise auf die Entstehung dieser Phänomene:

1. 7–12 Zyklen – über das vegetative (sympathische) Nervensystem, **PRM** (primär respiratorischer Mechanismus)
2. 2–3 Zyklen – durch die fluidischen Verhältnisse im System, **Tide**
3. 100 sec – möglicherweise über die Eigendynamik der Faszien (siehe auch Dr. Robert Schleip[12], Humanbiologe, Ulm und Follonier Castella L, Buscemi L, Godbout Ch et al.[13]), **Longtide**

2.8 Dynamik und psychoemotionale Belastung

Erlebt ein Mensch psychisch-emotionalen Stress oder lebt er in einer stark belastenden Umgebung, passen sich das vegetative Nervensystem und das Hormonsystem an die Situation an. Das sympathische Nervensystem und Stresshormone werden aktiviert. Der Mensch befindet sich in einer Fight-or-Flight-Reaktion. Die innere Anspannung steigt und behindert die innere Körperdynamik. Es geht unter die Haut! Damit könnte die Spannung der Faszien gemeint sein. Diese sind sympathisch innerviert. Möglicherweise geht dadurch der PRM – der variable Rhythmus von 7–12 Zyklen – verloren.

Insgesamt wird dieser Zustand als sehr unangenehm empfunden. Vegetative Reaktionen bringen dies zum Ausdruck: Kopf-, Nacken-, Bauch- und selbst Gelenkschmerzen können dadurch empfunden werden. Herzdruck oder Herzschmerz kann ebenfalls auftreten. Aber auch Befindlichkeitsstörungen, wie Übelkeit und Schwindel können wahrgenommen werden. Es kann auch zu Gereiztheit, Aggressivität oder Niedergeschlagenheit und Antriebslosigkeit kommen.

Homeoffice, gleichzeitige Kinderbetreuung, nicht funktionierendes Homeschooling, Pflege von Angehörigen, fehlende soziale Kontakte haben in den Corona-Maßnahmen 2022/2023 die Systeme vieler Menschen an ihre Belastungsgrenzen gebracht. Die Liste der Belastungen ließe sich fast beliebig fortsetzen.

12 Hinweis auf fasziale Rhythmizität, DO Deutsche Zeitschrift für Osteopathie, 4/2010; Hippokarates Verlag

13 Follonier Castella L, Buscemi L, Godbout Ch et al. A new lock-step mechanism of matrix remodel- Bei aller Faszination für die möglichen ling based on subcellular contractile events. J Cell Sci 2010; 123: 1751–1760

Fight-or-Flight-Theorie
Der Begriff wurde von Walter Bradford Cannon (geb. 19.10.1871, gest. 1.10.1945) geprägt. Der promovierte Biologe untersuchte die psychischen Folgen traumatisierter Soldaten des Ersten Weltkriegs. In seiner Veröffentlichung von 1915 kommt er zu dem Schluss, dass Angst, Wut, Schmerz und Hungergefühle primitive Erfahrungen sind, die der Mensch mit niederen Tieren teilt. Sie bestimmen unser Handeln. Er veröffentlichte seine Studien in mehreren amerikanischen medizinischen und physikalischen Fachzeitschriften. Er entwickelte auch das Konzept der Homöostase. Dieses findet sich in seinem 1934 erschienenen Buch The Wisdom of the Body.

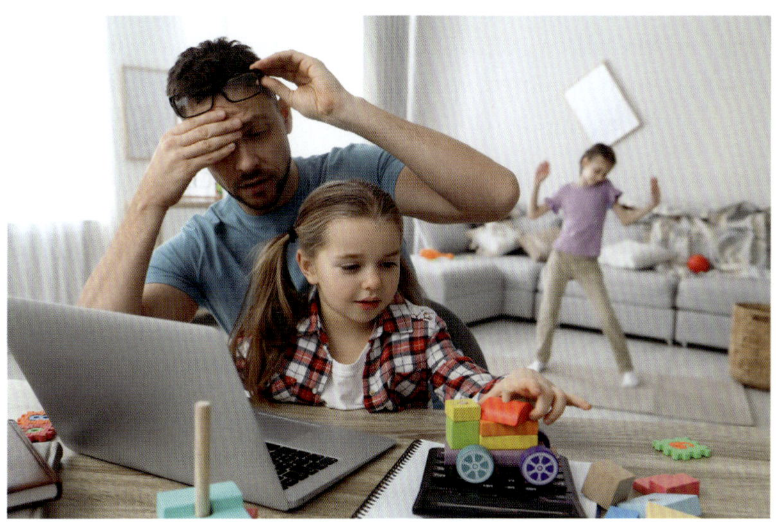

2.9 Innere Dynamik, Regeneration und Psyche

Die Dynamik ist Teil unseres inneren Therapeuten, der uns immer wieder von Verspannungen befreit. Jeder kennt das Phänomen, dass man abends mit einem schmerzenden Knie ins Bett geht und nach einer entspannten Nacht ohne Kniebeschwerden aufsteht; der innere Therapeut hat ganze Arbeit geleistet. Fehlt dem Knieschmerzgeplagten jedoch ein Teil der inneren Dynamik, wird er keine nennenswerte Linderung seiner Beschwerden erfahren. Je starrer das System ist, desto geringer ist seine Kompensations- und Regenerationsfähigkeit. Die innere Dynamik, die auch im Schlaf vorhanden ist, kann auch das vegetative Nervensystem harmonisieren. Bei anstehenden Entscheidungen hilft es oft, eine Nacht darüber zu schlafen. Aufgeheizte Emotionen können sich abkühlen und eine ausgewogenere Sichtweise und Entscheidungsfindung wird möglich.

Dynamik hilft auch, emotionale Störungen auszugleichen. Daher ist es aus emotionaler Sicht sehr wichtig, sich in einer guten Dynamik zu befinden. Bei Menschen mit großen psychischen und seelischen Belastungen findet man oft einen Mangel an Dynamik. Dadurch fällt es ihnen schwer, zu bestimmten Ereignissen und Lebenssituationen eine andere innere Position einzunehmen. Sie verharren in ihrer Belastung. Es fehlt an Resilienz. Die Homöostase bzw. Allostase verliert an Kraft und die Kompensation der belastenden Situation gelingt nur bedingt.

Homöostase/Allostase

Homöostase – aus dem Altgriechischen, bedeutet einen Gleichstand, im Sinne von einem Gleichgewichtszustand in einem offenen, dynamischen, selbstregulierenden System.

Allostase – aus dem Griechischen, allo für variabel und stase für stehen. Damit ist die Funktion der Stabilität durch Anpassung, durch Änderung durch den Körper bei Belastungssituationen gemeint. Sie wird gerne als die erweiterte Form der Homöostase verwendet.

In diesem Buch werden beide Begriffe synonym verwendet.

Innere Dynamik, Corona-Maßnahmen und die Zunahme psychischer Störungen

Die Coronamaßnahmen in den Jahren 2020–2023 waren für viele Menschen sehr belastend. Die Einschränkungen waren massiv und die Angst wurde durch die Medien penetrant verbreitet. Dies führte bei vielen zu einer bisher nicht gekannten Zukunftsangst.

Die Sorge, Familienangehörige zu verlieren, selbst schwer zu erkranken oder andere anzustecken, war groß. Existenzängste machten sich breit. Dies führte zu einer massiven Anspannung der Menschen, die sich auch in der Grunddynamik bemerkbar machte. Für eine gut funktionierende Homöostase/Allostase, eine gute Resilienz und ein gutes Immunsystem ist eine gute Grunddynamik notwendig. Diese war bei vielen meiner Patienten in dieser Zeit nicht mehr wahrnehmbar. So wunderte es mich nicht, dass viele mit Anpassungsstörungen zu kämpfen hatten. Die drastische Zunahme psychischer Erkrankungen in der Gesellschaft spiegelt dies eindrucksvoll wider.

Selbst die WHO, die für die Maßnahmen mitverantwortlich ist, stellte eine Zunahme von Depressionen und Angststörungen um 25 % fest. Fast jeder Achte sei betroffen. Die Dunkelziffer dürfte noch höher liegen.

In einem Preprint des RKI über die zeitliche Entwicklung von Indikatoren der psychischen Gesundheit in der erwachsenen Bevölkerung Deutschlands vor und während der COVID-19-Pandemie wurden Zahlen aus regelmäßigen telefonischen Befragungen veröffentlicht. Bis 2022 wurden monatlich 1000, danach 3000 Personen zu ihrem psychischen Gesundheitszustand befragt. Mit jeder „Corona-Welle" nahm der Anteil der Personen zu, die eine Beeinträchtigung ihrer psychischen Situation empfanden. Von anfänglich 9 % (März bis September 2020) über 13 % (2021) auf 17 % (März bis Juni 2022).

Die psychische Gesundheit der deutschen Bevölkerung hat sich mit jeder Welle und den ergriffenen Maßnahmen verschlechtert. Die Verunsicherung durch den Krieg in der Ukraine und die Konflikte im Nahen Osten sind weitere Komponenten im komplexen Zusammenspiel von äußeren Bedingungen und innerer Reflexion. Die Dunkelziffer psychischer Erkrankungen dürfte deutlich höher liegen.

Der Kinder- und Jugendreport 2022 der DAK verglich die Zahlen von 2019 bis 2021 und zeigte eine deutliche Zunahme von Essstörungen und Angsterkrankungen bei Jugendlichen. In der Gruppe der 10- bis 14-Jährigen hat sich die Zahl der verschriebenen Antidepressiva verdreifacht. Dies sind die Ergebnisse der DAK-Auswertungen:

- Die Häufigkeit von Arztkontakten hat im Jahr 2021 gegenüber 2019 weiter abgenommen > Vermeidung von Arztbesuchen
- +54 % mehr neu diagnostizierte Essstörungen bei Mädchen (15–17 Jahre)
- +23 % mehr neu diagnostizierte Depressionen bei Mädchen (10–14 Jahre)
- +24 % mehr neu diagnostizierte Angststörungen bei Mädchen (15–17 Jahre)
- +15 % mehr neu diagnostizierte Adipositas-Fälle bei Jungen (15–17 Jahre)

- Die Häufigkeit von Arzneimittel-Verordnungen hat im Jahr 2021 gegenüber den Vorjahren weiter abgenommen > resultierend aus der Vermeidung der Arztbesuche
- +19 % erhöhtes Risiko einer Depressions-Neuerkrankung bei Mädchen mit einem niedrigen sozio-ökonomischen Status gegenüber Mädchen aus Familien mit hohem Status (15–17 Jahre)
- +62 % erhöhtes Risiko auf Adipositas bei Jungen mit einem niedrigen sozio-ökonomischen Status gegenüber Jungen aus Familien mit hohem Status (15–17 Jahre)

Die im Gesundheitsreport-Arzneimittelverordnung der Techniker Krankenkasse veröffentlichten Zahlen zeigen einen Anstieg der pharmakologischen Behandlungen des Nervensystems seit 2006 um 101,3 %.

In einer Metaanalyse wurde die Zunahme von Depressionen bei Kindern nach dem Ausbruch der COVID-19-Pandemie in Europa untersucht. Die Autoren der Studie kamen zu dem Schluss, dass es einen signifikanten Anstieg der allgemeinen Depressionssymptome bei Jugendlichen gab. Die geschätzten Auswirkungen waren signifikant höher, wenn die pandemiebedingten Einschränkungen strenger waren oder die Schule geschlossen wurde. Herausgegeben vom Bundesinstitut für Bevölkerungsforschung BiB.[14]

Dies deckt sich mit der Wahrnehmung der Apotheker und Pharmazeutisch-Technischen Assistentinnen, die von einer deutlichen Zunahme der Verschreibung von Psychopharmaka in den letzten Jahren sprechen.

Psyche, Immunsystem und Impfung

Wie eng die psychische Situation und das Immunsystem zusammenhängen, zeigt eine Studie aus dem Jahr 1991. Die Wissenschaftler Sheldon Cohen, Ph.D., David A.J. Tyrrell, MD, und Andres P. Smith, Ph.D., untersuchten, ob sich verschiedene Infektanfälligkeiten mit der psychischen Belastungssituation der Probanden in Verbindung bringen lassen. Dazu wurden die Probanden zunächst mit Hilfe von Fragebögen zu ihrer psychischen Stresssituation befragt und danach klassifiziert. Anschließend wurden 394 gesunden Probanden Nasentropfen verabreicht, die Atemwegsviren enthielten. Weitere 26 Probanden erhielten eine Kochsalzlösung als Placebo in die Nase. Danach wurden sie unter Quarantäne gestellt. Sie wurden auf Anzeichen einer Infektion und auf Symptome überwacht. Erkältungen mit entsprechenden Symptomen wurden als Infektion definiert, die durch Virusisolierung oder durch einen Anstieg der virusspezifischen Antikörpertiter nachgewiesen werden konnte.

Das Ergebnis der Studie lässt sich einfach zusammenfassen. Je gestresster die Probanden waren oder sich fühlten, desto kränker wurden sie.

Stress schwächt nicht nur das Immunsystem; eine Studie von Thomas G. O'Connor et al. aus dem Jahr 2015 hat auch gezeigt, dass Stress bei Kindern die immunologische Reaktion auf eine Meningokokken-Impfung beeinflusst. In der Längsschnittstudie wurde zunächst die Qualität der Mutter-Kind-Beziehung bei 164 Kindern im Alter von 10 bis 11 Jahren untersucht. In Gesprächen sollten die Kinder von ihren Müttern überzeugt werden, mehr im Haushalt zu helfen. Die anwesenden Psychologen bewerteten den emotionalen Druck, der auf den Kindern lastete. Daraus konnte auf die Stressbelastung der Probanden geschlossen werden. Als weiterer Wert wurde der Cortisolspiegel gemessen.

14 Ludwig Walz et al. – Increase of depression among children and adolescents after the onset of the COVID-19 pandemic in Europe: a systematic review and meta-analysis

Stellten die Psychologen bei einzelnen Kindern und Müttern ein ungünstiges Konfliktverhalten fest, hatten diese bei den Geimpften nach der Meningokokken-Impfung nach 6 Monaten eine geringere Immunantwort entwickelt.

Außerdem wurden bei diesen Probanden höhere Cortisolwerte und ein höherer Body-Mass-Index gemessen.

Stress reduziert die Möglichkeiten und Aktivitäten des Immunsystems. Der erhöhte Cortisolspiegel ist ein Hinweis auf die hormonelle Beteiligung an der verminderten Immunabwehr. Interessant ist in diesem Zusammenhang auch der erhöhte BMI bei diesen Kindern.

Innere Dynamik und mRNA-Verabreichung

Nach Einführung der Corona-Impfung wurde das Phänomen des Dynamikverlustes bei den geimpften Patienten noch deutlicher. Eigentlich hätte man erwarten können, dass die versprochene Immunisierung zu einer Entspannung der Geimpften führt. Besonders bei der mRNA-Verabreichung habe ich immer eine deutliche Gewebeverhärtung festgestellt. Die Grunddynamik war stärker beeinträchtigt. Sehr häufig fiel mir nach der Impfung der Verlust der Longtide auf. Dieser hielt bis zu drei Monaten an. Ich kann noch keine gesicherten Aussagen darüber machen, welche Auswirkungen dies für die Betroffenen hatte. Aber eines scheint mir plausibel – die fehlende Grunddynamik behindert die Anpassungsmechanismen.

Vor allem die Longtide war von diesem Stillstand betroffen. Dies ist erstaunlich, da es sich um eine besonders stabile Dynamik handelt. Sie ist selbst nach Herz- und Hirntod noch ca. 72 Stunden vorhanden. Möglicherweise ist die Eigendynamik der Faszien dafür verantwortlich. Ich hatte schon mehrfach Gelegenheit, Verstorbene zu berühren und in sie hineinzuspüren. Jedes Mal konnte ich feststellen, dass die Longtide noch vorhanden war. Meine Wahrnehmung des Verlustes der Dynamik der mRNA hat mich sehr irritiert.

2.10 Beispiele aus dem Leben

Patientenbeispiel – Beeinträchtigung aus der Vergangenheit

Meine erste Erfahrung mit dem Phänomen des Dynamikstopps zu emotionalen Belastungen machte ich mit einem Patienten, der seit über 30 Jahren „schlechte Sonntagnachmittage“ erlebte (Kopf- und Bauchschmerzen, Übelkeit, Unlust etwas zu unternehmen). Er war zum Zeitpunkt der Behandlung über 50 Jahre alt. Er hatte als Schüler ein Internat besucht, in das er sonntags gegen 15 Uhr mit dem Bus zurückgebracht wurde. Er litt während seiner gesamten Gymnasialzeit unter Heimweh. Nach nur einer Behandlung verschwanden seine Somatisierungsstörungen, die interessanterweise meist nur am Sonntagnachmittag auftraten. Sie kamen auch nicht wieder. Und das seit vielen Jahren.

Die Zeit im Internat war für meinen Patienten sehr belastend und von großer Anspannung geprägt. Jeden Sonntagnachmittag erinnerte er sich intensiv an diese Zeit (Trigger). Sofort war sein System wieder im Spannungszustand. Das Gewebe und die Dynamik haben also ein Gedächtnis. Mein Patient fühlte sich in die Zeit des Internats zurückversetzt. Es folgten die oben erwähnten somatischen Beschwerden. Das vegetative Nervensystem war jedes Mal gestört. Über Nacht erholte sich das System und die Beschwerden verschwanden wieder.

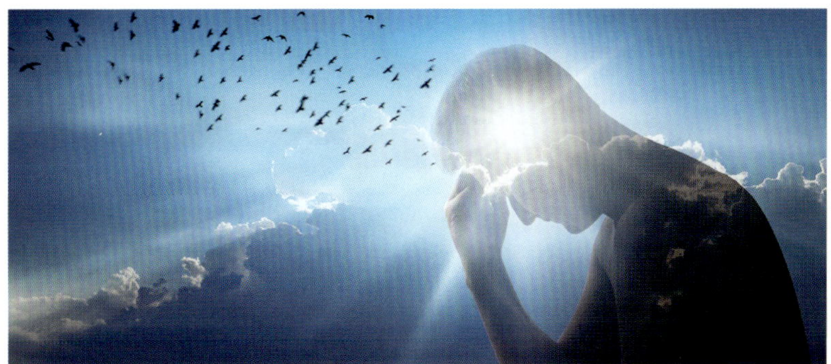

Wahrnehmung am Patienten und die Behandlung einer mentalen Dynamikblockade

Während der Patient seine Geschichte erzählte, hatte ich meine Hände an seinem Kopf und nahm den PRM wahr (7–12). Als der Patient in seiner Erzählung auf seine Zeit im Internat zu sprechen kam, stoppte die Dynamik. Ein deutliches Zeichen für vegetativen Stress. Die Gewebespannung stieg an und die PRM stoppte. Wir können bei diesem Phänomen von einem emotionalen Spannungsmuster sprechen.

Mein Plan war, den Patienten aus dem Spannungsmuster dieser üblen Gedankensituation herauszuhelfen. Die Idee, die Anspannung, die sich aufgrund seiner Gedanken aufbaute, mit der Longtide (100 sec) abzubauen, war entstanden. Dies funktionierte überraschend schnell und nachhaltig. Die Beschreibung dieser Behandlungstechnik folgt später.

Um sich emotional und psychisch zu verändern oder eine neue Position einzunehmen, bedarf es mechanischer Dynamik, auch wenn sie so subtil wie in unserem kranialen Feld ist. Durch therapeutische Intervention ist es möglich, sich aus einer emotionalen Starre herauszubewegen.

Eine Metapher wäre das Bild eines Marterpfahls, an den wir gebunden sind. Vor uns steht eine Litfaßsäule mit einem schrecklichen Bild. Wir sind gezwungen, ständig darauf zu starren. Durch die Fesselung sind wir nicht in der Lage den Ort zu verlassen, durch den Einsatz von Dynamik können wir die Fesseln lösen. Gelingt dies, können wir uns vom Marterpfahl lösen und auf die Rückseite der Litfaßsäule wechseln. Möglicherweise findet sich dort ein viel erfreulicheres Bild. Dies könnte eine passende Metapher für das Behandlungskonzept sein.

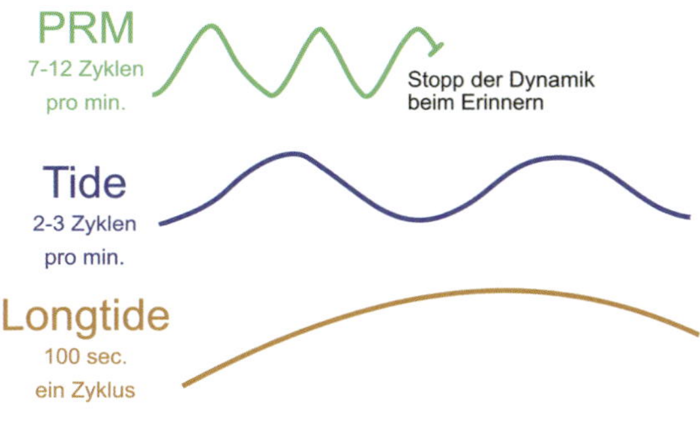

Abb. 9: Rhythmen

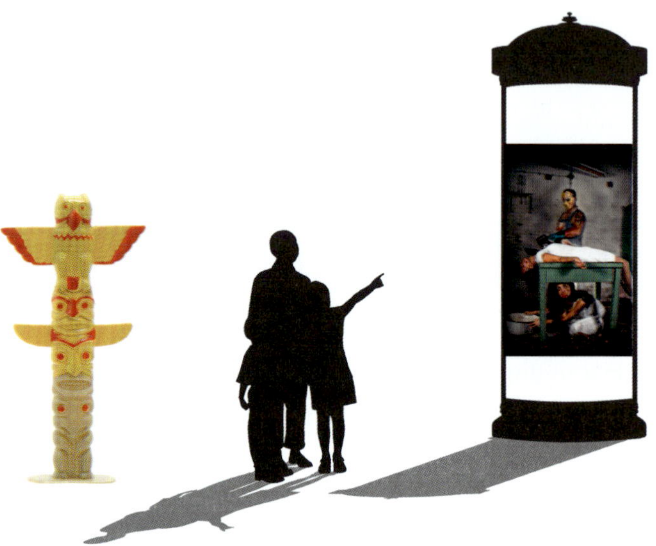

Vor der Behandlung.

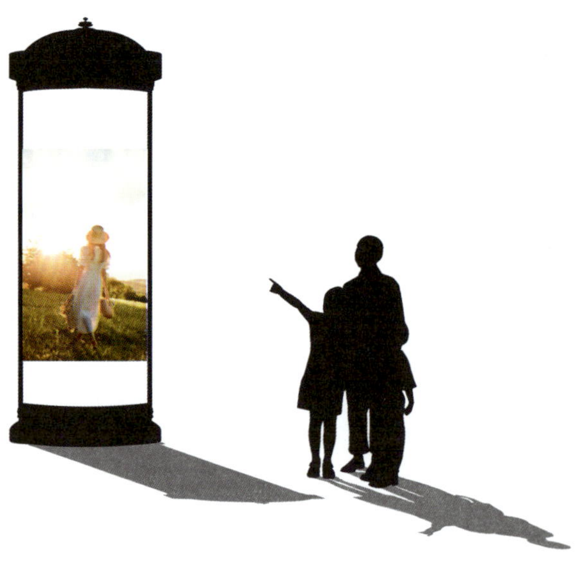

Nach der Behandlung.

Patientenbeispiel – Beeinträchtigung durch die derzeitige Situation

Eine kaufmännische Angestellte geriet immer wieder mit ihrem seit geraumer Zeit cholerischen Chef aneinander. Die Folge war ein innerer Widerstand gegen den an sich geliebten Arbeitsplatz. Kopfschmerzen, Nackenverspannungen, Erschöpfungsgefühle und häufige Blasenentzündungen mit Schmerzen im Dammbereich. Diese strahlten bis in den lumbothorakalen Übergang aus. In der Anamnese formulierte sie sehr deutlich, dass sie die derzeitige Situation an ihrem Arbeitsplatz als sehr belastend empfinde und eine permanent skeptische Haltung gegenüber ihrem Chef einnehme. Sie spürt auch eine Zunahme der körperlichen Anspannung in Anwesenheit ihres Vorgesetzten. Auch wenn sie sich gelegentlich ungerecht behandelt fühlte, hatte sie das Gefühl, nicht angemessen mit der Situation umzugehen. Sie machte ihre Arbeit gerne, genoss den Kontakt mit ihren Kollegen und schätzte ihren Chef wegen seiner Kompetenz. Sie war enttäuscht über sich selbst, weil sie die Situation an ihrem Arbeitsplatz nicht in den Griff bekam.

Bei der körperlichen Untersuchung fiel u.a. folgendes auf:
- hohe Spannung im kranio-sakralen Bereich mit deutlicher Reduktion des PRM
- eine Beckentorsion
- eine beidseitige Nierenptose
- eine reduzierte Arteriendynamik in den Nebennierenarterien
- WS-Blockierungen im lumbo-thorakalen-Übergang
- eine hypertone Nackenmuskulatur.

Während der kranialen Untersuchung, im Kontakt mit dem PRM, bat ich die Patientin, an die Situation am Arbeitsplatz zu denken. Die Dynamik kam zum Stillstand. Dies war ein deutlicher Hinweis auf eine starke neurovegetative Belastung in diesem Kontext. Wenn sie an ihre Kollegen und die zu erledigende Arbeit dachte, stoppte der PRM nicht. Wenn sie an ihren Vorgesetzten dachte, stoppte der PRM. Ich bat sie, an die erste Situation zu denken, an die sie sich erinnern konnte, in der ihr Chef wütend wurde. Dieser Stopp war noch härter und intensiver als der Stopp beim Gedanken an ihren Chef. Auf die Frage, welche Emotion oder körperliche Wahrnehmung mit dem gerichteten Dank verbunden war, beschrieb sie eine Emotion zwischen Wut und Traurigkeit. Gleichzeitig verstärkten sich die Verspannungen im lumbothorakalen Übergang und im Nacken.

Pathomechanismus und Interpretation

Die Arbeitssituation war durch das Verhalten des Vorgesetzten stark belastet. Der häufige Kontakt mit ihm führte zu einer permanenten Anspannung, die ihr vegetatives und hormonelles Regulationssystem dekompensieren ließ – siehe auch Belastungsschema. Die permanente sympathische Reaktionslage und die daraus resultierende Fight-or-Flight-Reaktion führten langfristig zu einer Tonuserhöhung in den Arterien. Adrenalin verstärkte diese Entwicklung. Dies führte einerseits zu Spannungskopfschmerzen und Nackenschmerzen und andererseits zu einer Spannungserhöhung in den Aa. renales. Die Nierenarterien, die bis zu 150g halten können, übernahmen dadurch weitgehend die Haltefunktion der Nieren. Diese wiegen zwischen 140 g und 180 g. Dies geschah über einen langen Zeitraum. Das physiologische Haltesystem der Nieren in der Nierenloge wurde vom Körper aufgrund der veränderten Spannungssituation vernachlässigt. Was der Körper nicht braucht, wird nicht mehr oder nur noch stark reduziert unterstützt. Das Leben im Fight-or-Flight-Modus ist sehr anstrengend und kräftezehrend. In diesem Zustand befand sich die Patientin. Diese Erschöpfung führt zu einer kompensatorischen Gegenregulation, der

Sympathikus reduziert seine Aktivität und das Nebennierenmark reduziert die Adrenalinproduktion. Die beiden Aa. renales reduzieren ihre Spannung, was zu einem Halteverlust der Niere führt. Die Nierenloge, wenn man so will die Bänder der Nieren, werden ihrer Aufgabe, die Nieren dynamisch an Ort und Stelle zu halten, nicht mehr gerecht. Es kommt zur Nierenptose. Dadurch erhöht sich die Spannung in den Nierenlogen. Zusammen mit dem Zug nach unten führt dies zu einer Verminderung der arteriellen Versorgung der Nebennieren.Die Stoffwechselsituation der Nebennieren wird durch den Halteverlust der Nieren schlechter – sie verlieren ihren Halt. Die Anatomie der Nebennierenarterien ist variabel und variantenreich. Diese kann bis zu drei Äste aufweisen die

- A. suprarenales superiores aus der A. phrenica inferior
- A. suprarenalis media aus der Aorta abdominalis
- A. suprarenalis inferior aus der A. renalis

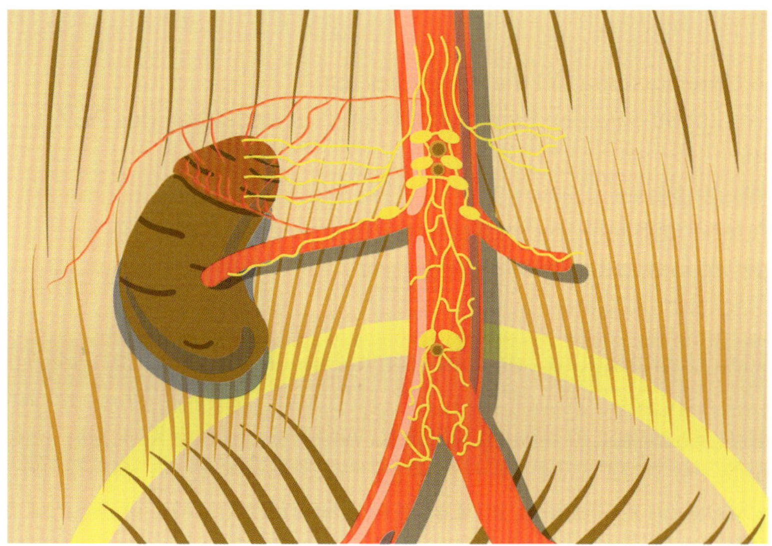

Möglicherweise spielt dies eine Rolle für die Stressresistenz des Individuums. Je ausgeprägter die Durchblutung, desto stabiler dürfte die Stoffwechselsituation der Nebenniere sein.

Die Venen der Nebennieren, Vv. suprarenales, können durch die Spannungsphänomene in ihrer Drainagefunktion beeinträchtigt werden. Dies ist ein weiterer Punkt, wie sich eine schlechte hormonelle Stressmoderation erklären könnte.

Im dritten Teil des Buches werde ich näher auf die Mechanismen im Zusammenhang mit Stress und Niere eingehen.

Behandlung der Patientin

Zu Beginn der Behandlung standen die körperlichen Beschwerden im Vordergrund.

- eine beidseitige Nierenptose wurde durch die Aktivierung der Nierenloge und der Bänder der Nieren beseitigt
- die Arteriendynamik in den Nebennierenarterien normalisierte sich durch die Positionsänderung der Nieren
- die Beckentorsion verlor sich ebenfalls durch die Positionsänderung der Nieren

- die WS-Blockierungen im lumbo-thorakalen-Übergang ließen sich leicht lösen
- die große Anspannung im cranio-sacralen Bereich mit einer deutlichen Reduzierung des PRM blieb nach den vorherigen Interventionen
- ebenso die hypertone Nackenmuskulatur

Durch die differenzierte Wahrnehmung der Stopps im PRM wurde deutlich, dass die erste massive Konfrontation zwischen der Patientin und ihrem Chef die belastendste Situation darstellte. Dies ist ein wichtiger Hinweis darauf, mit welcher Situation das *Dynamik der Gedanken*-Verfahren beginnt. Was den deutlichsten Stillstand bzw. die größte Veränderung bewirkt, sollte zuerst bearbeitet werden. Im Einzelfall kann dies auch anders gehandhabt werden. Jeder Fall ist anders und erfordert ein individuelles Vorgehen...

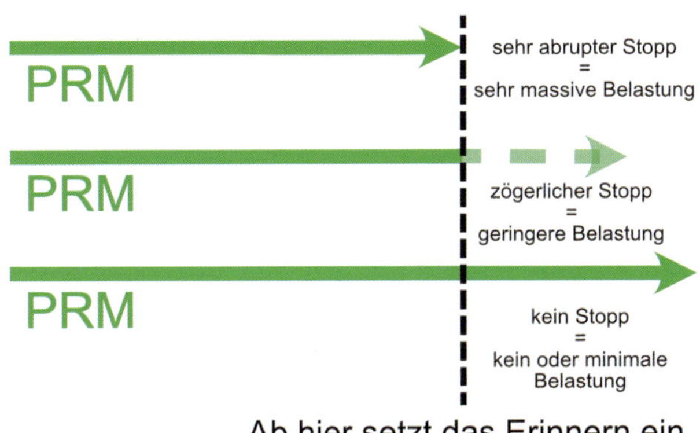

Abb. 10: Verschiedene Qualitäten des Stopps

Durch die Begleitung der Longtide und die gleichzeitige Erinnerung an die erste massive Konfrontation mit ihrem Vorgesetzten war es der Patientin möglich, nach der Intervention an die Situation zu denken, ohne dass der PRM aufhörte. Gleichzeitig verlor sie die Emotion zwischen Wut und Trauer. Die Spannungen im lumbothorakalen Übergang und im Nacken wurden von ihr nicht mehr so intensiv wahrgenommen. Der PRM stoppte zögerlicher, wenn sie an ihren Chef dachte. Die Patho-Dynamik wurde schwächer. Dies deutet auf eine Reduktion der vegetativen Reaktion hin, wobei die innere Situation noch nicht als geklärt angesehen werden kann. Eine weitere Behandlung mit der Longtide in Gedanken an ihren Chef war notwendig, um den Stillstand zu beseitigen. Um eine positive Verstärkung zu ermöglichen, beendeten wir die Behandlung mit zwei Longtide-Zyklen in der positiven Variante. Die Patientin versuchte, nur positiv an ihren Chef, ihre Arbeit und ihre Kollegen zu denken. Nach dieser Intervention fühlte sich die Patientin entspannt und gelöst. Die Verspannungen im kraniosakralen Bereich und die hypertone Nackenmuskulatur waren nicht mehr vorhanden.

Beim nächsten Behandlungstermin konnte die Patientin ihrem Chef ihre Situation schildern. Der Druck, der auf ihr lastete, war deutlich geringer und sie konnte die Anwesenheit ihres Vorgesetzten viel besser ertragen. Bei einer Betriebsfeier ergab sich sogar die Gelegenheit zu einem Gespräch unter vier Augen. Dabei stellte sich heraus, dass er gerade eine schwierige private Situation zu bewältigen hatte. Eines seiner Kinder war an Leukämie erkrankt und musste viele Krankenhausaufenthalte über sich ergehen lassen. Dieses Gespräch hat die Situation geklärt und das Verhältnis zwischen den beiden entspannt.

Von der Patientin weiß ich, dass das Kind ihres Chefs inzwischen als geheilt gilt, dieser wieder deutlich entspannter ist und sie sehr gerne wieder mit ihm zusammenarbeitet.

Patientenbeispiel – Beeinträchtigung durch ein zukünftiges Ereignis

Ein 18-Jähriger, der eine anspruchsvolle technische Ausbildung absolvierte, fiel zum fünften Mal durch die theoretische Führerscheinprüfung. An mangelnder Intelligenz konnte es nicht liegen, da er aufgrund seiner schulischen Leistungen vor einer Lehrzeitverkürzung stand. Vor seiner ersten theoretischen Führerscheinprüfung war seine Lernaktivität sehr gering. Die meisten Fragen hielt er für Allgemeinwissen. So hatte er bei seiner ersten Prüfung eine beträchtliche Anzahl von Fehlern. Dies war ihm sehr peinlich und führte zu einer massiven Frustration. Bei den folgenden Versuchen, die Prüfung zu bestehen, scheiterte er jedes Mal. In der Prüfungsvorbereitung gelang es ihm, die Prüfungsfragen zu beantworten. Sobald er im Prüfungsraum des TÜV vor dem Bildschirm saß, scheiterte er. Seine Mutter war genervt und verzweifelt und schickte ihn zu mir. Sie wusste um die Möglichkeiten von *Dynamik der Gedanken* und hoffte, dass eine Behandlung die Prüfungsblockade lösen könnte. Der Druck vor der sechsten Prüfung war immens, denn nach der sechsten nicht bestandenen Prüfung stand eine MPU (medizinisch-psychologische Untersuchung) an. Dort sollte festgestellt werden, ob er überhaupt in der Lage sei, ein Fahrzeug zu führen.

Der junge Mann war sehr angespannt und seine Dynamik war sehr reduziert. Es gab einige BWS-Blockaden und die Durchblutung der Nebennieren fühlte sich sehr unruhig an. Nach dem Lösen der BWS-Blockaden und der Behandlung der Nebennieren konzentrierte ich mich auf die Dynamik in seinem System. Auffällig war der sehr kurze und schnelle PRM. Nach der Erklärung der Behandlungsmethode *Dynamik der Gedanken* forderte ich ihn auf, während ich den PRM beobachtete, an die bevorstehende Führerscheinprüfung zu denken. Sofort stoppte der PRM und auf Nachfrage berichtete der Patient von einer deutlichen Zunahme der Körperspannung und einer intensiven inneren Unruhe mit dem Gefühl von Panik. Die Behandlung erfolgte nach der im Buch beschriebenen Methode. Wir wechselten in die Longtide, er dachte zwei Zyklen an die bevorstehende Prüfung. Es gab mehrere Stopps. Nach jedem war die Dynamik stärker und fühlte sich voluminöser an. Nach zwei Zyklen durfte der Patient wieder an etwas Neutrales denken. Wir wechselten wieder zum PRM und er dachte ein drittes Mal an den Test. Der PRM hörte nicht mehr auf, aber seine Dynamik war etwas verlangsamt. Er fühlte sich nicht mehr so panisch, sondern viel geordneter. Er beschrieb aber immer noch eine innere Unruhe. Auf meine Aufforderung, positiv an die Prüfung zu denken, hörte der PRM auf. Der innere Skeptiker hatte gesiegt. Dieser musste vertrieben werden. Wir wechselten wieder in die Longtide und ich forderte ihn auf, so positiv wie möglich an die Prüfung zu denken. Sollte ein negativer Gedanke auftauchen, solle er ihn positiv umformulieren. Sollte ihm das nicht gelingen, könne er ihn auch mit einem positiven Gedanken vertreiben.

Nach diesem Behandlungsdurchlauf wechselten wir wieder in den PRM und er dachte ein drittes Mal positiv an die Prüfung. Dieses Mal stoppte der PRM nicht. Als er ohne positive Motivation an die Prüfung dachte, blieb der PRM frei von einer dynamischen Beeinflussung. Die deutliche Steigerung der Körperspannung, die intensive innere Unruhe mit dem Gefühl von Panik waren verschwunden. Die Prüfung bestand er mit null Fehlern.

Inzwischen habe ich viele Menschen vor Prüfungen mit dieser Art der Prüfungsvorbereitung unterstützt. In den allermeisten Fällen waren die Prüfungsergebnisse positiv. Es muss aber klar sein, dass das Wissen schon vorhanden sein muss, um eine Prüfung zu bestehen.

2.11 Behandlung emotionaler Dysfunktionen – Löschen emotionaler Muster

Eigene Position, das Handling der Wahrnehmung und das Wechseln der Wahrnehmung innerhalb der Rhythmen

Um Zugang zur Dynamik eines anderen Menschen zu bekommen, ist es notwendig, selbst gut geerdet, ruhig und entspannt zu sein. Nichts blockiert unsere Wahrnehmung mehr als ein eigener verkrampfter Zustand. Wenn wir mit unserer Wahrnehmung in das dynamische Feld eines anderen Menschen starren, wird es sich vor uns verschließen oder nicht öffnen. Es hilft, die Eindrücke entspannt auf uns zukommen zu lassen. Unsere Durchlässigkeit wird von großem Nutzen sein.

Bei der Kontaktaufnahme am Kopf des Patienten ist es für eine entspannte Annäherung sehr wichtig, nicht nur mit den Handflächen zu fühlen, sondern auch die Hand- und Fingerrücken zur Wahrnehmung zu nutzen. Wir spüren mit unseren Faszien.

Das zu Beginn des Buches vorgestellte Konzept der Durchlässigkeit hilft uns, eine gute Position für uns selbst und unsere Patienten einzunehmen. Eine gewisse Routine im Umgang mit der Durchlässigkeit ist von Vorteil.

Wenn wir mit dem dynamischen Feld des Patienten in Kontakt kommen, sollten wir uns davon tragen lassen. Wir werden mitgenommen. Es erfordert etwas Geschick, darin zu verweilen, ohne die innere Dynamik, das dynamische Feld zu stören. Mit etwas Übung wird uns das problemlos gelingen. Das Konzept der Durchlässigkeit hilft uns dabei.

Meistens landen wir im PRM. Es kann aber auch sein, dass wir beim ersten Kontakt in einem anderen Rhythmus landen. Wir lassen uns auf diesen ein und begleiten ihn.

Die Handhaltung ist nicht von großer Bedeutung. Sie sollte für uns und den Patienten angenehm sein und nicht blockieren.

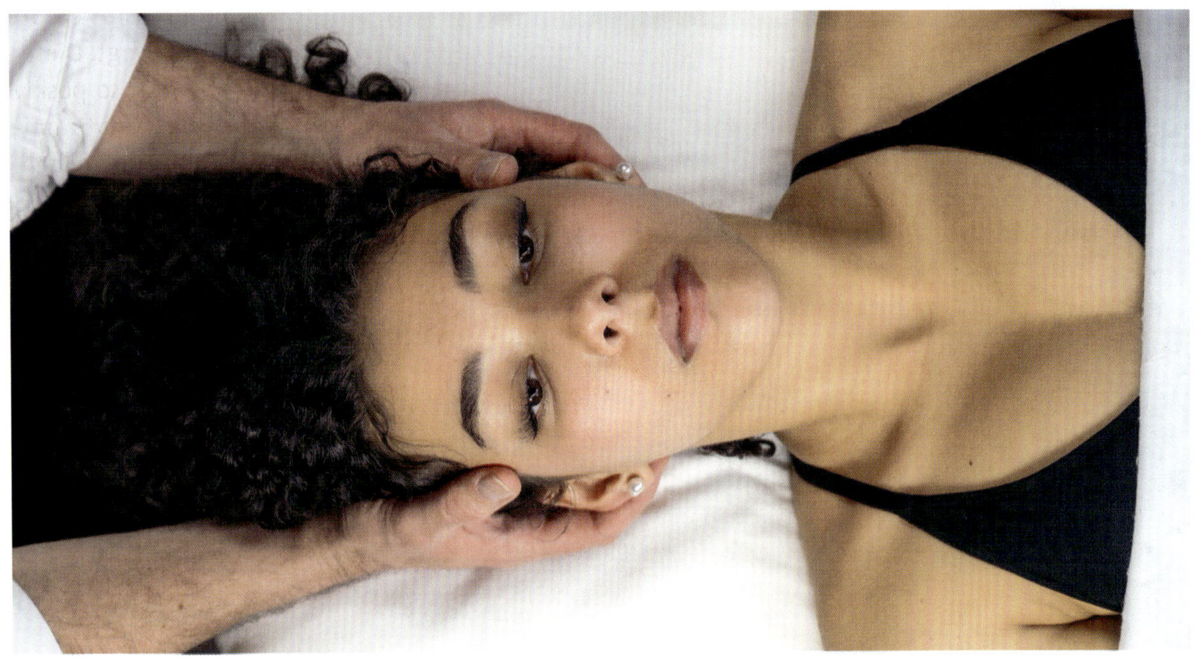

Um zwischen den verschiedenen Rhythmen zu wechseln, können wir unsere eigene Position in uns nutzen:

1. Wenn wir uns mit der Selbstwahrnehmung in unserem Kopf befinden, werden wir den PRM erfahren.
2. Wenn wir etwas tiefer in den Brustkorb rutschen, kommen wir interessanterweise mit der Tide in Kontakt.
3. Geht man weiter in den Bauchraum, so öffnet sich die Palpation für die Longtide.

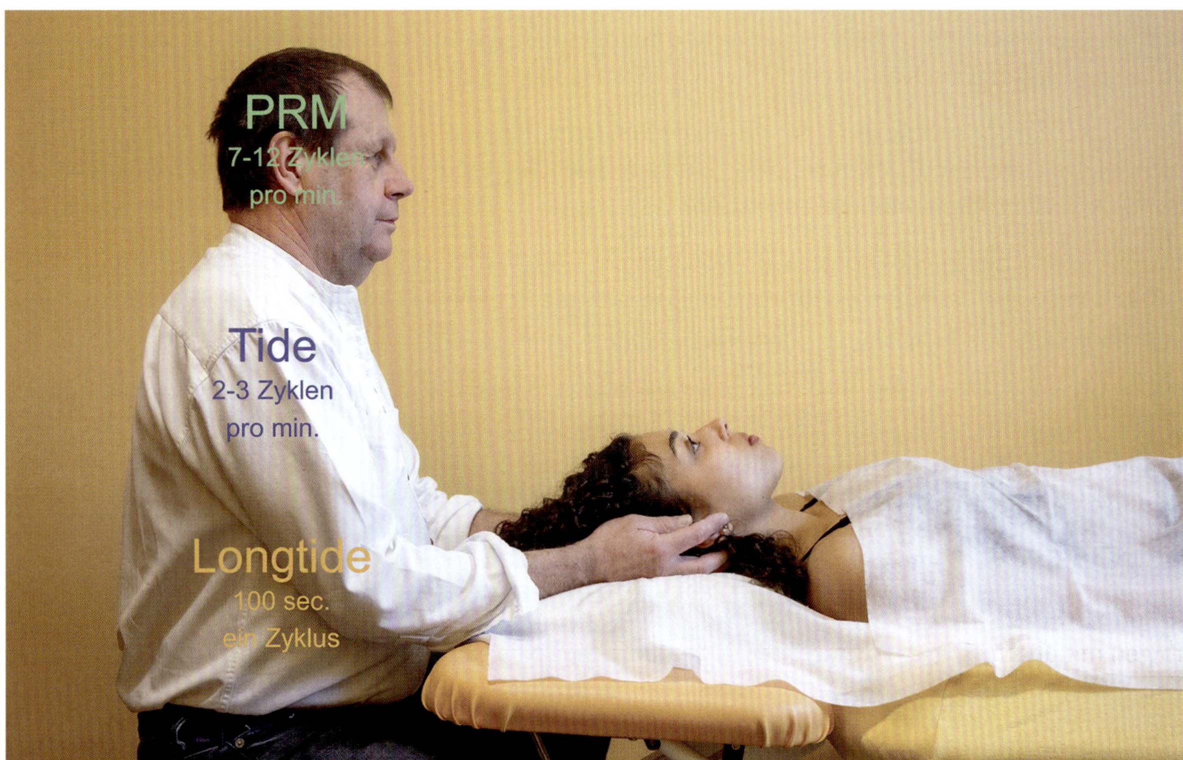

Dies ist nur eine Möglichkeit des Rhythmuswechsels. Für mich ist es aber die einfachste Variante und für die meisten meiner bisherigen Kursteilnehmer gut umsetzbar. Es ist aber auch möglich, die Dynamik über Fulkren zu erreichen.

2.12 Behandlungsablauf – PRM als Referenz des Patienten, das Verlassen der Starre

Wenn wir uns mit den Rhythmen unseres Patienten vertraut gemacht haben, sollte unsere Wahrnehmung im PRM liegen.

Wenn wir oder der Patient selbst vermuten, dass ein Problem in seiner Dynamik vorliegt, fordern wir ihn an dieser Stelle auf, sich intensiv mit Ereignissen oder Lebenssituationen auseinanderzusetzen. Gibt es zu diesem Thema eine vegetative Reaktion (Fight or Flight oder Freeze), wird uns diese über den PRM mitgeteilt. Meist ist die Dynamik des PRM blockiert. Es kann auch zu einer deutlichen Verlangsamung kommen. Dies kann ein Hinweis auf eine bevorstehende Freeze-Reaktion sein.

Das Phänomen des Stoppens von PRM wurde bereits vor vielen Jahren von John Upledger[15] beschrieben. Er nannte seine Methode das therapeutische Gespräch. Auch er stellte fest, dass der PRM zum Stillstand kommt, wenn therapeutisch relevante Themen angesprochen werden. Sein Behandlungsvorschlag unterscheidet sich jedoch grundlegend von dem im Buch beschriebenen Verfahren.

Der Patient spürt oft eine Veränderung in seinem System. Nackenverspannungen, Übelkeit, Druck im Bauch, Kopfschmerzen, Kloßgefühl, Herzdruck, sogar Gelenkschmerzen werden immer wieder genannt. Dies gibt dem Patienten einen eigenen Hinweis auf die dynamische Blockade, ist aber nicht immer vorhanden.

Um den Patienten für den Moment aus dieser Starre herauszuholen, bitten wir ihn, über etwas Triviales nachzudenken: Was hat er gegessen, welches Auto fährt er, wie wird das Wetter, ...? So kann das System wieder in Dynamik kommen.

Therapeutisches Vorgehen

Die Behandlungsidee besteht darin, den Stillstand innerhalb des PRM durch Verstärkung der Longtide zu beseitigen lassen.

Nun wechseln wir mit unserer Wahrnehmung in die Longtide (siehe 2.12) und lassen den Patienten, wie zu Beginn unter 2.11, an seine „emotionale Geschichte" denken. Wir erklären ihm, dass er jederzeit aus dem Prozess aussteigen kann, wenn seine Gedanken ihn zu sehr belasten. Er soll uns aber darüber informieren.

Wir können ihm versichern, dass wir keine Gedanken lesen können!

Wenn seine Gedanken immer wieder weggetragen werden, kann er sie wieder zurückholen. Wir verfolgen mit unserer Wahrnehmung die Longtide, folgen ihr auf dem Weg nach unten und auf dem Weg nach oben. Dabei stellen wir fest, dass sie immer wieder stehen bleibt oder sich verändert. Wir begleiten die Prozesse gelassen und möglichst ohne Anspruch auf Verbesserung. So kommen wir nicht in Versuchung, den Prozess zu bewerten oder zu beeinflussen.

Es hilft dem Patienten, wenn wir ihm etwas von unseren Wahrnehmungen mitteilen. Wir können ihm sagen, dass wir am Ende des Longtide-Weges angekommen sind und dass wir auf dem Weg nach oben sind – siehe Bild unten. Dadurch fühlt er sich in die Veränderung einbezogen und nicht dem Therapeuten und dem Behandlungsprozess ausgeliefert. Er ist kognitiv daran beteiligt.

Der Behandlungsprozess besteht aus zwei Longtide-Zyklen und kann in vier Teile gegliedert werden. Der erste Weg nach unten ist das erste Viertel, nach oben das zweite Viertel (erster Longtide-Zyklus), wieder nach unten das dritte Viertel und nach oben das vierte Viertel (zweiter Longtide-Zyklus).

15 John Edwin Upledger – *10.02.1932, †26.10.2012, US-amerikanischer Arzt für Osteopathie und Chirurgie. Entwickler der Cranio-Sacral-Therapie.

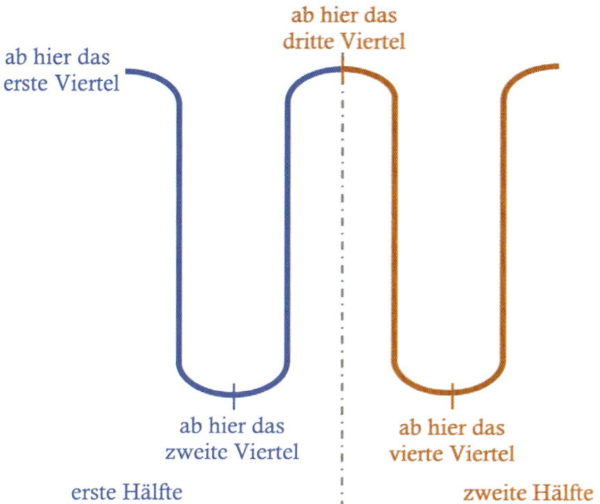

Abb. 11: Einteilung der Longtide

Meist geht es zu Beginn langsam und im Laufe der Aktion schneller. Die aufsteigende Dynamik der Longtide vollzieht sich mitunter schneller als die absteigende. Bei emotional stärker belastenden Gedanken stoppt die Longtide ebenfalls. Häufig in der ersten Hälfte öfters. Dies ist ein Zeichen dafür, dass der Patient gedanklich intensiv das Problem bzw. die Belastung bearbeitet. Wir dürfen den Patienten bei einem Stopp in der Longtide auffordern in diesem Teilaspekt des Belastungsgrundes länger zu verweilen. Die Anspannung wird sich auflösen und er wird merken, dass es sich in ihm leichter anfühlt.

Wir begleiten unseren Patienten durch die zweite Hälfte, das dritte Viertel und das vierte Viertel mit der Longtide durch die Phase der Anspannung seiner Gedanken. Danach kann er die Gedanken abschweifen lassen. Triviale Fragen helfen ihm dabei, aus seinen Gedanken herauszukommen.

Wir wechseln dabei wieder in den PRM – unsere Referenz. Dieser wird oft dynamischer und weiter sein.

Nun soll unser Patient ein drittes Mal über sein Problem nachdenken. Wenn sich bei ihm etwas verändert hat, werden wir das am PRM bemerken. Wenn der Patient eine eigene Körperwahrnehmung (Eigenreferenz) zu dem Thema hatte, wird diese ebenfalls geringer geworden oder verschwunden sein.

2.13 Therapeutisches Vorgehen – systematische Zusammenfassung

Siehe auch 2.11!

1. PRM wahrnehmen – Eigenwahrnehmung des Therapeuten im Kopf
2. Longtide wahrnehmen – Eigenwahrnehmung des Therapeuten wechselt in den Bauch → zur Kontrolle, ob wir einen Zugang zur Longtide bekommen, dies kann bei mehr Sicherheit im Umgang mit den Rhythmen entfallen.
3. Wieder in PRM gehen → dem Patienten anbieten, an etwas Unangenehmes zu denken, an ein „Thema", das ihn belastet.
4. Wahrnehmung: Ändert oder stoppt was in der Dynamik?
   → wenn nein: Gibt es einen Nebenschauplatz?
5. Patienten wegdenken lassen: dem Patienten z. B. eine Frage stellen, die ihn ablenkt
6. Dynamik des PRMs sollte sich wiedereinstellen.
7. Therapeut geht mit der Wahrnehmung wieder in den Bauch → Longtide
8. Patient soll wieder an sein „Thema" denken, welches ihn belastet:
   → Patient kann jederzeit aufhören, an „sein Problem" zu denken, sollte dies aber dem Therapeuten mitteilen.
   → Falls der Patient kurz an etwas anderes denkt, ist das kein Problem. Er soll seine Grund-Gedanken nur wieder zurückbringen.
   → 2x den Zyklus der Longtide durchlaufen lassen
   → Ein Zyklus dauert ca. 100 Sekunden
9. Jetzt soll der Patient an was anderes denken, z. B.:
   Hat die Armbanduhr, die er trägt, Ziffern oder Striche? Was gab´s zum Frühstück?
10. Über die geänderte Eigenwahrnehmung des Therapeuten die Longtide verlassen, den PRM spüren
11. Re-Test mit PRM → Patient soll nochmals an sein „Thema" denken.
    → Ändert sich der PRM? Stoppt der PRM?
    → Falls der PRM nicht stoppt → in Ordnung
    → Stoppt der PRM noch immer, könnte es einen wichtigen Nebenschauplatz geben.
    → Wenn während der Longtide-Phase die Dynamik stoppt, denkt der Patient an etwas sehr Beeindruckendes oder an einen Nebenschauplatz → Patient darauf ansprechen, nachfragen.
    → Wenn sich körperliche Symptome zeigen, dient dies als eigene Referenz des Patienten; diese verschwinden meist nach Durchführung der „Musterlöschung".

▶ Video: „Ablauf Dynamik der Gedanken"

2.14 Therapeutisches Vorgehen – Mindmap

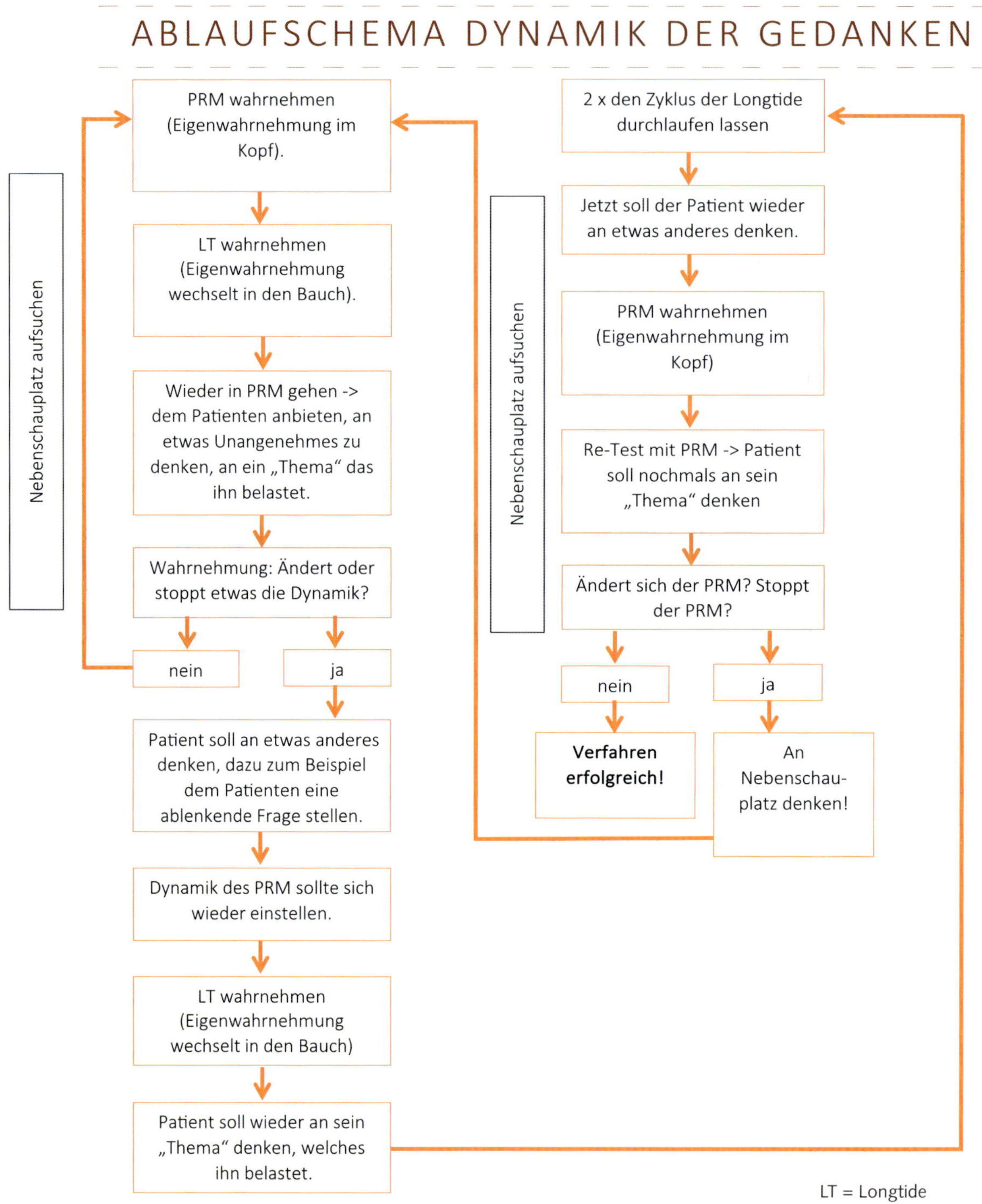

Abb. 12: Ablaufschema Dynamik der Gedanken

2.15 Therapeutisches Vorgehen – Positivvariante

Die therapeutischen Möglichkeiten, die sich aus dem Verfahren ableiten lassen, schaffen eine weitere Option, den Patienten zu unterstützen.
Um ihn noch besser aus seinen negativen Gedanken herauszuholen, können wir mit dem gleichen Behandlungsablauf – aber mit positiven Gedanken – den Patienten positiv stimmen. Er muss nur an einen möglichst günstigen Verlauf seiner Situation denken, während wir ihn mit der Longtide unterstützen.
Die Erfahrung, die ich mit meinen Patienten gemacht habe, zeigt, dass der PRM meist auch dann aufhört, wenn der Patient versucht, seine Situation als „gut" zu verinnerlichen. Der innere Skeptiker verhindert einen optimistischen Umgang mit dem Ereignis und der Situation.

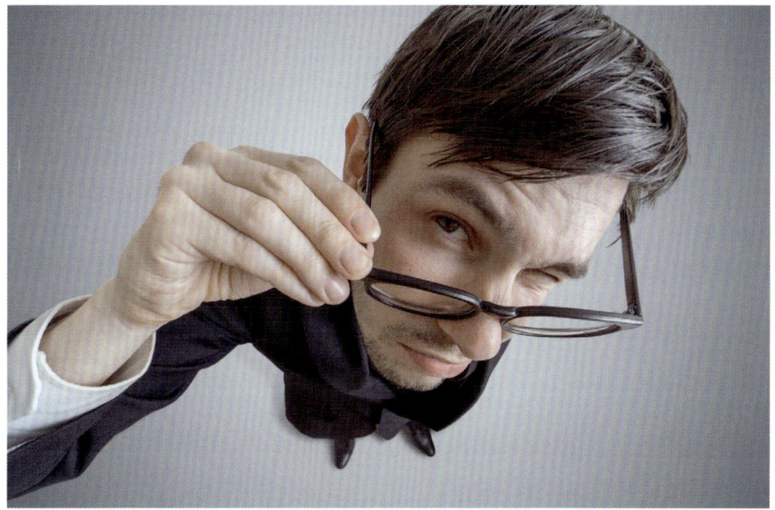

Meine Interpretation ist, dass das System durch das Stoppen des PRM die Möglichkeit einer positiven Einstellung verhindert. Später werde ich näher auf das abrufinduzierte Vergessen eingehen und erklären, warum der innere Skeptiker so oft die Oberhand gewinnt.
Es empfiehlt sich, die positive Variante nach der Bearbeitung der negativen Gedanken anzuwenden. Dadurch wird die Umwandlung der negativen Emotion in eine deutlich positivere Stimmung verstärkt.

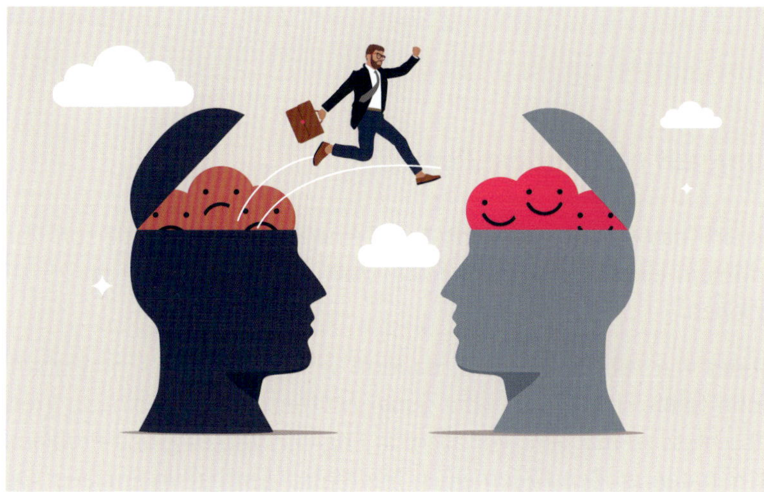

So gelingt der nachhaltige Übergang von der negativen Blockade zur positiven Dynamik.

2.16 Therapeutisches Vorgehen – Zusammenfassung – Positivvariante

1. PRM wahrnehmen – (Eigenwahrnehmung am Kopf)
2. Eigenwahrnehmung wechseln in den Bauch → in die Longtide, zur Kontrolle, ob wir einen Zugang zur Longtide bekommen, dies kann bei mehr Sicherheit im Umgang mit den Rhythmen entfallen.
3. Wieder in den PRM gehen → dem Patienten anbieten, sich die „Situation" ins Positive zu denken.
4. Wahrnehmung: Ändert oder stoppt etwas in der Dynamik?
   → Wenn nein: Hat sich das positive Denken schon eingestellt. Es ist dann nicht unbedingt nötig die Positivvariante anzuwenden. Bei Reduzierung der Dynamik des PRMs empfiehlt es sich, sie dennoch anzuwenden.
5. Patienten wegdenken lassen: dem Patienten z. B. eine Frage stellen, die ihn ablenkt.
6. Dynamik des PRMs sollte sich wieder einstellen.
7. Therapeut geht mit der Wahrnehmung wieder in den Bauch → Longtide
8. Patient soll wieder positiv denken
   → Patient kann jederzeit aufhören, sollte dies aber dem Osteopathen mitteilen.
   → Falls der Patient kurz an etwas anderes denkt, ist das kein Problem. Er soll seine Gedanken nur wieder zurückbringen.
   → 2 x den Zyklus der Longtide durchlaufen lassen
   → Ein Zyklus dauert ca. 100 Sekunden
9. Jetzt soll der Patient an etwas anderes denken, z. B.:
   Hat die Armbanduhr, die er trägt, Ziffern oder Striche? Was gab´s zum Frühstück?
10. Über die geänderte Eigenwahrnehmung die Longtide verlassen, den PRM spüren
11. Re-Test mit PRM → Patient soll nochmals positiv denken.
    → Ändert sich der PRM? Stoppt der PRM?
    → Falls der PRM nicht stoppt: in Ordnung
    → Stoppt der PRM noch immer, könnte es einen wichtigen Nebenschauplatz geben, oder es braucht noch weitere positive Impulse.
    → Wenn sich körperliche Symptome zeigen, dient dies als eigene Referenz des Patienten; diese verschwinden meist nach Durchführung der „Musterlöschung" durch *Dynamik der Gedanken*.

▶ Video: „Positivmodus – Dynamik der Gedanken"

2.17 Übertragung auf eine andere Person

Es ist möglich, dass sich das Anhalten des PRM auf eine nahestehende Person überträgt. Das haben Kursteilnehmer und ich in einem Experiment festgestellt. Die Mutter und ihr 25-jähriger Sohn waren unsere Versuchspersonen.

Die Geburt des Sohnes war sehr kompliziert, dauerte sehr lange, war schmerzhaft und belastete die Mutter sehr. Der Sohn fühlte sich in der Nähe seiner Mutter unsicher. Er hatte große Schwierigkeiten, einen guten Schulabschluss zu machen. Vor allem in Englisch gab es große Probleme. Deshalb ermöglichten ihm die Eltern in den großen Ferien einen Internatsaufenthalt in England. Dort gefiel es ihm so gut, dass er blieb. Er machte dort sein Abitur und auch sein Studium. Beides mit sehr guten Noten. Nach dem Studium kehrte er zu seinen Eltern zurück. Dort fing er an, Zeit zu verschwenden und in alte Muster zu verfallen. Seine Mutter machte sich große Sorgen.

Hier die Beschreibung des Experiments:
Die Mutter und ihr 25-jähriger Sohn lagen weit voneinander entfernt auf dem Rücken, ohne sich sehen zu können. Bei beiden befanden sich zwei Osteopathen, einer mit den Händen am Kopf, der andere am Kreuzbein. Ein fünfter Osteopath gab nur der Mutter und den Osteopathen, die bei ihr waren, sichtbare ein Zeichen. Von diesem Moment an dachte sie an die anstrengende Geburt ihres Sohnes. Die Reaktion darauf war ein Stillstand der PRM. Die beiden Osteopathen, die bei dem Sohn waren, konnten ebenfalls einen Stopp des PRMs feststellen.

Es scheint, dass selbst nach so langer Zeit (nach 25 Jahren) noch Verbindungen bestehen, die beim Sohn spürbare Reaktionen auf die Gedanken der Mutter hervorrufen. Wir behandelten die Mutter, wie im Buch beschrieben. Sowohl bei der Mutter als auch beim Sohn zeigten sich positive Veränderungen. Die Mutter konnte danach ohne Unterbrechung an die Geburt denken und auch beim Sohn hörte die PRM nicht mehr auf.

Inzwischen ist der Sohn im Berufsleben angekommen und die Eltern freuen sich über den Erfolg, den er hat.

Die Idee der Übertragung als Behandlungsmöglichkeit wird später in diesem Buch unter 3.9 beschrieben.

2.18 Erklärungsmodell – Das trügerische Gedächtnis

Nachdem ich das Verfahren entdeckt hatte und es am Patienten anwenden konnte, suchte ich nach Erklärungsmodellen. Dabei stieß ich auf Dr. Julia Shaw[16]. Die deutsch-kanadische Rechtspsychologin promovierte 2013 an der University of British Columbia. Sie veröffentlichte das Buch: „Das trügerische Gedächtnis – Wie unser Gehirn Erinnerungen fälscht". Darin beschreibt sie, wie plastisch und zum Teil verfälscht unsere Erinnerungen sind. Verschiedene Studien belegen dies.

In ihrem Buch erwähnt sie eine Studie[17] über Erinnerungsfragmente. Ratten wurde ein bestimmter Ton vorgespielt und anschließend ein Elektroschock verabreicht. Das wiederholte Abspielen des Tons führte bei den Ratten zu einer Angststarre. Es entstand eine Erinnerung, der Ton und der Elektroschock waren miteinander verknüpft. Situationen werden beim Erinnern mit Emotionen verknüpft. Dies geschieht normalerweise in der Amygdala. Im nächsten Schritt des Experiments hörten die Ratten wieder den Ton, bekamen den Elektroschock und unmittelbar danach wurde ihnen das Präparat Anisomycin in die Amygdala gespritzt. Es hemmt die Bildung von Proteinen wie Calpain, die die Amygdala für die Gedächtnisbildung benötigt. Es zeigte sich, dass die Ratten keine Erinnerungen bilden konnten. Das Anisomycin musste direkt nach dem Elektroschock gespritzt werden, da die Gedächtnisbildung unmittelbar nach der Situation einsetzt.

Damit ist die Studie aber noch nicht zu Ende. Nach einer bzw. nach 14 Wochen wurde den mit Ton und Elektroschock konditionierten Ratten der Ton erneut vorgespielt. Diesmal wurde auf den Elektroschock verzichtet. Wurde ihnen der Eiweißblocker Anisomycin gespritzt, blieb die Angstreaktion wie zu Beginn des Experiments aus. Die Reaktion blieb dauerhaft aus. Die Verbindung zwischen Ton und Elektroschock

16 Julia Shaw, Das trügerische Gedächtnis, S. 81–86, Carl Hanser Verlag, 2016

17 Nader, K., Schafe, G.E., und Le Doux, J.E. (2000): Fear memories require protein synthesis in the amygdala for reconsolidation after retrieval; Angsterinnerungen erfordern eine Proteinsynthese in der Amygdala, um sich nach Abrufen wieder zu festigen. New York University

war dauerhaft unterbrochen. Allerdings musste der Eiweißblocker beim Abruf der Erinnerung vorhanden sein. Allein die Injektion des Präparates veränderte die Erinnerung nicht. Es muss also ein zeitlicher Zusammenhang zwischen der Aktivierung des Gedächtnisses und der Verabreichung von Anisomycin bestehen, damit die gespeicherte Reaktion gelöscht werden kann.

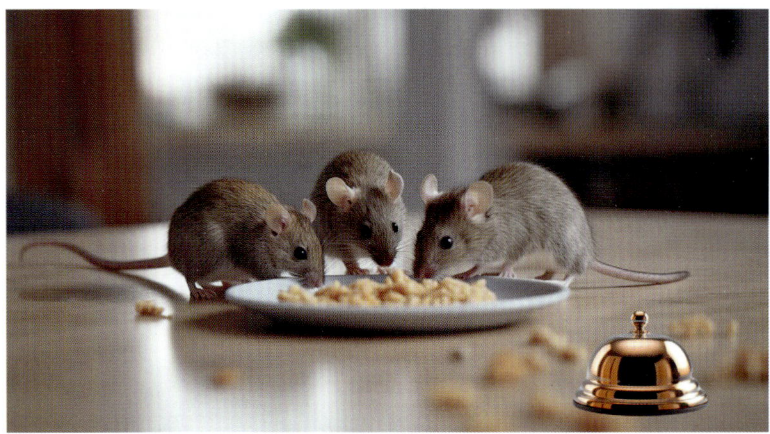

Im übertragenen Sinne reicht es nicht aus, unspezifisch die Dynamik des Systems wiederherzustellen, in der Studie Anisomycin zu verabreichen: Es braucht den kognitiven Reiz, um eine Wirkung zu erzielen. Aus diesem Grund funktioniert eine kraniosakrale osteopathische Behandlung bei psychoemotionalen Problemen nicht besonders konstant.

Wir übersehen oft, dass die Gedanken des Patienten einen wesentlichen Einfluss auf seine Dynamik haben!

Um insbesondere die emotionale Belastung zu reduzieren, ist die geistige Mitarbeit des zu Behandelnden erforderlich.

2.19 Erklärungsmodell – Das abrufinduzierte Vergessen

Professor Dr. Christoph Kuhbandner ist in seiner Dissertation im Jahr 2007 einem interessanten Phänomen auf die Spur gekommen – dem abrufinduzierten Vergessen. So wichtig es für unser Leben ist, sich an Dinge und Erlebnisse erinnern zu können, so wichtig ist es auch, vieles wieder zu vergessen. Gespeichertes muss wieder abgerufen werden können und angepasst werden. So können wir uns besser auf neue Situationen einstellen und neue Erkenntnisse besser integrieren. Aus Erfahrungen lernen und das Gelernte beim nächsten Mal abrufen ist damit verbunden. Dies ist aber nur in einem positiven oder zumindest neutralen Gefühlszustand möglich. Ein negativer emotionaler Zustand verhindert das abrufinduzierte Vergessen. Dies dürfte zu Beginn unserer menschlichen Entwicklung eine sinnvolle Einrichtung der Evolution gewesen sein.

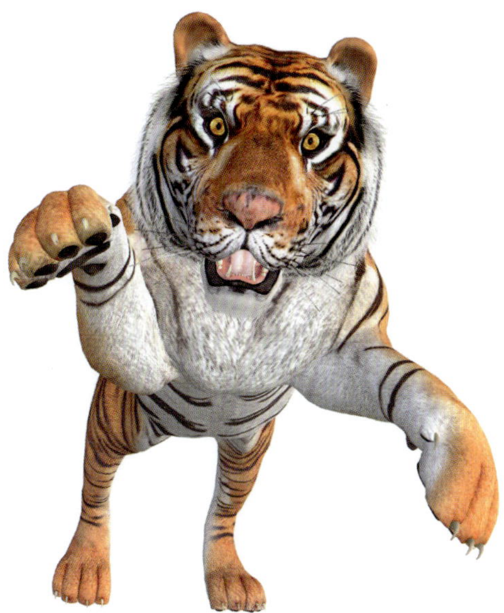

Wenn wir einmal die Idee gehabt hätten, einen Tiger am Schwanz zu ziehen, dabei den rechten Arm verloren hätten und uns nicht mehr daran erinnern könnten, würden wir vielleicht ein zweites Mal auf diese idiotische Idee kommen. Ohne die Verhinderung des abrufinduzierten Vergessens könnten wir beim ersten Gedanken hängen bleiben. Dann könnten wir auch den linken Arm verlieren.

Andererseits ist es sinnvoll, unangenehme Erinnerungen, die mit sehr bedrohlichen und einschränkenden Gefühlen verbunden sind, loszuwerden. Dabei hilft uns das erinnerungsinduzierte Vergessen.

Professor Dr. Christoph Kuhbandner überprüfte in seiner Studie Gedächtnisleistungen von Studenten.[18] Dafür entwarf er verschiedene Versuchsanordnungen im Hinblick auf eine positive, neutrale oder negative Emotionslage. Das Ergebnis der Dissertation lässt sich folgendermaßen zusammenfassen.

Das abrufinduzierte Vergessen setzt eine relationale, beziehungsbasierte Gedächtnisleistung voraus. Diese findet nach Auswertung der Studienergebnisse nur bei positiver und neutraler Stimmung statt. Eine negative Emotion verhindert das abrufinduzierte Vergessen, da eine faktenorientierte Gedächtnisverarbeitung stattfindet.

In drei Experimenten konnte gezeigt werden, dass das Erleben negativer Emotionen während einer Abrufübung das abrufinduzierte Vergessen verhindert. Dies gilt sowohl für episodische (persönliche) als auch für semantische (sachliche) Erinnerungen. Je stärker die negativen Inhalte waren, desto nachhaltiger wurde das abrufinduzierte Vergessen unterdrückt.

Die Studie hat gezeigt, dass Emotionen einen großen Einfluss auf unsere Gedächtnisleistung haben. Negative Emotionen beeinflussen die Stimmung auf die Informationsverarbeitung und die damit verbundenen Assoziationen, die die Verarbeitung ungünstiger Erinnerungen erleichtern können. Positive Stimmungen können die Verarbeitung günstig beeinflussen.

18 Kuhbandner, C. (2007), Der Einfluss von Emotionen auf das abrufinduzierte Vergessen, Universität Regensburg

Das Ergebnis der Studie liefert ein Erklärungsmodell, warum es uns nicht gelingt, zu unangenehme Ereignisse, die mit negativen Emotionen verbunden sind, leicht zu verarbeiten oder zu vergessen. Während der Behandlung mit der *Dynamik der Gedanken* werden die Voraussetzungen geschaffen, um in einen positiven Gefühlszustand zu gelangen und damit das gezielt erinnerungsinduzierte Vergessen zu nutzen.

Das Thema, „Stress und abrufinduziertes Vergessen" untersuchte genauer Dr. rer. nat. Susanne Kössler in ihrer Dissertation mit dem Titel – Der Einfluss von Stress auf abrufinduziertes Vergessen.[19]

Vor dieser Studie gab es laut Dr. rer. nat. Susanne Kössler keine Untersuchungen zum Einfluss von Stress auf das Phänomen des abrufinduzierten Vergessens. Es gilt als gesichert, dass der Hippocampus und das Präfrontalhirn stresssensibel sind. Ihr Einfluss auf Gedächtnisveränderungen war bis zu dieser Studie nicht untersucht worden. Personen mit posttraumatischer Belastungsstörung zeigen Gedächtnisleistungen, die auf einen Verlust des abrufinduzierten Vergessens hinweisen. Hinzu kommt eine Aktivierung der verbleibenden Erinnerungselemente an das traumatische Ereignis.

Wie in der Studie von Prof. Dr. Christoph Kuhbander wurde die Abrufleistung bei Studierenden untersucht, um herauszufinden, ob akutes Stresserleben einen Einfluss auf das abrufinduzierte Vergessen hat. In der Studie von Dr. rer. nat. Susanne Kössler wurde zusätzlich zur vorangegangenen Studie eine Cortisolmessung und eine Befindlichkeitsabfrage bei den Probanden durchgeführt. Bei den gestressten Studierenden stieg die Cortisolkonzentration an und gleichzeitig sank das Wohlbefinden. Bei dieser Gruppe von Studienteilnehmern verschwand das abrufinduzierte Vergessen. In der Gruppe der nicht gestressten Teilnehmer war dies nicht der Fall. Der Verdacht lag nahe, dass Cortisol einen Einfluss auf das Phänomen des Vergessens hat. Im zweiten Teil der Studie wurde untersucht, ob die Verabreichung von Cortison die Aufhebung des abrufinduzierten Vergessens bewirkt.

In der zweiten Phase der Studie untersuchte das Studienteam, ob die alleinige Gabe von Hydrocortison das abrufinduzierte Vergessen verhindert oder reduziert. Das Präparat wurde direkt nach der Lernphase und etwa eine Stunde vor der Abrufübung verabreicht. Der Cortisolspiegel im Speichel der Probanden stieg zwar an, hatte aber keinen Einfluss auf das Ausmaß des abrufinduzierten Vergessens. Die Werte entsprachen denen der Placebogruppe. Das reale Stresserleben mit Aktivierung der Hypothalamus-Hypophysen-Nebennierenrinden-Achse (HHNA) kann also durch die alleinige Gabe von Hydrocortison nicht simuliert werden. Das vegetative Nervensystem und die HHN-Achse sind wahrscheinlich an der Verhinderung des abrufinduzierten Vergessens beteiligt. Tierexperimentelle Studien zeigen, dass Noradrenalin die Amygdala aktiviert, was zu einer Blockade des Vergessenseffekts führt. Dadurch werden das Präfrontalhirn und der Hippocampus beeinflusst.

In der dritten Phase der Studie wurde untersucht, ob eine traumatische Erfahrung oder das Vorhandensein einer posttraumatischen Belastungsstörung (PTBS) einen Einfluss auf das erinnerungsinduzierte Vergessen hat. Das Studienteam untersuchte Bewohner zweier Flüchtlingslager in Norduganda, die erheblichen traumatischen Erlebnissen ausgesetzt waren. Die PTBS war zuvor von Mitarbeitern von vivo international e.V. diagnostiziert worden. Bei der deutschen Vergleichsgruppe ohne Hinweis auf PTBS trat das bekannte Phänomen des abrufinduzierten Vergessens bei den Abrufübungen in normalem Ausmaß auf. In der ugandischen Gruppe gab es keine Hinweise auf das abrufinduzierte Vergessen. Bei den Ugandern, die keine oder nur wenige traumatische Erlebnisse hatten, konnte das abrufinduzierte

19 Kössler, S (2010), Der Einfluss von Stress auf abrufinduziertes Vergessen, Universität Konstanz

Vergessen ebenfalls nachgewiesen werden. Es wurde festgestellt, dass Personen mit PTBS eine erhöhte Rate an Fehlalarmen, d.h. Fehlinterpretationen von Situationen, aufwiesen.

Das wörtliche Ende der Studie: „Auch in dieser Studie zeigte sich, dass Stress einen großen Einfluss auf die Möglichkeit hat, das abrufinduzierte Vergessen zu nutzen. **Der ganze Vorgang bedarf einem komplexen Zusammenspiel des vegetativen Nervensystems und des Hormonsystems. Dies lässt sich über die Wiederherstellung der Dynamik in die ursprüngliche Funktion zurückbringen.**"

Im letzten Satz findet sich der Lösungsansatz, um Menschen mit blockiertem abrufinduziertem Vergessen dieses wieder zu ermöglichen. Es bedarf eines harmonischen Zusammenspiels von Körper, Geist und Seele. Im dritten Teil des Buches werde ich Möglichkeiten aufzeigen, die körperlichen Anteile unseres Systems in diesem Sinne zu unterstützen.

2.20 Dynamik der Gedanken und Herzratenvariabilität (HRV)

Um sicher zu sein, die Patienten nicht zu retraumatisieren, verwendete ich einige Zeit ein kleines EKG-Gerät (Bittium Faros 180°) und las es mit dem Programm Kubios HRV premium aus. Die errechnete Herzratenvariabilität (HRV) während eines Behandlungsablaufs mit *Dynamik der Gedanken* findet sich unten.

Zu keinem Zeitpunkt der Interventionen kam es bei den Probanden zu einer Verschlechterung der HRV. Es gab also keinen Hinweis auf eine Retraumatisierung. Nach der Anwendung der *Dynamik der Gedanken* kam es bei allen untersuchten Patienten zu einer Verbesserung der HRV, einer erhöhten Variabilität der Herzfrequenz. Dies spricht für ein entspannteres und ausgeglicheneres Nervensystem.[20, 21]

Herzratenvariabilität (HRV) auch Herzfrequenzvariabilität (HFV).
Gemessen wird der Abstand zwischen den Spitzen der Herzschläge (Herzaktionen). Ist dieser besonders konstant, gleich lang, deutet dies auf ein sehr sympathikotones, gestresstes Nervensystem hin.

20 Dr. med. Alfred Lohninger, Herzratenvariabilität – Das HRV-Praxis-Lehrbuch, Facultas Universitätsverlag, 2017
21 M. Malik, J. T. Bigger, A. J. Camm, R. E. Kleiger, A. Malliani (1996): Heart rate variability: Standards of measurement, physiological interpretation, and clinical use. European Heart Journal.

Hier das Protokoll einer mit HRV-Messung dokumentierten Behandlung mit *Dynamik der Gedanken*: HRV-Test G.S. 22.08.2020

Die einzelnen Phasen der Behandlung wurden von **A–E** unterteilt.

A: Die Phase der Behandlung, in der der Patient an das Problem denkt – **Test mit PRM** ob dieser stoppt
B: Übergang vom PRM in die Longtide – **Üb.**
C: Die Phase in der der Patient während der Longtide an das Problem denkt – **Longtide**
D: Übergang von der Longtide in den PRM – **Üb.**
E: Die Phase der Behandlung, an dem der Patient ein weiteres Mal an das Problem denkt. – **Retest mit PRM**

Stress Index – Der durch die Herzratenvariabilität errechnete Wert des Stresses.

RMSSD – Der parasympathische Anteil der Messung.

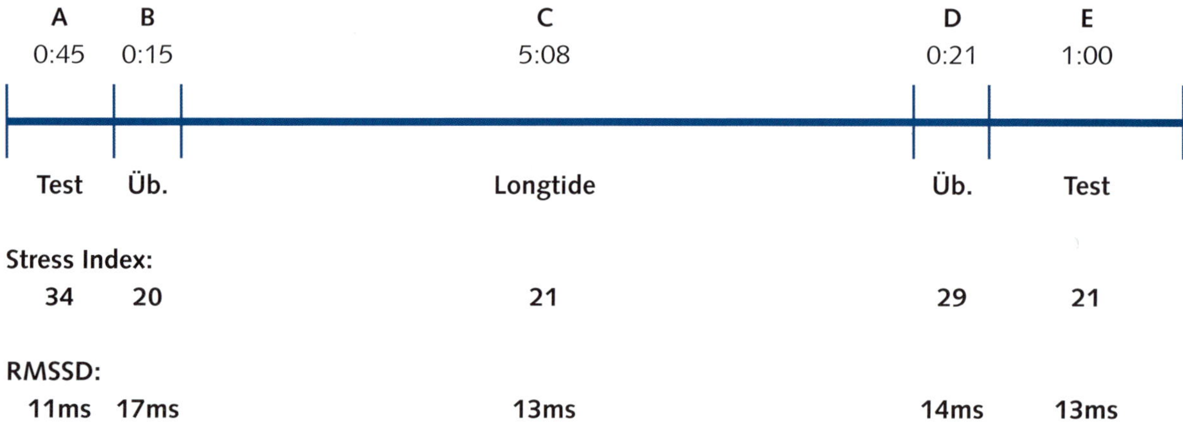

RMSSD:

11ms	17ms	13ms	14ms	13ms

Stress Index

A: Wie zu sehen ist, beginnt der Patient beim mentalen Kontakt mit seinem Problem mit einem Stressindex von **34**.
B: In der Übergangsphase vom PRM in die Longtide errechnet das Programm einen Stressindex von **20**.
C: In der Phase der Longtide in der der Patient an sein Problem denkt, ergibt sich ein Stressindex von **21**.
D: Der Wechsel in den PRM stresst ihn und der Stressindex steigt auf **29**.
E: Das Nachtesten im PRM, welche Auswirkung das mentale Befassen mit dem Problem auf die HRV hat, ergibt einen Stressindex von **21**. Dies entspricht dem gleichen Wert, welchen der Patient in der Phase der Longtide hatte.

RMSSD

Bleibt während des gesamten Behandlungsablauf stabil zwischen 11ms und 14ms. Nur der erste Wechsel vom PRM in die Longtide erzeugt einen kurzen Anstieg auf 17ms.

Die Grafiken der Kubios-Auswertung finden sich am Ende des Buches.

2.21 Patienteninformation – Ein Verfahren zur Regulierung des vegetativen Nervensystems

Um den Patienten über das Verfahren zu informieren, kann folgender Text verwendet werden:
Das vegetative Nervensystem steuert die unbewussten Funktionen unseres Körpersystems. Es passt uns an unsere Umwelt und unsere Lebenssituation an und moderiert unsere Belastungen. Es sorgt für unsere Leistungsfähigkeit und Regeneration. In belastenden Situationen kann es zu Fehlregulationen kommen. Diese führen zu unterschiedlichen Empfindungen, die wir wahrnehmen können. Bauch- und Kopfschmerzen, Übelkeit, Verspannungen, Schlafstörungen und vieles mehr können die Folge sein. Selbst die Unfähigkeit, sich mit der Lebenssituation zu arrangieren, kann darauf folgen. Das Therapieverfahren Dynamik der Gedanken bietet die Möglichkeit, gezielt auf bestimmte Lebenssituationen die Reaktionen unseres menschlichen Systems auszugleichen und die daraus resultierenden Symptome zu beseitigen oder zumindest zu lindern. Die persönliche, globale Anspannung kann dadurch reduziert werden. Die daraus resultierende Entspannung führt zu einer verbesserten Dynamik. Diese hilft uns, die belastende Lebensphase besser zu überstehen und uns leichter zu regenerieren.

Der liegende Patient wird vom Therapeuten leicht am Kopf berührt. Dadurch kann der Therapeut Spannungen und Veränderungen in der Dynamik des Patienten wahrnehmen. Der Therapeut lenkt seine Aufmerksamkeit auf eine langsame und beruhigende Dynamik des Patienten. Währenddessen denkt der Patient an das Problem – jetzt beginnt der therapeutische Prozess. Die Dynamik der Gedanken ist eine sehr sanfte Möglichkeit, Spannungen und Fehlregulationen des vegetativen Nervensystems auszugleichen.

2.22 Mögliche Patientenreaktionen, weitere Interventionen und das Ende der Behandlung

In den meisten Fällen empfindet der Patient nach der Behandlung eine deutliche Erleichterung. Es beruhigt ihn, die Somatisierung zumindest für den Moment verloren zu haben. Immer wieder wird geäußert: „Ich fühle mich sehr frei!" Die Patienten fühlen sich oft auch entspannter, gelöster und insgesamt positiver. Manchmal fließen während der Therapie auch Tränen. Das dient dem Spannungsabbau und ist im Sinne der Behandlung. Sollte es für den Patienten zu belastend sein, fordern wir ihn auf, seine Gedanken zu verändern. Sollte der Patient während der Behandlung überfordert sein, kann er das Thema jederzeit gedanklich verlassen. Dies führt nicht zu Komplikationen.

Manchmal ergeben sich aus der Spannungslösung weitere „Nebenschauplätze". Probleme mit Angehörigen oder Beteiligten zum Thema, eigene Befindlichkeiten und Verletzungen. Sogenannte Nebenschauplätze können mit unserem Verfahren abgefragt werden. Als Messinstrument wählen wir den PRM.

Der Patient muss seine Gedanken uns Therapeuten gegenüber nicht verbalisieren.
Wir können ihn beruhigen: „Gedankenlesen ist nicht möglich!"
Wenn dann noch Zeit ist, können weitere sanfte Methoden angewendet werden.

Das Angebot, sich bei Problemen oder Fragen melden zu können, gibt dem Patienten Sicherheit in der veränderten Spannungssituation. Meistens sollen die Patienten, die am Vormittag mit der Dynamik der Gedanken behandelt wurden, am Abend anrufen. Das gibt den Patienten Sicherheit, mir die Möglichkeit zu geben, nach Reaktionen zu fragen und darauf einzugehen. Bei einem Anruf am nächsten Morgen oder Vormittag können noch nächtliche Erscheinungen in Erfahrung gebracht werden. Es kommt immer wieder vor, dass in einem Traum noch etwas zum behandelten Thema auftaucht. Das können Erinnerungsfetzen aus dem Unterbewusstsein sein.

2.23 Hausaufgaben

Eine kurze Nachruhe ist sicher von Vorteil, muss aber nicht auf der Behandlungsliege stattfinden. Das eigene Zimmer oder noch besser eine Bank in einem schönen Park oder einer anderen angenehmen Umgebung sind mindestens ebenso geeignet wie die Ruhe in einem Behandlungsraum. Ein kurzer Spaziergang mit schöner Aussicht, im Wald oder an einem See hilft, die wiedergewonnene Dynamik in das System zu integrieren und das Gefühl der Entspannung nachhaltig werden zu lassen. Wenn nichts dergleichen zur Verfügung steht, kann ein Besuch in einem schönen, ruhigen Café gute Dienste leisten.

Der Patient soll sich selbst in Bezug auf das behandelte Thema beobachten. Bei Ängsten empfiehlt es sich, die entspannteste Position zu nutzen, um die Angstschwelle zu überwinden. Mit Personen, mit denen er ein Problem hat, kann er kurz Kontakt aufnehmen und sich dabei beobachten. Die Patienten können ihre Erfahrungen mit uns teilen. Dies erhöht die Aufmerksamkeit für die Veränderung des Zustandes und führt oft zu dem Gefühl, aus dem Gedankenkarussell aussteigen oder die belastende Situation verlassen zu können. Die Wahrnehmung, dass Veränderung stattfindet, ist sehr wertvoll und führt zu einem positiven Gefühlszustand. Diese ist, wie bereits erwähnt, wichtig für das erinnerungsinduzierte Vergessen.

2.24 Dynamik der Gedanken und Psychotherapie

Psychotherapie und Netzwerke mit anderen Therapeuten

Diese Behandlungsmethode ist kein Ersatz für eine fundierte Psychotherapie. Sie stellt aber eine sinnvolle Ergänzung dar, wenn es darum geht, Somatisierungsstörungen zu erkennen und zu behandeln. Die gewonnene gedankliche Freiheit kann es dem Patienten ermöglichen, andere Sichtweisen auf das Thema zu gewinnen. Dies hilft dem Psychotherapeuten, Psychologen, Gesprächstherapeuten oder Psychiater, gemeinsam mit dem Patienten geeignete Lösungen zu erarbeiten. Es können Themen angesprochen werden, die bisher nur sehr schwer zugänglich waren. Die Somatisierungsstörung vieler Patienten in der Psychotherapie verhindert oft den Zugang zu wichtigen, belastenden Themen. Durch die Behandlung kann auch die Einsicht entstehen, sich in psychotherapeutische Behandlung zu begeben. Der Schritt zum Psychotherapeuten wird oft durch Scham, Vorurteile und innere Starre blockiert. Die wiedergewonnene Dynamik erleichtert den nächsten Schritt.

Um dem Patienten eine umfassende Problemlösung zu ermöglichen, empfiehlt es sich, mit den anderen Therapeuten, die den Patienten behandeln, Kontakt aufzunehmen. Ein offenes Wort und eine kurze Erklärung der angewandten Behandlung helfen, ein entspanntes Verhältnis zu schaffen. „Keine Angst vor anderen Disziplinen! Meine Erfahrungen mit Therapeuten anderer Berufsgruppen sind überwiegend positiv. Hausärzte sind oft offen für die Unterstützung ihrer Patienten durch Osteopathen und dankbar für Hinweise. Leider wird der Faktor Zeit in unserem heutigen Gesundheitssystem kaum berücksichtigt. Darunter leiden die meisten Hausärzte. Osteopathen oder Kranio-Sakral-Therapeuten leben mit dem Luxus, Zeit für ihre Patienten zu haben. Wir sollten sie sinnvoll nutzen und werden dafür dankbare Patienten ernten.

2.25 Was tun bei Problemfällen?

Ein Telefonat mit dem behandelnden Arzt oder Psychologen kann manchmal sehr hilfreich sein, um unklare Situationen zu klären. Auch Ärzte und Psychologen sind meist sehr dankbar, wenn sie von einem Therapeuten kontaktiert werden. Bei sehr depressiven, niedergeschlagenen Menschen sollte an Suizidgedanken gedacht werden. Die Frage, ob sich der Patient Gedanken über einen möglichen Suizid macht, gehört bei depressiven Menschen immer zur Anamnese. Die visuelle Analogskala für die psychoemotionale Situation hilft, die Situation ohne viele Worte darzustellen. Die Werte sind analog zu den allgemein gültigen Schmerzskalen.

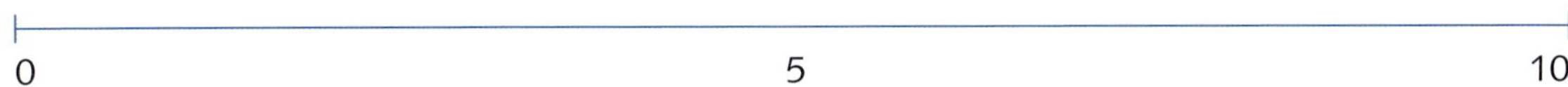

In der Anamnese ist die 0 ein Zustand kurz vor dem Sprung aus dem Hochhaus und die 10 ein Zustand wie im Paradies. Der Patient kann mit einem senkrechten Strich seinen psychoemotionalen Zustand darstellen. Ein horizontaler Strich kann die Stimmungsschwankungen darstellen, z. B. von 5 bis 7. Es können auch mehrere Striche eingezeichnet werden. Dies empfiehlt sich, wenn die private und die berufliche Situation sehr unterschiedlich sind. Eine Person, die sich zwischen 0 und 1 sieht, muss nach Suizidgedanken gefragt werden, aktuell oder in der Vergangenheit. Bei Bejahung benachrichtige ich den Hausarzt und gegebenenfalls das Gesundheitsamt.

2.26 Behandlungsintervalle – bitte keine festen Schemata

Es ist von Vorteil, wenn sich der Patient am Abend nach der Behandlung oder am nächsten Morgen meldet. Ein kurzes Gespräch kann manche Reaktion erklären und der Patient fühlt sich angenommen und therapeutisch gut betreut.
Nach einigen Tagen ist eine Überprüfung der Spannungssituation sinnvoll. Wir haben nun einen Anhaltspunkt und eine Technik, um (emotional bedingte) Spannungsblockaden wahrzunehmen.

Rezidive und weitere Themen

Rezidive können mehrfach behandelt werden. Nach heutigen psychotherapeutischen Erkenntnissen ist eine Behandlungspause von 1–2 Wochen zwischen zwei Behandlungsterminen sinnvoll.
Bei *Dynamik der Gedanken* habe ich andere Erfahrungen gemacht. Auch kürzere Behandlungsintervalle können sinnvoll sein.
Dabei sollten auch die „Nebenschauplätze" berücksichtigt werden. Auch die aktuelle Lebenssituation sollte beleuchtet werden. Nicht fordern, sondern offen und mitfühlend anbieten.
Oft tauchen bei Patienten nach der Behandlung weitere Themen auf, die entweder zu dem behandelten Komplex gehören oder nichts damit zu tun haben. Ich vergleiche das mit dem Schälen einer Zwiebel. Wir ermöglichen es dem Patienten, Schicht für Schicht seine emotionalen Belastungen abzutragen, um vielleicht an sein Innerstes zu gelangen. Eine Garantie dafür gibt es nicht. Wir können Begleiter sein bei der Neuorganisation des vegetativen Nervensystems zu bestimmten Themen des Patienten.

3 Behandlungsbeispiele

Grundsätzliches zu den Behandlungsbeispielen

Die meisten Techniken, die ich bei den beschriebenen Patienten angewandt habe, sind in diesem Buch beschrieben. Das bedeutet aber nicht, dass der Leser des Buches sich strikt an die beschriebenen Behandlungstechniken halten muss. Es steht ihm frei, den eingeschlagenen therapeutischen Weg fortzusetzen, die neuen Werkzeuge zu integrieren und, wenn möglich, seinen eigenen Weg zu gehen. Der Respekt vor seinen Patienten, sein therapeutisches Wissen, seine Neugier und seine Freude am Umgang mit Menschen sollen ihn dabei stets begleiten – siehe auch Kapitel 10. Ein wesentlicher Bestandteil der Behandlung ist die Anteilnahme an den Sorgen und Nöten der Menschen, die sich ihm anvertrauen. Deshalb ist mir der erste Teil dieses Buches so wichtig. Die Durchlässigkeit bietet eine einfache, aber sehr wirksame Möglichkeit, dies mit möglichst wenig eigenen Belastungen zu erreichen.

Sich kümmern – das ist leider eine sehr vernachlässigte Eigenschaft, an der unsere Gesellschaft krankt. Nicht erst seit dem Ausruf des Social Distancing während der Coronamaßnahmen. Es ist bezeichnend, dass für diese asoziale Forderung Anglizismen verwendet werden. Nicht schön, aber modern und schick.

Wenn es so etwas wie einen inneren Widerstand gegen die Anwendung eines Werkzeugs gibt, ist das Grund genug, an diesem Tag einen anderen Behandlungsansatz für diesen Patienten zu wählen.

3.1 Todesfall von einem nahestehenden Menschen mit familiären Problemen

Eine junge Frau, die eine intensive Beziehung zu ihrer Großmutter hatte und sie häufig besuchte, kam mit starken Beschwerden in meine Praxis. Die Großmutter (Mutter des Vaters) war sozusagen der Mittelpunkt der Familie. Zu ihren Eltern hatte die junge Frau ein distanziertes Verhältnis. Die Großmutter verstand es immer wieder, die Wogen zu glätten und den Beziehungsstress auf ein erträgliches Maß zu reduzieren. Trotz ihres hohen Alters wirkte sie frisch und an allem interessiert. Im Alter von 86 Jahren erlitt sie einen schweren Schlaganfall, an dessen Folgen sie gut eine Woche später verstarb. Alle Familienmitglieder konnten Abschied nehmen und die Großmutter konnte gehen. Die Beerdigung wurde im Sinne der Verstorbenen geplant und durchgeführt. Am offenen Grab baute sich bei meiner Patientin plötzlich eine massive Wut auf. Sie fühlte sich von der Großmutter im Stich gelassen und sehr einsam. Dies war der erste und vorerst letzte Besuch am Grab, denn nach der Beerdigung war die Patientin nicht mehr dort gewesen.

Ihr Weg zur Arbeit führte am Friedhof vorbei, aber sie hielt nie an, um das Grab zu besuchen. In der Folge verlor sie immer mehr den Kontakt zu ihren Eltern und Geschwistern, obwohl diese in derselben Kleinstadt lebten. Sie litt unter regelmäßigen Kopfschmerzen, Übelkeit und einem Druckgefühl oder Schmerzen im Brustkorb. Dieses Druckgefühl spürte sie zum ersten Mal bei der Beerdigung und konnte es zeitlich einordnen. Dieses wurde auch deutlicher, sobald sie in Gedanken bei ihrer Großmutter oder ihrer Familie war. Dadurch konnte sie sich auch nicht intensiver mit ihrem Familienkonflikt auseinandersetzen.

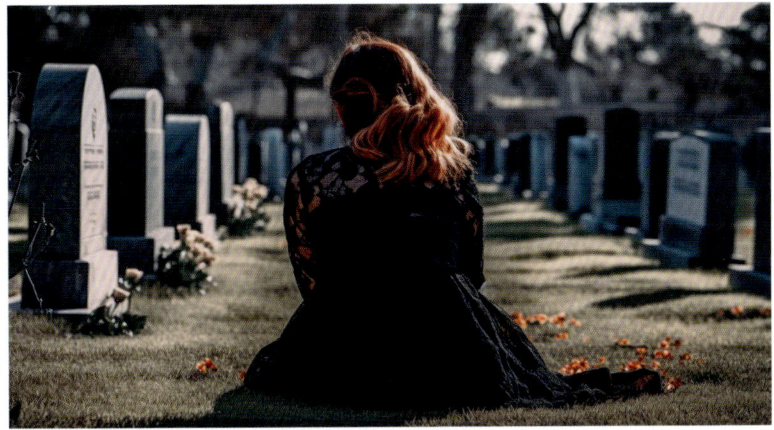

Seit der Beerdigung waren nun 2 ½ Jahre vergangen. In dieser Zeit hatte sie bereits ca. 5 kg abgenommen und bewegte sich langsam in Richtung Untergewicht. Sie sprach von Appetitlosigkeit.

Körperlich fielen auf
- eine eingeschränkte Zwerchfellatmung
- ein starres Mediastinum
- sehr verspannter Solarplexus
- der Magen war ebenfalls sehr unbeweglich, nach medial verzogen und sehr druckempfindlich
- der Pankreas hatte nur eine geringe Eigendynamik und fühlte sich wie eingegipst an
- die Milz war sehr undynamisch
- der Kopf fühlte sich starr an und der PRM war kurz und schnell, mit wenig Ausdruck

Die eingeschränkte Zwerchfellatmung verbesserte sich durch die Dynamisierung der Milz und die Entspannung der Bauchspeicheldrüse. Der Solarplexus konnte durch Annäherung entspannt werden, die Spannung im Mediastinum reduzierte sich durch die im dritten Teil des Buches beschriebene Technik. Allein dadurch verringerte sich die Starre im Kopf und der PRM bekam mehr Ausdruck. Ich spreche bei diesen dynamischen Verhältnissen von einer guten Arbeitsdynamik. Das bedeutet, dass der PRM gut anzeigen kann, wenn die Gedanken in ein belastendes Feld gebracht werden. So bat ich meine Patientin, an den Tod ihrer Großmutter zu denken. Sofort hörte der PRM auf. Dies ist ein sicheres Zeichen für eine deutliche neurovegetative Reaktion auf die Gedanken der Patientin. Die Aktivität des Sympathikus nahm zu. Im Abschnitt 2.20 *Dynamik der Gedanken* und Herzfrequenzvariabilität finden sich Messwerte, die immer wieder auftraten.

Ein weiteres Spannungsfeld, in dem sich die Patientin befand, ergab sich aus ihrer familiären Situation. Deshalb habe ich sie gebeten, an ihre Familie zu denken. Dies führte zu einem noch stärkeren Stopp des PRM. Er war noch deutlicher als der, der durch den Gedanken an die Beerdigung und den Tod der Großmutter ausgelöst wurde. Um die Reaktion der Familie besser unterscheiden zu können, bat ich die Patientin, an jedes einzelne Familienmitglied zu denken. Beim Gedanken an die Mutter kam es zu einer sehr abrupten Unterbrechung. Die Patientin berichtete von einer Zunahme der Körperspannung mit Schwerpunkt auf dem Solarplexus. Bei den anderen Familienmitgliedern stoppte die Dynamik nicht. Damit war die Reihenfolge der Themenbearbeitung festgelegt. Zuerst die Spannungen um die Mutter und dann, falls noch nötig, der Tod und die Beerdigung der Großmutter.

Die erste Phase der Behandlung, die Mutterbeziehung, war in den ersten zwei Vierteln durch regelmäßige Unterbrechungen in der Longtide gekennzeichnet. Die Patientin gab an, sich an Episoden erinnert zu haben, in denen sie das Gefühl hatte, von ihrer Mutter nicht unterstützt, sondern im Gegenteil überfordert worden zu sein. Zu Beginn des dritten Viertels war der Ausdruck der Longtide bereits kräftiger und breiter. Nach der Aufforderung an die Mutter auch körperlich zu denken, stoppte sie wieder in der Longtide, löste sich aber nach kurzer Zeit. Danach wurde die Atmung deutlich tiefer und der Bauch wurde durch das Zwerchfell mitbewegt. Zu Beginn des vierten Viertels bat ich die Patientin, sich ihre eigene Position zur Mutter vorzustellen. Wieder kam es zu einer längeren Pause. Nach dieser war die Longtide noch kräftiger und von einer breiten Dynamik geprägt. Die Zwerchfellatmung nahm weiter an Intensität zu. Nach vier Vierteln der Behandlung (zwei Longtide-Zyklen) bat ich die Patientin, an etwas anderes zu denken. Wir wechselten wieder in den PRM, in die Referenz, um zu spüren, ob er erneut stoppen würde. Dies geschah nicht, aber die Dynamik ließ nach. Damit war klar, dass ein weiterer Behandlungszyklus mit der positiven Variante notwendig war. Der PRM stoppte bei der Aufforderung, das Problem positiv anzugehen. Der Behandlungsdurchlauf mit der positiven Variante verlief zügig. Es gab nur wenige Stopps von kurzer Dauer. Sie verabschiedete sich in den vier Quartalen von der Vorstellung, von ihrer Mutter unterstützt werden zu müssen. Von nun an würde sie für sich selbst sorgen können. Das hatte sie zwar schon vorher getan, aber immer mit dem Hintergrund, es nur zu tun, weil ihre Mutter es nicht tat. Später, bei der Überprüfung mit dem PRM, gab es keine Anzeichen für einen Stillstand und die Patientin konnte keine Zunahme der Anspannung an sich feststellen.

Nun stand der Tod der Großmutter und ihre Beerdigung im Mittelpunkt der Behandlung. Die Reaktion im PRM war bei beiden Unterthemen nicht mehr so massiv. Um die Behandlung abzurunden, bat ich die Patientin, über ihre Großmutter, ihre Krankheit, ihren Tod und ihre Beerdigung nachzudenken. Das passte sehr gut in zwei Longtide-Zyklen. Bei traurigen Themen lohnt es sich übrigens immer, Taschentücher parat zu haben, Tränen fließen oft und reichlich. Manchmal auch bei mir. Je durchlässiger ich bin, desto leichter fällt es mir, die Emotionen meiner Patienten wahrzunehmen und sie in diesem Moment zu teilen. Das heißt nicht, dass ich sie zu meinen mache oder gar übernehme. Bei meiner Patientin hat sich viel gelöst, sowohl Tränen als auch Anspannung. Nach zwei Zyklen Longtide wurde der PRM überprüft. Dieser war nun frei und dynamisch zum Thema Großmutter, und auch der Test, ob das positive Denken darüber eine Veränderung im PRM bewirkt, war negativ. Das positive Denken über die Großmutter stieß also nicht mehr auf Widerstand.

Die Patientin fühlte sich nach der Behandlung gelöster und entspannter. Die Entspannung war in ihrem Gesicht deutlich zu erkennen.

Um in solchen Fällen meinen Patienten noch eine adäquate Handlung zu ermöglichen, gibt es in meiner Praxis eine Schale mit Trommelsteinen. Das sind geschliffene Halbedelsteine, die kooperative Behandlungskinder bekommen. Natürlich erst nach dem dritten Lebensjahr. Nach der Behandlung, die mit einer Geste unterstützt werden soll, lasse ich die Patienten einen aussuchen und mitnehmen. Je nachdem, ob man jemanden loswerden will, ob man ihm noch etwas geben will, ob man ihm noch etwas mitteilen will, kann man das mit diesem Stein machen. So bekam die Patientin den Auftrag, zum Grab ihrer Großmutter zu gehen und den Stein dort abzulegen. Vielleicht kommt sie dann auf die Idee, sich zu bedanken. Auf diese Idee lasse ich die Patienten lieber selbst kommen. Wie gesagt, wir Osteopathen sind keine Psychotherapeuten. Die Patientin war zuerst erstaunt, dann aber doch froh, einen Grund für den Friedhofsbesuch zu haben. Sie meinte aber, sie wolle sich dafür noch etwas Zeit lassen.

Nach dem Vormittagstermin habe ich sie abends anrufen lassen und in dem kurzen Telefonat sagte sie, dass sie schon etwas verwirrt sei, aber insgesamt froh, ihre innere Last formuliert und bearbeitet zu haben. Sie fühle sich insgesamt viel leichter und aufgeräumter. Sie konnte nichts Negatives berichten. Wie immer nach einer so intensiven Behandlung rief sie am nächsten Morgen noch einmal an. Sie beschrieb eine unruhige Nacht, ohne zu wissen, was sie geträumt habe. Jetzt fühle sie sich relativ entspannt und wolle auf dem Rückweg von der Arbeit das Grab ihrer Großmutter besuchen und den Stein niederlegen. Deshalb bat ich sie, mich abends anzurufen. Der Besuch am Grab verlief nach Aussage meiner Patientin sehr entspannt. Sie fand auch Zeit, sich bei ihrer Oma zu bedanken und konnte sie endlich loslassen.

Der nächste Behandlungstermin war etwa drei Wochen später. Körperlich hatte sich viel verändert. Die Grundspannung war deutlich geringer, die Atmung freier, das Mediastinum bot mehr Raum und der Solarplexus war entspannter. In der BWS auf Th6 war noch eine Blockade, die sich leicht lösen ließ. Ein interessanter Nebeneffekt der Behandlung war, dass sie seit 3 Wochen deutlich mehr Appetit hatte und ihre Portionen deutlich größer wurden. Sie wollte zunächst keinen weiteren Behandlungstermin vereinbaren. Um über den weiteren Verlauf informiert zu sein, bat ich sie, sich nach drei bis vier Wochen wieder zu melden oder mich anzurufen. Bei diesem Telefonat konnte sie mir mitteilen, dass eine Familienfeier für sie viel entspannter verlaufen war, als sie befürchtet hatte, und dass sie anschließend sogar einen Sonntagnachmittag mit ihrem Bruder, ihrer Schwägerin und ihren Nichten verbringen konnte, was sehr schön war. In den letzten Wochen brachte sie immer wieder Blumen zum Grab der Großmutter. Es war für sie ein Ort der Zentrierung geworden.

Interpretation: Der Tod der Großmutter brachte das Kompensationskonstrukt der jungen Frau zum Einsturz. Alte Wunden brachen auf, das System organisierte sich im Fight-or-Flight-Modus, sie fühlte sich vernachlässigt und verletzt. Sie war wütend über den Verlust ihrer Kompensationsmöglichkeiten, die auf die Großmutter übertragen wurden. Die Möglichkeit, den Fight-or-Flight-Modus zu verlassen, das abrufinduzierte Vergessen anzuwenden, gab ihr die Chance, ihre Einstellung und damit die Situation zu ändern.

3.2 Unfälle

Unfälle stellen sehr oft so etwas wie einen Stillpoint im Leben dar. Er reißt einen aus dem aktiven Leben, und in der Zeit danach spielt sich das Leben in einem anderen Rahmen ab. Der Beruf kann nicht mehr ausgeübt werden, der geliebte Sport muss ruhen, Schmerzen können einen beschäftigen, vielleicht folgt ein Krankenhausaufenthalt mit anschließender stationärer oder ambulanter Rehabilitation. Es gibt viele Veränderungen. Daher die Metapher des Stillpunktes. Dieser markiert in einer osteopathischen Behandlung eine Form von Stille und in der Folge eine deutliche Veränderung im Organisationssystem der behandelten Person. Darauf werde ich in Kapitel 10 des Buches näher eingehen.

Häufig betrifft diese massive Veränderung nicht nur die verunfallte Person selbst, auch Angehörige, Freunde und Bekannte können von dem plötzlichen Ereignis betroffen sein.

Zunächst zum direkt Betroffenen. Inzwischen sollte klar sein, welcher Behandlungsansatz bei solchen Patienten mit einer Dynamik der Gedanken zu wählen ist. Wir testen über der PRM, ob es zu einem Abbruch der mentalen Verarbeitung kommt. Dieser wird durch die Dynamik der Longtide aufgehoben. Die positive Variante tut ihr Übriges. Die Behandlung kann sehr früh nach dem Unfall beginnen. Die Behandlung anderer Funktionsstörungen des Unfallopfers sollte selbstverständlich sein.

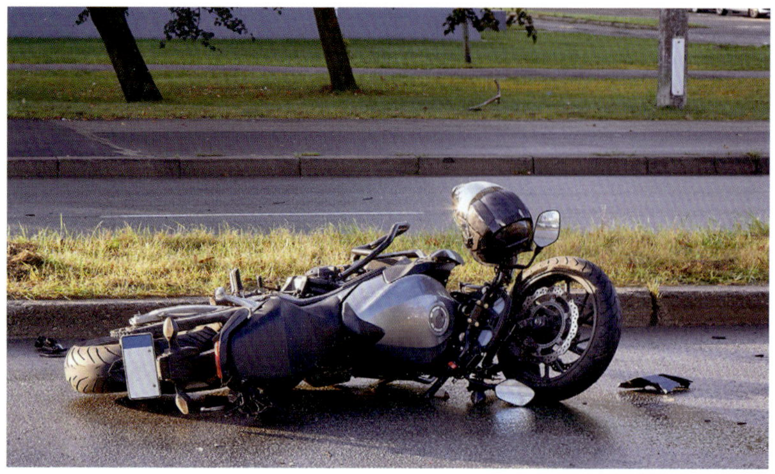

Schwieriger ist es manchmal für die Angehörigen. Sie sind geschockt und sorgen sich um den Zustand ihres Familienmitglieds, Freundes oder Verwandten. Möglicherweise müssen sie tatenlos zusehen, wie Ärzte und Pflegepersonal sinnvoll die Organisation übernehmen, aber der Informationsfluss ist manchmal sehr zäh. Das „Kopfkino" übernimmt die Gedankenführung und bestimmt die Gefühlswelt. Diese ist angespannt, von Sorge erfüllt, der Verlust des geliebten Menschen könnte möglich sein. Entsprechend kann auch hier von einem Stillpunkt gesprochen werden. Es kann zu dauerhaften Veränderungen kommen. Auch wenn die Unfallfolgen für den Verunglückten glimpflich verlaufen und keine langfristigen Beeinträchtigungen bestehen, können die Veränderungen beim mitbetroffenen Angehörigen haften bleiben. Es kann vorkommen, dass es dem Verunfallten nach einiger Zeit emotional besser geht als dem Angehörigen. Der direkt Betroffene hat die Verantwortung, wenn man so will, die Pflicht, dafür zu sorgen, dass es vorwärts geht. Er ist im Geschehen und kann so das Trauma verarbeiten. In diesem Zusammenhang kann natürlich auch eine Behandlung mit der *Dynamik der Gedanken* eine gute Unterstützung sein. Der Angehörige kann unterstützen, Gespräche führen und sich mit dem wieder ins Leben Zurückgekehrten über die positive Veränderung freuen. Dennoch bleibt ein Teil in ihm, der in Angst und Sorge gefangen bleibt. Was ist, wenn es Rückschläge gibt, wenn es wieder passiert, wenn es einem anderen Angehörigen passiert? Das Lesen von Unfallstatistiken – Unfälle mit schweren Folgen sind selten – hilft hier nur bedingt.

Einen konkreten Fall hatte ich einmal in einem Osteopathiekurs. In dem Kurs *Dynamik der Gedanken* arbeiten die Teilnehmer und ich mit unseren Kollegen. Ich lud die Teilnehmer ein, ihre eigenen wunden emotionalen Punkte mit in den Kurs zu bringen. Manchmal geschieht das sehr zögerlich, aber wenn im Kurs eine vertrauensvolle Atmosphäre entsteht, öffnen sich viele Teilnehmer. Eine Teilnehmerin erzählte von einem Ereignis, das ihr Leben sehr verändert hat.

Sie war zusammen mit ihrer Mutter mit dem Auto unterwegs gewesen. Ihr Vater war mit dem Motorrad unterwegs. Sie wollten einkaufen und waren guter Dinge. Plötzlich kam der Verkehr zum Stillstand, und als sie die Unfallstelle überblickten, sahen sie das schwer beschädigte Motorrad und stellten fest, dass es der gleiche Motorradtyp war, den der Vater fuhr. Das beunruhigte beide sehr, aber da es sich um ein sehr verbreitetes Motorrad handelte, war es leicht, Argumente zu finden, dass es nicht ihrem Vater gehörte. Er war ein erfahrener und vorsichtiger Fahrer und hatte noch nie einen Unfall gehabt. Unsere kognitiven Fähigkeiten lassen uns immer gute Argumente finden, um uns zu beruhigen. Als sie an der Unfallstelle vorbeikamen, bemerkten sie einen Aufkleber auf dem verunglückten Motorrad, der eindeutig auf den Vater oder Ehemann hinwies. Sie versuchten ihn anzurufen, aber er war nicht erreichbar. Daraufhin gerieten beide in Panik.

Sie hielten an der Unfallstelle an und erkundigten sich bei den noch anwesenden Polizeibeamten nach dem Verbleib des Motorradfahrers. Dieser gab nach Überprüfung der Personalien umfassend Auskunft. Er war ohne weitere Beteiligung anderer Verkehrsteilnehmer von der Fahrbahn abgekommen, durch den Unfall bewusstlos geworden und befand sich auf dem Weg ins Krankenhaus. Über seine Verletzungen konnte der Beamte keine Angaben machen. Als sie im Krankenhaus anriefen, wurden sie vertröstet, der Verunfallte sei gerade erst eingeliefert worden und man könne noch keine Auskunft geben. Sie machten sich sofort auf den Weg ins Krankenhaus. Der Verunfallte wurde bereits für die Operation vorbereitet, als die beiden Frauen eintrafen. Endlose Stunden bangen Wartens begannen. Weitere Angehörige wurden verständigt. Dies trug nicht zur Entspannung der Situation bei, da die Betroffenheit der frisch Informierten die Ängste weiter schürte.

Nach ca. 2 ½ Stunden kam die gute Nachricht, dass der Operierte die Operation gut überstanden hatte und sich die bedrohliche Diagnose nicht bestätigt hatte. Das durch den Unfall stark in Mitleidenschaft gezogene Bein hätte gerettet werden können und auch der zunächst vermutete Schädelbasisbruch habe sich nicht bestätigt. Die ausgedehnten Rippenbrüche würden bald verheilen und auch die anderen Knochenbrüche könnten gut versorgt werden. Es gab also allen Grund, tief durchzuatmen und sich erst einmal zu entspannen. Der Operierte konnte auf der Intensivstation besucht werden, befand sich aber noch in Sedierung. Der Kontakt zu den Angehörigen führte zu einer weiteren Entspannung der emotionalen Situation. Die anderen Angehörigen und Freunde sind informiert. Erleichterung macht sich breit. Glück im Unglück und alles wird gut. So die Stimmung danach.

Leider traten bei der Tochter (damals Osteopathin in Ausbildung) immer häufiger Flashbacks auf. Sie verfiel immer wieder in ein Gefühl von Panik und Instabilität. Manchmal ohne ersichtlichen Grund. Sehr häufig trat das Phänomen in Anwesenheit von verunfallten Patienten auf, die sie als Physiotherapeutin und später als Osteopathin behandelte. Manchmal tauchten Bilder vom Unfallort vor ihrem inneren Auge auf. Sie mied den Unfallort und nahm oft lange Umwege in Kauf, um nicht daran vorbeifahren zu müssen.

Zum Zeitpunkt des Kurses lag der Unfall ca. vier Jahre zurück. Dem Vater ging es wieder gut, er war wieder voll berufstätig, hatte nur noch Einschränkungen bei längeren Wanderungen und abrupten Wetterumschwüngen. Er fuhr wieder Motorrad und schien den Unfall gut verarbeitet zu haben. Ganz im Gegensatz zu seiner Tochter. Sie hatte nach wie vor mit Flashbacks zu kämpfen, und die Labilität blieb und nahm mit der Zeit sogar zu. Auch der Kontakt zum Vater hatte sich im Laufe der Zeit verändert. Im persönlichen Kontakt mit ihm fühlte sie sich schwach und unsicher, obwohl es dafür keinen offensichtlichen Grund gab. Hinzu kam die Angst, dass ihm so etwas wieder passieren könnte. Zumal er das Motorradfahren nicht aufgegeben hatte. An Sommerwochenenden und bei schönem Wetter vermied sie den Kontakt zu ihrem Vater. Er war dann oft mit dem Motorrad unterwegs.

Die Situation belastete die Osteopathin sehr und sie bat mich, bei ihr *Dynamik der Gedanken* anzuwenden. In den Kursen kommt es immer wieder vor, dass mich Teilnehmer um eine Behandlung bitten. Immer wieder heißt es: „Kannst du mal schnell einen Blick drauf werfen?" Also nehme ich mir vor, in den Pausen oder am Ende des Kurses „mal schnell einen Blick darauf zu werfen." Immer wieder besuchen Kollegen den Kurs in der Hoffnung, ihre eigenen Unzulänglichkeiten loszuwerden oder danach besser damit umgehen zu können. Das halte ich für sehr sinnvoll, da die persönliche Erfahrung mit dieser Behandlungsform das Bewusstsein für die Behandlungsmöglichkeiten nachhaltig stärkt.

So auch die junge Kollegin. Wir haben in der Mittagspause das Problem und die damit verbundenen emotionalen Reaktionen mit der *Dynamik der Gedanken* behandelt. Der Ablauf sollte in diesem Teil des Buches klar sein. Ich ließ mich von der Intensität der Stopps leiten, mit welchem Unterthema ich beginnen sollte. Der stärkste Stopp kam, als sie an den ersten Besuch im Krankenhaus dachte. Der erste Kontakt im Zustand der Ungewissheit schien sie sehr nachhaltig beeindruckt zu haben. Dann kam der Stopp beim Gedanken an den Vater und seine Motorradausflüge. Erst dann kam der Stopp bei der Erinnerung an die Unfallsituation selbst. Wir begannen mit dem deutlichsten Stopp. Während der Bearbeitung des ersten Unterthemas, dem ersten Kontakt im Krankenhaus, flossen Tränen und es folgten einige Schluchzer. Im zweiten Longtide-Zyklus beruhigte sich die Kollegin deutlich, die Atmung wurde tiefer und der Ausdruck der Dynamik besser. Am Ende dieser Behandlungsphase war sogar ein kurzes Lächeln zu sehen. Der anschließende Retest war negativ. Das zweite Unterthema, die Motorradfahrten, hatte danach einen weniger deutlichen Stillstand. So bat ich die Kollegin, an ihren Vater und dessen Motorradausflüge zu denken. Ich bot ihrem System über die Longtide die Möglichkeit des abrufinduzierten Vergessens an. Sie sollte sich ihren Vater während des Behandlungszyklus auch einmal körperlich und auf dem Motorrad vorstellen. Dies entkoppelte die Ängste und Befürchtungen von den Aktivitäten ihres Vaters. Auch hier war der Retest negativ. Beim Testen der dritten Komponente, dem Unfall selbst, war nur noch eine Verzögerung des PRM erkennbar. Auch hier hat es sich gelohnt, die *Dynamik der Gedanken* zu verwenden. Der Durchgang mit den Gedanken an die Situation am Unfallort verlief schnell und ohne große Empfindungen. Der Retest führte zur Wahrnehmung eines unbeeindruckten PRMs beim Denken an die gleiche Situation.

Insgesamt entspannte sich die Patientin deutlich, die Atmung einschließlich der Bauchatmung wurde tiefer. Auch die Dynamik des PRM nahm zu. Trotz der positiven Veränderungen war der Test mit der positiven Variante positiv. Der innere Skeptiker war noch nicht beruhigt bzw. vertrieben. Also stand die positive Variante auf dem Programm. Diese verlief zügig und ohne nennenswerte Stopps. Es schien der Kollegin nun leicht zu fallen, das Ereignis und die aktuellen Umstände gut in ein positives Licht zu rücken. Der anschließende Retest war negativ.

Die Kollegin wirkte nach der Behandlung sehr entspannt, ja befreit. Sie sagte, eine schwere Last sei von ihr abgefallen. Ich bat sie, in den nächsten Tagen mit ihrem Vater Kontakt aufzunehmen und in sich hineinzuspüren, was er mit ihr macht. In der späteren Rückmeldung freute sie sich sehr, berichten zu können, dass sie sich immer noch deutlich entlastet fühle und der Kontakt zu ihrem Vater deutlich entspannter sei.

3.3 Verlust eines Körperteils

Eine Kursteilnehmerin brachte gegen Ende eines Kurses ein für sie sehr spezielles Thema zur Sprache. Ihr linkes Auge wurde im Alter von fünf Jahren durch eigene Unachtsamkeit so schwer verletzt, dass ein fast vollständiger Sehverlust auf diesem Auge die Folge war. Im Jahr 2012 musste das betroffene Auge aufgrund der immer stärker werdenden Beschwerden operiert werden. Sie erhielt eine Prothese, die sie zunächst nicht vertrug. Der Wechsel zu einer anderen brachte die erhoffte Besserung. Was blieb, war ein Druck hinter der Augenprothese, der von der Augenhöhle bis tief ins Gehirn reichte. Sie und ihre Kollegin fragten mich nach meiner Wahrnehmung und meiner Meinung, was das sein könnte. Ich fand schnell Zugang zu ihr und spürte einen deutlichen Spannungsvektor in der genannten Region. Ich achtete sehr auf meine Durchlässigkeit, um dem Gewebe so viel Ausdrucksmöglichkeit wie möglich zu geben. Die Intuition wurde immer klarer: „Es muss etwas mit dem Sehnerv zu tun haben! Als ich ihn in den Fokus nahm, zuckte die Kursteilnehmerin zusammen, setzte sich abrupt auf, legte die Hände auf die Augen, begann zu weinen und rannte kurz darauf aus dem Raum. Die Kollegin folgte ihr. Ich ließ einige Zeit verstreichen, um den beiden zu folgen. Vor dem Unterrichtsraum fand ich beide sich in den Armen liegend. Die Kollegin hatte sich schon etwas beruhigt und auf meine Frage, ob es sehr schlimm für sie sei, gab sie zu verstehen, dass es schon in Ordnung sei.

Natürlich wollte sie wissen, was das war. Sie konnte sich ihre Reaktion nicht erklären und wollte wissen, wo ich gerade mit ihr war. Meine Antwort war: „Am linken Sehnerv. Der ist noch nicht mit der veränderten Situation, die durch die Prothese entstanden ist, integriert." Ein Amputationsschmerz sozusagen. Sie fragte mich, wie es nun weitergehen solle. Auf die Frage, ob sie den Verlust verarbeitet habe, antwortete sie: „Noch nicht!" Mein Angebot, es mit mir zu versuchen, nahm sie gerne an. So verabredeten wir, nach Kursende noch im Kursraum zu bleiben und die Aufarbeitung des Verlustes zu unterstützen. Ich bat ihre Kollegin, die auch eine sehr gute Freundin von ihr ist, mich bei der Behandlung zu unterstützen. Um eine gute Erdung und einen guten Rahmen zu schaffen, nahm sie Kontakt zu den Füßen ihrer Freundin auf. Das ist eine gute Möglichkeit, die Menschen während der Behandlung zu stabilisieren. Die Behandelte bestätigte dies nach der Behandlung mit *Dynamik der Gedanken*. Es folgte der übliche Ablauf...

Der deutlichste Stopp des PRMs war bei der Erinnerung an die Operation zu verzeichnen. Der Unfall im Alter von 5 Jahren und der Verlust des Augenlichts waren viel weniger bedeutsam. Wir begannen mit dem Ereignis, das den deutlichsten Stopp verursachte. Es gab viele einzelne Stopps während der beiden Longtide-Zyklen. Diese wurden von kräftigen Atemzügen und tiefen Seufzern begleitet. Nach der Behandlung fühlte sich das Gewebe um den Sehnerv viel freier und dynamischer an. Ebenso der ganze Körper. Die Reaktion auf die Erinnerung an den Unfall und den Verlust der Sehkraft war nun deutlich geringer. Um die bestmögliche Rehabilitation zu erreichen, schlossen wir die Behandlung mit zwei Longtide-Zyklen an. Dies führte zu einer weiteren Entspannung und Verbesserung der Dynamik. Die Retests blieben negativ. Die Behandlung endete mit der positiven Variante. Dabei schlug ich vor, die Operation mit der Schmerzreduktion und der Möglichkeit, nun auch eine veränderte Einstellung zu ihrer Situation zu erhalten, zu verbinden. Dies gelang ihr allem Anschein nach schnell und ohne große Unterbrechungen. Es zeigte sich ein kräftiger, sehr lebendiger PRM, der sich gleichmäßig und ruhig ausdrückte.

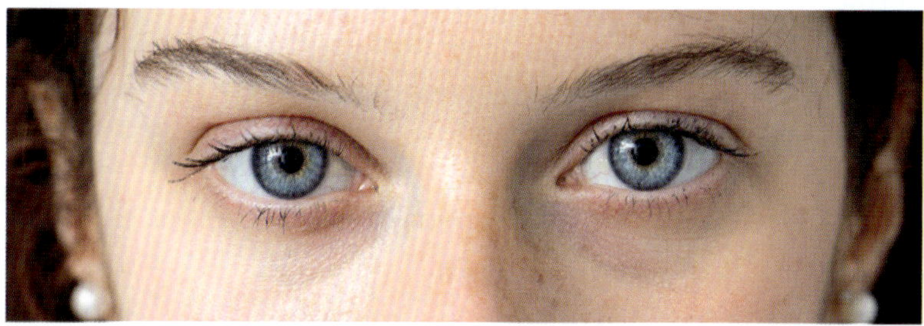

Der Spannungsvektor war für mich nicht mehr wahrnehmbar. Das Gesicht der Kollegin war viel entspannter und der bis dahin ernste Gesichtsausdruck wich einem viel freundlicheren. Auch Tränen durften fließen. Nach einer kurzen Ruhepause bat ich sie, sich im Spiegel zu betrachten. Als sie von der Toilette zurückkam, strahlte sie. Beim Blick in den Spiegel wurde ihr bewusst, dass sie seit der Operation ihre linke Gesichtshälfte ignoriert oder nicht akzeptiert hatte. Sie war sehr erleichtert.

Nach einigen Wochen hatten wir nochmal Kontakt und die Rückmeldungen lautenten wie folgt:
„Nach der Behandlung sind tatsächlich mehrere Dinge passiert!!
Ich nehme meine li. Gesichtshälfte viel deutlicher wahr, meine Kopfrotation ist weniger eingeschränkt
Ich habe rechts eine verstärkte Sehkraft!! – Das ist mir nach dem Kurs auf der Heimfahrt aufgefallen, ich brauchte keine Brille, trotz Dunkelheit und Regen!!
Meine Gesichtsmimik ist symmetrischer, d.h. auch meine Mundwinkel heben sich gleichmäßig beim Lächeln, das war vorher nicht so.
Meine Akzeptanz zu mir selbst beim Blick in den Spiegel ist deutlich größer, das ist ein schönes Gefühl!!"

Was für eine schöne Rückmeldung!

3.4 Unerfüllter Kinderwunsch

Eine Geschichte, die mich nach wie vor freut und berührt, ist die von zwei miteinander verheirateten Frauen, die über einen längeren Zeitraum versucht haben, über ein Kinderwunschzentrum ein Kind zu bekommen. Dazu gehörte auch die klassische Hormontherapie. Die ältere der beiden, 34 Jahre alt, hatte bereits 10 Versuche hinter sich. Nun war ihre 31-jährige Frau dabei, schwanger zu werden. Sie hatte bereits drei erfolglose Versuche hinter sich. Der vierte Versuch fand in einem anderen Kinderwunschzentrum statt. Durch eine Studienfreundin wussten sie von mir und meiner Methode. Der psycho-emotionale Druck, der auf beiden lastete, war immens und auch während der Behandlung deutlich spürbar. Beide litten unter regelmäßigen Kopfschmerzen und Verspannungen im zervikothorakalen Übergang. Besonders bei der Jüngeren gab es viele körperliche Dysfunktionen, die sich negativ auf eine Schwangerschaft auswirken konnten. Ich stellte folgende Mängel fest:

- Der Retroperetonealraum, mitsamt des Inhalts wirkte nach unten gezogen
- viel Druck auf den Uterus und die Blase
- Ovarien wirkten sehr unfrei in ihrer Motilität
- das Peritoneum zog mit seinem Inhalt nach kaudal
- das Mediastinum war kaudalisiert und unter hoher Spannung
- die Atmung war flach und thorakal
- im Kranium gab es einen Zug nach kaudal
- Kompression in den Ventrikeln
- die SSB befand sich in einer Kompression
- der Bereich der Hypophyse vermittelte einen starren und komprimierten Eindruck
- Zusammengefasst: globale Ptose

Zu Beginn der Behandlung hatten die Nieren die Möglichkeit, ihre kraniale Position wieder einzunehmen. Dies verminderte den Zug auf das Mediastinum und den Druck im Retroperetonealraum. Uterus und Harnblase konnten von außen nach ventral mobilisiert werden. Die Ovarien gewannen dadurch an Motilität und konnten sich mit etwas Hilfe wieder frei bewegen. Die im Buch beschriebene Behandlungstechnik des Mediastinums reduzierte die Spannung und ermöglichte dessen aufsteigen. Durch die Annäherung des Schädels an das Mediastinum konnte die Spannung gelöst werden und die Ventrikel wurden freier. Die Kompression ließ nach. Nach kurzer Zeit stellte sich ein deutlicher PRM ein. Die Zwerchfellatmung vertiefte sich.

Es war an der Zeit, die neurovegetative Belastung des PRM zu testen. Ich bat meine Patientin, an ihren Kinderwunsch zu denken. Der PRM stoppte abrupt. Der Gedanke an die bevorstehende Befruchtung verursachte dies.

Es kam mir in den Sinn, ihre Frau über deren PRM zu befragen, was der Kinderwunsch und der Termin ihrer Frau im Kinderwunschzentrum bei ihr auslöst. Gibt es so etwas wie Eifersucht? Der Kinderwunsch hatte keinen Stillstand im PRM verursacht. Weder der Termin im Kinderwunschzentrum noch die Tatsache, dass ihre Partnerin diesen Termin wahrnahm, verursachten einen Stopp. Es schien, als ob der ganze Prozess des Schwangerwerdens in gutem Einvernehmen verlief. Um die Reaktion zu überprüfen, stellte ich neben die Behandlungsliege eine Kofferliege. So lagen beide Frauen nebeneinander in meinem Behandlungszimmer.

Für die Behandlung mit Dynamik der Gedanken bat ich beide, während der Behandlung an ihren Kinderwunsch zu denken. Mit der linken Hand hatte ich Kontakt mit der einen Frau und mit der rechten Hand mit der anderen Frau. Dadurch entstand eine schöne Synchronisation der Longtide des Paares. Jede Frau hatte verschiedene Stopps, manchmal auch gemeinsame. Sie wechselten gleichzeitig von der absteigenden in die aufsteigende Richtung – sehr spannend. Es flossen auch Tränen, aber es blieb emotional sehr entspannt. Im Retest stoppte der PRM nicht mehr und es fühlte sich viel entspannter an. Der Gedanke an die Befruchtung stoppte den PRM immer noch. Daher wurde die Behandlung auch auf diese bevorstehende Situation ausgerichtet. In dieser Phase der Behandlung wechselten beide Hände zur Patientin.

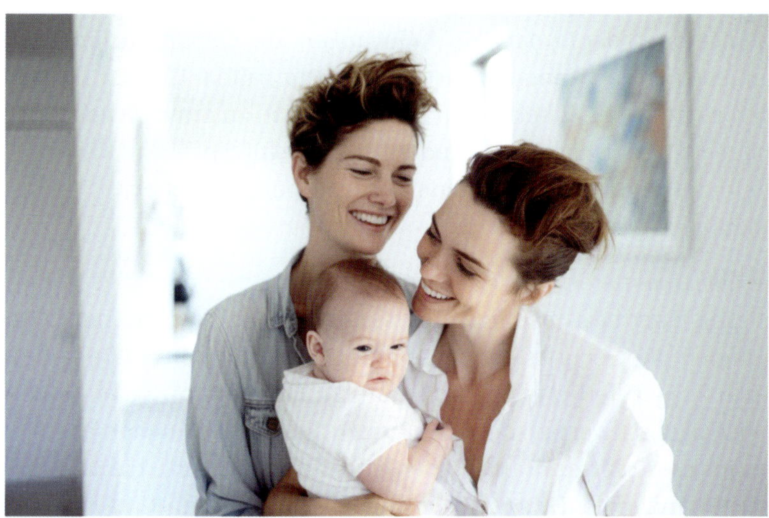

Es gab regelmäßige und intensive Stopps, die im Laufe dieser Behandlungsphase immer weniger wurden. Der Retest zeigte keine Stopps mehr. Somit konnte bei Bedarf mit der Behandlung über die positive Variante begonnen werden. Der Test war positiv und somit die Behandlung mit der positiven Variante sinnvoll. Dazu bat ich die beiden Frauen, sich daran zu erinnern und jede meiner Hände war auf einer meiner Patientinnen. Es fühlte sich sehr harmonisch an und wieder flossen Tränen, vielleicht Tränen der Entspannung. Die beiden Longtide-Zyklen verliefen relativ schnell. Ein schönes Detail, in dieser Phase der Behandlung hielten sie sich an den Händen. Der Retest blieb negativ, der PRM unbeeindruckt. Beide fühlten sich rund und dynamisch.

Nach einem kurzen Abschlussgespräch, empfahl ich ihnen, gemeinsam zum Termin zu gehen und danach sehr zärtlich miteinander umzugehen. Ich bin der Meinung, dass eine künstliche Befruchtung dem natürlichen Schwangerwerden zumindest so nahe wie möglich kommen sollte.

Nach sechs Wochen kam die erste positive Rückmeldung, meine Patientin war schwanger und vorsichtig optimistisch. Zum Kontrolltermin/zweiten Behandlungstermin nach zwei Monaten kam eine junge Schwangere mit etwas Respekt vor der bevorstehenden Geburt. Das Innehalten beim Gedanken an die Geburt zeigte eine deutliche Reaktion auf das Kommende. Der Einsatz von *Dynamik der Gedanken* brachte eine deutliche Ruhe und Gelassenheit in ihr System.

Das nächste Telefonat nach drei Monaten war bereits von mehr Optimismus und Freude über ihren Zustand geprägt. Die Geburt neun Monate nach dem ersten Behandlungstermin war anstrengend, aber ohne Komplikationen. Die Freude war sehr groß und so wie es aussieht, hält die Freude über ihr Kind an. Regelmäßige WhatsApp-Statusmeldungen zeigen einen putzmunteren Jungen, der sich gut gelaunt fotografieren lässt.

3.5 Verarbeitung der Belastungen einer Entbindung

Im Zusammenhang mit dem vorhergehenden Behandlungsbericht findet sich ein weiteres wichtiges Betätigungsfeld für die Methode der *Dynamik der Gedanken*: die Geburt nach der Schwangerschaft. Ich kann nur empfehlen, einen guten Kontakt zu Hebammen zu halten. Das hat sich sehr bewährt,

- um Neugeborenen einen weniger belasteten Start ins Leben zu ermöglichen
- Schwangere bei ihren körperlichen Beschwerden zu unterstützen
- die nach der Geburt auftretenden Beschwerden erträglicher zu machen
- eine gute Rückbildung zu ermöglichen.

Durch *Dynamik der Gedanken* eröffnet sich ein weiteres Feld, die vegetative Verarbeitung, wenn man so will, die Verarbeitung einer belastenden Geburtssituation. Viele Mütter und Väter haben schon vor den Corona-Maßnahmen die Geburtssituation, die Begleitumstände als überfordernd und bedrohlich erlebt. Sie fühlten sich ausgeliefert und nicht unterstützt. Das liegt oft nicht an den Hebammen, dem Pflegepersonal, den Krankenschwestern oder den Ärzten. Allein die Situation überfordert. Leider kommt es auch vor, dass es im Kreißsaal zu dramatischen Situationen kommt, die vom Krankenhauspersonal ausgelöst werden. Dies kann in der Folge zu einer schwierigen Mutter-Kind-Bindung führen.

Die Umstände, die sich aus den Coronamaßnahmen in den Krankenhäusern ergaben, waren einer harmonischen Geburt nicht förderlich. Es gab Geburten, bei denen die Väter erst zu den Presswehen in den Kreißsaal gelassen wurden. Das war sowohl für die Väter als auch für die Gebärende irritierend, manchmal störend bis verstörend. Zum Teil durften die Väter das Neugeborene und die Mutter ihres Kindes nur eine Stunde am Tag besuchen. Frauen mit positivem Coronatest wurden isoliert und erhielten so gut wie keine Unterstützung durch das Krankenhauspersonal. Sie fühlten sich wie Aussätzige und die Angst, dass das Kind durch eine mögliche Infektion Schaden nehmen könnte, konnte nicht ausgeräumt werden. Dies führte immer wieder zu Bindungsschwierigkeiten zwischen Mutter und Kind. Stillprobleme waren häufig die Folge.

Hier ist ein guter Kontakt zu Hebammen eine große Hilfe für alle Beteiligten. Ein Anruf der Hebamme oder ein Anruf der Frau, die sie geschickt hat, führt in der Regel zu einem schnellen Termin für Mutter und Kind. So auch bei dieser jungen Familie.

Gegen Ende der Schwangerschaft fühlte sich die junge Frau schlapp und hatte eine leicht erhöhte Körpertemperatur. Der Coronatest war positiv. Auch der Ehemann machte einen Test, der ebenfalls positiv ausfiel. Dieser Umstand löste bei beiden eine leichte Panik aus. Die Frau war in der 39. Schwangerschaftswoche. Ob die leichte Panik oder andere Umstände dazu geführt haben, ist unklar, aber einen Tag nach dem positiven Coronatest kam es zum Blasensprung und sehr intensiven Wehen. Die Aufnahme im Krankenhaus war kompliziert und die Schilderungen der Eheleute lassen auf ein gestresstes und wenig einfühlsames Krankenhauspersonal schließen. Die Angst vor Ansteckung scheint groß gewesen zu sein. Während der Geburt im Kreißsaal kam es immer wieder zu Geburtsstillständen und die Geburt dauerte bereits gut 36 Stunden. Als die Herztöne des Kindes schwächer wurden, wurde ein Notkaiserschnitt durchgeführt. Unmittelbar nach der Geburt ging es dem Neugeborenen nach den Strapazen erstaunlich gut, nur das Anlegen gestaltete sich kompliziert. In Brustnähe drehte das Mädchen den Kopf auf die andere Seite und begann zu weinen. Gutes Zureden und viel Geduld halfen nicht. Die Wöchnerin pumpte die Muttermilch ab und das Neugeborene trank problemlos aus der Flasche. Der Wunsch der Mutter, richtig zu stillen, war groß. Sie schaffte es nie länger als ein paar Minuten. Einen Tag nach der Geburt wurde das Kind deutlich unruhiger und weinte viel. Die junge Familie verließ auf eigenen Wunsch nach zwei Tagen das Krankenhaus.

Zu Hause entspannte sich die Situation etwas, blieb aber anstrengend. Die täglichen Besuche der Hebamme brachten etwas Ruhe, aber das Stillen blieb ein Problem. Nach zwei Tagen rief mich die betreuende Hebamme an und bat mich um einen Behandlungstermin für die junge Familie. Dieser war am nächsten Tag möglich. Die Coronatests der jungen Familie waren inzwischen negativ. Vorsorglich holte sich die Mutter ein Rezept bei der Gynäkologin. Nach dem Heilpraktikergesetz dürfen Osteopathen mit Heilpraktikererlaubnis keine Wöchnerinnen behandeln. Mit dem Rezept habe ich sie als Physiotherapeut im Auftrag der Ärztin behandelt. Das Wochenbett endet nach 6 Wochen.

Das Kind war unruhig, fuchtelte mit den Armen und zeigte einen sehr leicht auslösbaren Moro-Reflex. Eine leichte Streckung der Halswirbelsäule löste den Reflex aus.

Moro-Reflex
Frühkindlicher Reflex bei dem es beim überraschenden Fallen oder Zurückneigen des Säuglings zum ruckartigen Strecken der Arme, der Spreizung der Finger und des Öffnen des Mundes kommt. Anschließend erfolgt die Gegenbewegung. Auch eine Schrecksituation kann den Moro-Reflex auslösen. Er sollte ab dem 3.–4. Lebensmonat durch die Reifung des Gehirns verschwinden.

Das Kind lag in den Armen der Mutter, die verängstigt wirkte. Der Vater wirkte ruhiger und die Fragen zur Schwangerschaft und Geburt wurden hauptsächlich von ihm beantwortet. Wenn ich eine Frage von der Mutter beantwortet haben wollte, musste ich sie direkt ansprechen. Auf die Frage, wie es ihr gehe, gab es nur Kopfschütteln und Tränen. Ihr Mann schaute betroffen ins Leere. Damit stand die Reihenfolge der Behandlung fest. Erst die Mutter, dann das Kind. Aus meiner Sicht ist es bei Neugeborenen oft notwendig, die Mutter in das Behandlungskonzept mit einzubeziehen. Beide stehen in einer intensiven symbiotischen Beziehung, in der sich Stress, Ängste und andere psychische Belastungen übertragen. Auch der Vater kann in das Behandlungskonzept einbezogen werden. Ich sagte der Mutter, dass ich die Behandlung gerne mit ihr beginnen würde. Sie war erstaunt, aber nach einer kurzen Erklärung der symbiotischen Beziehung willigte sie ein. Der Säugling blieb auf dem Arm des Vaters.

Auf die Anamnese folgten Inspektion und manuelle Untersuchung. Der Körper der Patientin zeigte die üblichen Unzulänglichkeiten einer frisch entbundenen Frau. Die Beckenorgane einschließlich beider Nieren befanden sich in deutlicher Ptose. Die Zwerchfellatmung war durch das tiefstehende Diaphragma abdominale deutlich eingeschränkt. Besonders auffällig war die sehr schnelle, hektische Dynamik der Nebennierenarterien. Dies sprach für eine deutliche Aktivierung des Fight-and-Flight-Modus. Auch der PRM war kaum wahrnehmbar, kurz und hart. Im ganzen Körper war ein deutliches Vibrieren zu spüren. Eine leichte Annäherung der Beckenorgane und der Nieren mit leichter Unterstützung brachte Freiheit in die Körperdynamik. Diese war nun soweit vorhanden, dass ein Test mit dem PRM möglich war. Zunächst bat ich die Patientin, an ihr Kind zu denken. Der Test war positiv, der PRM stoppte, nicht hart, aber er wurde zäher und verlor sich nach ca. einer ½ Sekunde. Tränen flossen.

Auf eine kurze Erklärung, dass ihr vegetatives Nervensystem nicht adäquat auf ihre Gedanken reagiere, antwortete sie, dass sie das schreckliche Gefühl habe, keine gute Beziehung zu ihrem Kind aufbauen zu können. Dabei flossen noch mehr Tränen. Ich gab ihr zu verstehen, dass mich das nach meiner Beobachtung nicht wundert. Das könne sich aber ändern, wenn ihr vegetatives Nervensystem aus diesem Zustand herauskäme. Das würden wir mit der Behandlung versuchen. Ein weiterer Test über den PRM mit der Bitte, an die Umstände der Geburt und die Geburt selbst zu denken, führte zu einem sehr harten und abrupten Stopp. Die Selbstwahrnehmung der Patientin war ein Engegefühl, verbunden mit einem Druckgefühl um das Herz. Sie spürte eine starke innere Unruhe. Nun stand die Reihenfolge der Behandlungsthemen fest. Zuerst die Geburt und dann, falls noch nötig, die Beziehung und die Gefühle zu ihrem Kind.

Während der Behandlung mit der Longtide des ersten Themas gab es viele Stopps und viele Tränen bei der Mutter. Es gab viele schwere und tiefe Atemzüge. Das Kind wurde in dieser Behandlungsphase sehr unruhig und weinte. Der Vater konnte es nicht beruhigen. In der zweiten Longtide gab es weniger Stopps und der Säugling beruhigte sich wieder. Der Retest mit dem PRM war negativ. Das Vibrieren im Körper war nicht mehr spürbar.

Der PRM-Test über die Beziehung und die Gefühle zu ihrem Kind war immer noch positiv, aber der Stopp war noch zögerlicher. Die Behandlung mit der Longtide verlief viel schneller, da es viel weniger Aussetzer gab. Die Atmung meiner Patientin wurde ruhiger und gleichmäßiger. Der Säugling auf dem Arm des Vaters blieb während der beiden Longtide-Phasen entspannt. Der PRM-Retest war negativ. Die Patientin berichtete, dass sie sich deutlich wärmer gefühlt habe. Sie sei sich nicht bewusst gewesen, wie kalt sie sich gefühlt habe. Es folgte der Test über den PRM, ob sie in der Lage sei, ungestört positiv über die Ereignisse zu denken. Ist das möglich, ohne dass der PRM stoppt? Leider nicht. Der innere Skeptiker war noch stark präsent. Deshalb war eine Behandlung mit der positiven Variante notwendig. Dazu bat ich den Vater, der Mutter das Kind auf die Brust zu legen und neben der Behandlungsliege Platz zu nehmen. Die Aufforderung, sich zwei Longtide-Zyklen lang mit positiven Gedanken an die Geschehnisse der letzten Tage zu erinnern, schien gut zu gelingen, es gab wenige Unterbrechungen, wieder mit Tränen, aber mit einem Lächeln auf den Lippen der jungen Mutter. Die körperliche und seelische Nähe der Eltern zu ihrem Kind tat ein Übriges. Das Neugeborene begann zu wimmern. Eine entspannte Atmosphäre machte sich breit. Der Retest war negativ. Positive Gedanken konnten ohne Widerstand fließen.

Um der Situation etwas Raum zu geben, verließ ich den Behandlungsraum und ließ die junge Familie allein. Nach gut fünf Minuten betrat ich den Behandlungsraum und sah, wie die Mutter auf der Bank saß und ihr Kind liebevoll ansah. Der Vater strahlte und das Mädchen schaute die Mutter mit großen Augen an. Nach einer Weile fragte ich, ob ich das Kind kurz zu mir nehmen dürfte.

Ich nahm es vorsichtig in die Hand und es war sofort spürbar, dass der Kopf einem starken Zug nach dorsal und kaudal ausgesetzt war. Insgesamt war ein hoher Tonus des gesamten Säuglings spürbar. Die lange Geburt schien noch nicht verdaut zu sein. Ich ließ das Mädchen zunächst auf meinem Arm liegen, suchte nach dem entspanntesten Bereich der Neugeborenen und wartete auf die Reaktion des Körpers. Das Mädchen wurde etwas unruhig, wälzte sich, überstreckte sich und fing an zu weinen. Nach kurzer Zeit beruhigte und entspannte es sich wieder. Dann legte ich es mit dem Kopf zu mir auf die Behandlungsliegen, um die kraniale Spannung wahrzunehmen. Der Kopf stand unter einer starken Kompression, die sich bis zum dritten Halswirbel ausbreitete. Durch die Annäherung wurde es wieder unruhiger, begann mit den Armen zu rudern und sich zu winden. Es drehte den Kopf mehrmals nach links und rechts. Dabei drückte es sich in eine starke Streckung. Nach einigen Drehbewegungen der Halswirbelsäule verharrte es in einer Hyperextension nach links. Dies entsprach der Position im Geburtskanal während der Geburt. Es begann zu weinen und beruhigte sich nach einigen Schluchzern. Sein Kopf drehte sich wieder in die Mitte und es entspannte sich.

Das Kind fühlte sich jetzt viel weicher an. Seine sonst geschlossenen Hände öffneten sich. Die Eltern blickten mich ungläubig an. Ich übergab meine kleine Patientin der Mutter, die sofort bemerkte, dass sich ihr Kind deutlich entspannter anfühlte. Ich sagte ihr, wenn ihre Tochter Hunger habe, könne sie sie gerne anlegen. Sie wollte es gerne versuchen. Ich verließ den Raum und die kleine Familie blieb zurück.

Als ich nach etwa zehn Minuten zurückkam, war das Stillen beendet und die frisch gefüllte Windel gewechselt. Die Mutter war sichtlich erleichtert, dass das Stillen schon viel harmonischer und produktiver verlief. Nach dem Abschlussgespräch verließen die drei deutlich entspannt die Praxis. Die Hebamme wollte sie am nächsten Tag besuchen und ich bat um einen Rückruf von ihr. Auch die Mutter sollte mich am nächsten Tag anrufen.

Reaktionen und Veränderungen können so erfahren, erklärt und eingeordnet werden. Für die Eltern bietet dies Sicherheit, da sie vielleicht noch unsicher sind. Wenn sie das Gefühl haben, dass die Veränderungen in die falsche Richtung gehen, können sie jederzeit anrufen. Mein Handy ist meistens bis 22:00 Uhr erreichbar. Es ist noch nie vorgekommen, dass mich junge Eltern nach 20.30 Uhr angerufen haben.

Der Anruf am nächsten Tag war sehr entspannt, das Stillen kam gut in die Gänge, manchmal verschluckte sich der Säugling noch. Das Trinken aus der Flasche nahm ab. Die Hebamme bestätigte meinen positiven Eindruck von der nun entspannten Familie. Sie waren auf einem guten Weg...

3.6 Krebserkrankungen

Die Diagnose Krebs stellt das Leben meist erst einmal auf den Kopf. Oft gehen ihr körperliche Beschwerden voraus. Schmerzen, Leistungsabfall, körperliche Veränderungen, Gewichtsverlust belasten den Menschen. Auf der Suche nach der Ursache kommt dann die bedrohliche Diagnose: Krebs. Nicht immer kommt die Nachricht von einem Arzt, dessen Kernkompetenz das einfühlsame Überbringen schlechter Nachrichten ist. Es folgt eine quälende Zeit des Wartens auf die genaue Diagnose. Untersuchungen werden durchgeführt, um ein erfolgversprechendes Behandlungskonzept zu erstellen. Immer wieder hüllen sich die Betroffenen in nichtssagendes Schweigen oder versuchen, die bedrückende Stille mit Smalltalk zu durchbrechen. Was soll man sagen... Nichts Genaues weiß man noch nicht! Wird der Fall in einer Tumorkonferenz vorgestellt, vergehen wieder zähe Tage. Informiert man Angehörige, Freunde, Verwandte, Arbeitskollegen oder wartet man noch, bis das Behandlungskonzept feststeht? Wie sieht die Prognose aus? Wird einem eine Chemotherapie empfohlen und ist diese sehr belastend? Wird man operiert? Bekomme ich vorher eine Chemotherapie? Gibt es Alternativen? Was macht man mit den gut gemeinten Ratschlägen? Steckt man nicht lieber den Kopf in den Sand?

Nach all den Untersuchungen wird einem schließlich das Behandlungskonzept mitgeteilt. Soll man noch eine Zweitmeinung einholen? Was, wenn sie in eine andere Richtung geht? So viele Fragen sind zu beantworten. Das alles geschieht in einem Zustand traumatischer Erfahrung, zumindest in einem Zustand großer Belastung. Wie wir aus der Stress- und Traumaforschung wissen, ist das kein guter Zustand, um eine überlegte Entscheidung zu treffen. Jemandem in einer solchen Situation zu helfen, sein vegetatives Gleichgewicht wieder zu finden, indem man seine Gedanken dynamisiert, ist eine sehr lohnende Unterstützung. Meist werden die Entscheidungsmöglichkeiten klarer erkannt und getroffen. Je klarer die Entscheidung ist, je weniger Zweifel bestehen, desto gefestigter kann der Patient in die Therapie gehen. Gerade im Zusammenhang mit einer bedrohlichen Erkrankung ist die positive Variante eine sehr wichtige Behandlungskomponente. In der Longtide kann sich der Mensch mit Zuversicht ausstatten. Dies ist aus psychoimmunologischer und psychoonkologischer Sicht sehr wichtig. Der Glaube an die Heilung hilft, den anstrengenden Weg durchzustehen. Das Immunsystem wird aktiver und unterstützt die Remission des veränderten Gewebes. Dies ist besonders wichtig bei der Antikörpertherapie. Eine stabile, positive psychische Grundausrichtung stärkt das Immunsystem. Es gibt genügend Studien, die dies bestätigen.

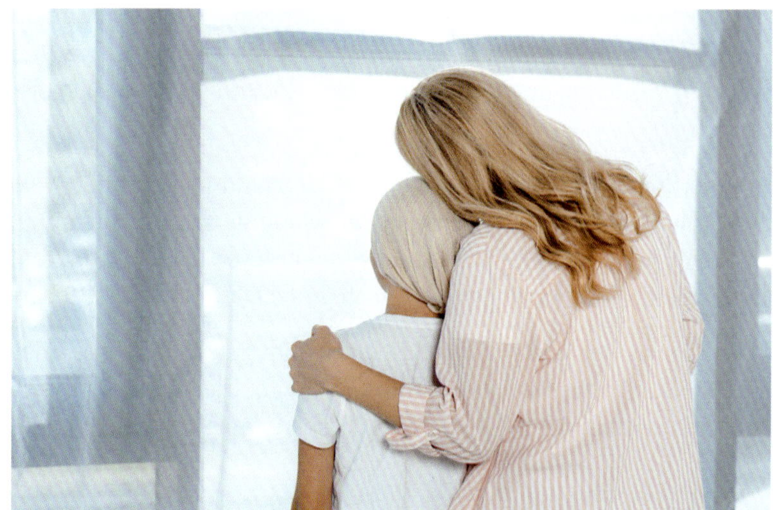

Auch die Nebenwirkungen der Maßnahmen können durch die osteopathische Behandlung reduziert werden. Die Menschen über die Longtide wieder in eine physiologische Ordnung zu bringen, reduziert nach meiner Erfahrung sehr nachhaltig schwere Nebenwirkungen. Ich habe Patienten, die die Behandlung im Rhythmus der Chemotherapie wünschen. Zwei bis drei Tage nach der Chemo ist ein guter Zeitpunkt, um über die Longtide wieder Ordnung das System des Patienten zu bringen.

Es wäre auch gut über die Wahrnehmung des PRMs nach den emotionalen Belastungsstopps fragen. Was macht die Positivvariante? Bleibt diese im Fluss, oder bedarf es weiterer Unterstützung durch *Dynamik der Gedanken*?

Eine wichtige Komponente ist die Fürsorge für den stark belasteten Menschen.

3.7 Prüfungsangst

Wie schon in Kapitel 2 – Belastung durch ein zukünftiges Ereignis ist – *Dynamik der Gedanken* eine gute Möglichkeit, Menschen vor Prüfungen zu unterstützen. Dies geschieht in meiner Praxis immer wieder. Egal ob es sich um Abiturprüfungen, die Mittlere-Reife-Prüfung, eine Berufsabschlussprüfung oder Prüfungen im Studium handelt. Immer wieder kommen angehende Heilpraktikerinnen und Heilpraktiker nach umfangreichem Lernen sowohl vor der schriftlichen als auch vor der mündlichen Prüfung zu einem Termin in meine Praxis. Der Termin sollte möglichst zeitnah zum Prüfungstermin stattfinden. Wie bereits erwähnt, ersetzt der Termin nicht das gründliche Lernen. Aus der Lernforschung ist bekannt, dass eine erhöhte sympathische Nervenaktivität den Abruf von Lerninhalten behindert. Siehe auch Kapitel 2.19 über abrufinduziertes Vergessen. Negative Gedanken verhindern einen emotionalen Positionswechsel. Wenn ich davon ausgehe, dass ich die Prüfung sowieso nicht bestehe, weil ich von allen Seiten höre, wie schwer sie ist und wie viele jedes Jahr durchfallen, kann man schon ins Zweifeln kommen. Warum sollte ausgerechnet ich sie bestehen? Man braucht eine positive Grundstimmung, um positiv an die Prüfung heranzugehen.

Um den Leser nicht mit der ständigen Wiederholung des Ablaufs zu langweilen, führe ich den Bearbeitungsprozess in diesem Beispiel weniger detailliert aus. Inzwischen sollte klar geworden sein, wie die Arbeit mit der *Dynamik der Gedanken* abläuft.

Wir können anhand des PRM überprüfen, ob eine stärkere Belastung vorliegt, die sich in seiner Dynamik bemerkbar macht. Wir bitten den Patienten, bei der Beobachtung des PRM an die bevorstehende Untersuchung zu denken. Wenn es eine Veränderung in der Dynamik gibt, lohnt es sich, eine Unterstützung über die Longtide anzubieten. Die Veränderung kann ein Stopp, aber auch bereits eine Reduktion der Dynamik sein. Immer fragen, ob der Patient eine Veränderung spürt, sobald er an das Problem denkt. Das gibt ihm eine eigene Referenz. Bei Prüfungen lohnt es sich auch immer, an frühere, schwierige oder nicht bestandene Prüfungssituationen zu denken. Auch diese zu befragen. Wir können uns von der Qualität des Stopps bzw. der Art der Veränderung leiten lassen, mit welchem Thema wir die Behandlung beginnen. Nach dem Durchlauf mit der Longtide bitte immer in den PRM wechseln, um zu kontrollieren, ob dynamische Veränderungen erkennbar sind. So können wir die Veränderung bei jedem Schritt begleiten und die Behandlung anpassen. Ein Weg, der zu Beginn der Behandlung eingeschlagen wurde, kann plötzlich eine Wendung erfordern, und die Behandlung endet in einem ganz anderen Thema. Wir sind dynamisch, so neutral wie möglich und erinnern uns wieder an die Durchlässigkeit.

Wenn alle Komponenten der Prüfungsangst ohne Unterbrechung im PRM abgerufen werden können, ist es sehr wichtig, die Positivvariante abzufragen. Gerade bei Prüfungsthemen ist der innere Skeptiker oft sehr stark ausgeprägt. Selbstzweifel sind oft ein ständiger Begleiter von Menschen mit Prüfungsangst. Es fällt ihnen oft sehr schwer, sich vorzustellen, dass sie die Prüfung bestehen können. Das abrufinduzierte Vergessen wird durch die ständig anwesenden Emotionen verhindert. Bei der positiven Variante fließen immer wieder Freudentränen und es entsteht ein Glücksgefühl, von dem der Mensch getragen werden kann. Gerade bei mündlichen Prüfungen ist ein selbstbewusstes Auftreten eine wichtige Komponente, um den Prüfern zu vermitteln, dass sie dem Prüfling zutrauen, das Gelernte sinnvoll umzusetzen. Alle, die sich vor der Heilpraktikerprüfung von mir mit *Dynamik der Gedanken* behandeln ließen, haben direkt danach die Prüfung bestanden. Das waren bisher über zehn – eine schöne Erfolgsquote!

3.8 Angst vor medizinischen Eingriffen

Ein Patient, der regelmäßig bei mir in Behandlung ist, musste sich aufgrund seiner Herzbeschwerden und der Ergebnisse der Untersuchungen beim Kardiologen einer Herzkatheteruntersuchung unterziehen. Dabei wurden mehrere Verengungen der Herzkranzgefäße festgestellt. Viele Jahre zuvor hatte er bei einer anderen Operation eine Panikattacke erlitten. Er konnte sich nicht vorstellen, die Operation ohne Panikattacke durchzustehen. Er überlegte sogar, den Termin abzusagen. Dies wäre aus meiner Sicht äußerst unvernünftig gewesen, da der Befund sehr deutlich auf erhebliche Verengungen hinwies. Wie nicht anders zu erwarten, hielt der PRM inne, als er an den bevorstehenden Eingriff dachte. Er wurde unruhig und es war ein deutliches Vibrieren in seinem Körper zu spüren. Seine Atmung stockte. Er dachte sofort wieder an etwas anderes. Jemand, der eine so deutliche Reaktion zeigt, sollte nicht ohne Unterstützung der Longtide an die Belastung denken.

Eine Entgleisung der Situation und des Systems könnte die Folge sein. Ich bat den Patienten, sich an die Operation zu erinnern, bei der er die Panikattacke erlitten hatte. Der PRM stoppte erneut und seine Reaktion war weitgehend identisch mit der ersten. Um in der Chronologie zu bleiben, arbeiteten wir mit der *Dynamik der Gedanken,* d.h. mit zwei Longtide-Zyklen, zuerst an der ersten Operation. Es gab viele Stopps, der Patient schwitzte, und auch bei der Wahrnehmung der Longtide war ein Vibrieren spürbar. Dies verschwand im Laufe der zwei Zyklen und der Patient beruhigte sich etwas. Beim Retest stoppte der PRM nicht mehr, verlor aber an Dynamik und die Spannung im Gewebe nahm zu. Der Test für die bevorstehende Operation mit PRM blieb positiv, die Vibrationen waren bereits weniger deutlich wahrnehmbar. Der zweite Teil der Behandlung bestand darin, die bevorstehende Operation mit der Longtide vorzubereiten. Es gab mehrere Stopps, der Patient schwitzte viel weniger als im ersten Teil und das Gewebe entspannte sich während der Behandlung deutlich. Der Retest war negativ. Der Patient war überrascht und konnte ohne Panik an den Operationstermin denken.

Mit dem PRM in der Aufmerksamkeit forderte ich den Patienten auf, positiv an die Operation zu denken. Dies führte zu einer Unterbrechung. Leider rutschte der Patient immer wieder ins Negative. Also musste die positive Variante angewendet werden. Diese verlief zügig mit wenigen Stopps. Der Retest war negativ und der Patient bemerkte, dass er nicht mehr in negative Gedanken abrutschte. Die Empfehlung lautete, dass er sich während der Operationsvorbereitung und während der Operation daran erinnern solle, wie er sich während der Behandlungsphase mit Longtide gefühlt habe. So könne er sich in die positive Variante zurückversetzen. Er wolle dies versuchen.

Das Feedback des Patienten nach der Operation war sehr positiv. Er konnte die ganze Zeit im Operationssaal ruhig bleiben und sogar den Ablauf der Operation verfolgen. Das fand er sehr erstaunlich. Nach einigen Jahren geht es ihm immer noch gut. Er kann mehrere Stunden wandern, ohne sich währenddessen oder danach erschöpft zu fühlen. Der Kardiologe ist immer noch zufrieden mit seinem Patienten, wenn er ihn regelmäßig untersucht.

3.9 Heftiger Nachtschreck eines Kindes vor und nach einer ruppigen Infusionslegung

Häufig kennt man nach einer gewissen Praxiszeit alle Mitglieder einer Familie. So auch in dem unten beschriebenen Behandlungsbeispiel. Das hilft, die Situation im familiären Kontext zu sehen.

Ich bat die Mutter, mir die eindrückliche und bedrohliche Veränderung ihrer Tochter Leni, 4 ½ Jahre alt, im Detail zu schildern. Sie hat noch einen älteren Bruder.

Zunächst ein paar gesundheitliche Eckdaten seit ihrer Geburt:

- Saugglockengeburt nach normaler Schwangerschaft ohne größere Probleme
- Neugeborenen-Infektion
- Verlegung in eine Kinderklink, Aufenthalt für 7 Tage, die Mutter wurde erst nach 1 ½ Tagen dorthin verlegt
- Antibiose
- Bindung zu Beginn etwas schwierig, da Leni nur zum Stillen auf den Arm genommen werden durfte
- Stillschwierigkeiten, trank an der re. Brust ordentlich, li. nicht gut
- Häufig Schluckauf
- Neugeborenengelbsucht
- 14 Tage nach der Geburt erste osteopathische Behandlung
- Unruhe, Eltern vermuten Bauchschmerzen

Auffälligkeiten während der ersten Behandlung:

- geringe Grunddynamik
- leichte Kompression in der Schädelbasis
- schwach ausgeprägte Mideline
- Diaphragma re. deutliche Verspannung
- Leber expansiv

Nach der Geburt folgten in den ersten 4 1/2 Monaten fünf Behandlungen. Dabei ging es vor allem um den Spannungsausgleich und die Stabilisierung der Grunddynamik. Mit der Mutter gab es nach der Geburt eine Behandlung mit *Dynamik der Gedanken* zur Situation während und nach der Geburt. Leni war zu diesem Zeitpunkt nicht anwesend. Danach normale Entwicklung ohne besondere Vorkommnisse.

Anfang August Phase mit nächtlichem Schreck. Ende August heftiger Magen-Darm-Infekt.

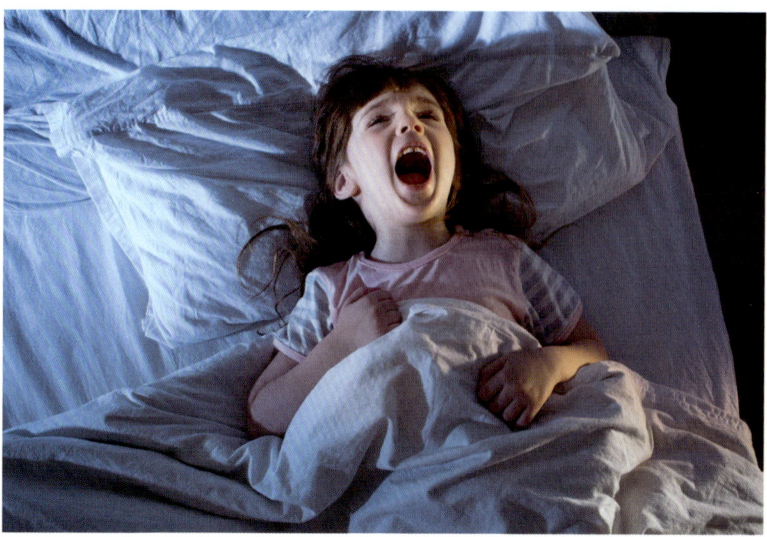

Hier der Bericht der Mutter:
„Angefangen hat ihre nächtliche Unruhe Anfang August. Sie ist ein- bis zweimal nachts aufgewacht, hat ziemlich stark geweint (war aber nicht wach) und ist nach wenigen Minuten wieder eingeschlafen. Am nächsten Morgen konnte sie sich nicht mehr daran erinnern.

Ende August hat sie sich dann einen ziemlich heftigen Magen-Darm-Virus eingefangen, der sich über zwei Wochen zog. Aufgrund eines drohenden Flüssigkeitsmangels entschied sich der Kinderarzt mit unserer Zustimmung für eine Infusion. Das Legen des Zugangs am ersten Arm scheiterte, da die Adern der Kleinen schon ziemlich dünn waren (hier war es für Leni noch in Ordnung) Somit wurde an der zweiten Armbeuge versucht, diesen zu legen. Das „Herumstochern" am anderen Arm wurde zur Tortur. Unter ziemlich lautem Schreien und nur durch Festhalten der kleinen Maus konnte der Zugang gelegt werden. Leider lief die Infusion dann trotzdem nicht in die Ader, sondern daneben, was natürlich zusätzlich schmerzhaft war.

Ziemlich genau ab diesem Zeitpunkt wurden die nächtlichen Aufschrei-Phasen deutlich häufiger und viel intensiver. Oft wachte Leni bereits um 21 Uhr auf und schrie ziemlich energisch (wie am Spieß). Wir als Eltern durften nichts machen, sie schrie uns mit geschlossenen Augen nur an. Wir signalisierten ihr, dass wir da sind, wenn sie uns braucht, und schauten, dass sie sich nicht verletzt, da sie ihren Kopf öfters auf den Boden knallen lassen wollte. Selbst solche Vorfälle wusste sie am nächsten Tag nicht mehr.
Da sich dies immer mehr häufte und wir nicht mehr weiter wussten, versuchten wir über eine osteopathische Behandlung bei Ihnen eine Besserung zu erzielen."

Leni war der Behandlung gegenüber sehr offen. Es schien ein gutes Grundvertrauen in die osteopathische Behandlung zu bestehen. Sie ließ sich sehr entspannt von mir behandeln.

Wie schon zu Beginn ihres Lebens lag wieder ein geringe Grunddynamik bei ihr vor.
- Geringe Grunddynamik
- Kompression in SSB
- Kompression dritter und vierter Ventrikel

Um Leni nicht zusätzlich zu stressen und um *Dynamik der Gedanken* zum Einsatz zu bringen, bat ich die Mutter, die links neben ihrer Tochter saß, an die Situation während der Infusion zu denken. Sofort hörte der PRM bei Leni auf. Es fand eine Übertragung auf Leni statt. Ich habe Leni nicht gebeten, an das Ereignis zu denken, aber ich kann nicht ausschließen, dass sie es getan hat. Auf jeden Fall wurde ihr PRM durch die Erinnerung verändert.

Wir gingen zur Longtide über, während sich die Mutter an die Zeit der Magen-Darm-Infektion, das Anlegen der Infusionen und die damit verbundenen Reaktionen ihrer Tochter sowie an die anstrengenden Nächte erinnerte.

Während der Longtide kam es immer wieder zu Stopps, die aber relativ schnell wieder verschwanden. Nach zwei Longtide-Zyklen wechselten wir wieder in den PRM und die Mutter erinnerte sich ein drittes Mal an die Infusion und die Zeit danach. Der PRM blieb nun unbeeindruckt. Um einen entspannten Abschluss der Behandlung zu erreichen, folgte die Positivvariante der Ereignisse. Diese verlief zügig und ohne nennenswerte Aussetzer.

Zum Abschluss der Behandlung öffnete ich den bereits freien dritten und vierten Ventrikel weiter. Dies ging fast wie von selbst.

Eine gut gelaunte Leni verabschiedete sich nach der Behandlung von mir. Hier das Feedback der Mutter: *„Sie haben nach der Behandlung gebeten, dass wir Ihnen am nächsten Tag telefonisch ein Feedback geben sollten. Dass wir bereits nach einer Behandlung ein solches Ergebnis erzielen konnten, hätten wir niemals gedacht. Seitdem ist sie nicht mehr schreiend aufgewacht.*

Schön, dass Sie Leni und uns dabei geholfen haben, dieses Erlebnis zu verarbeiten."

Es gibt eine sehr gute Möglichkeit, *Dynamik der Gedanken* bei kleinen Kindern über die Eltern zu nutzen. Es hängt sehr vom kognitiven Entwicklungsstand der Kinder ab, wann sie in der Lage sind, während des gesamten Behandlungsprozesses selbst über das Problem oder Ereignis nachzudenken. Oft genügt die gedankliche Unterstützung durch eine nahe Bezugsperson.

3.10 Familienstreit

Streitigkeiten zwischen einzelnen Familienmitgliedern sind meiner Erfahrung nach eher häufig als selten und belasten oft die ganze Familie. Hinzu kommen die Partner der Mitglieder, die ebenfalls ihre Meinungen und Befindlichkeiten in das System einbringen. Siehe auch 2.4 „Die erweiterte Dreigliedrigkeit". So kann, wenn man so will, die „Homöostase" des Familiensystems stark beansprucht und auch überstrapaziert werden. Gerade in Erbschaftsangelegenheiten eskalieren Streitigkeiten oft bis ins Unerträgliche. Dazu gibt es einen sehr treffenden Allgäuer Spruch. Dieser lautet: „Schwätze ihr no mittnand, oder hond'r scho g'erbt?", was so viel bedeutet wie: „Sprecht ihr noch miteinander, oder habt ihr schon geerbt?" Unter den Folgen der Zwistigkeiten und Feindseligkeiten leiden die einzelnen Beteiligten oft sehr intensiv.

Durch *Dynamik der Gedanken* lässt sich leider nicht die Gesamtsituation befrieden, was aber oft gelingt, ist, dass einzelne Personen weniger darunter leiden. So kann der Umgang miteinander weniger aggressiv und wohlwollender werden. Dies kann zu einer Verbesserung der Gesamtsituation führen.

So wie bei einer Patientin, die mit ihren Eltern, ihrer Schwester und ihrem Bruder auf einem Bauernhof aufgewachsen ist. Meine Patientin hat sich mehrere Jahre um die finanziellen Angelegenheiten ihres verwitweten Vaters gekümmert. Dieser lebte in einem Pflegeheim, sein Gesundheitszustand verschlechterte sich zunehmend und nach einigen Jahren verstarb auch er. Nach dem Tod beider Eltern ging es um die Aufteilung des Erbes. Das ohnehin angespannte Verhältnis zwischen den beiden Schwestern wurde immer feindseliger. Im Zuge des Erbstreits kam es zu einer Gerichtsverhandlung. Die Schwester der Patientin warf ihr vor, das Konto des Vaters nicht ordnungsgemäß geführt und sich bereichert zu haben. Die Klage wurde abgewiesen. Plötzlich tauchte ein handschriftliches Testament auf, das nach dem notariellen Testament errichtet worden war und die Verteilung des Vermögens neu regelte. Die Schwester erhielt den größten Teil.

Der Bruder, der weit entfernt wohnte und ohnehin mit seiner Herkunftsfamilie abgeschlossen hatte, hielt seine Ansprüche niedrig. Meine Patientin war zutiefst verletzt. Schlafstörungen, Blasenentzündungen, Nierenschmerzen und depressive Verstimmungen waren die Folge. Der Groll gegen ihre Schwester steigerte sich von Woche zu Woche. Ich kannte die Patientin seit langem. In einem so erbärmlichen Zustand hatte ich sie noch nie gesehen. Besonders auffällig war:

- ein sehr reduzierter PRM mit großer Spannung intrakraniell
- mediastinale Starre
- Ptose der Nieren
- reduzierte Durchblutung der Nebenniere
- eine nach dorsal verlagerte Blase
- umfangreiche BWS-Blockierungen

Bevor ich mit Dynamik der Gedanken begann, behandelte ich die körperlichen Dysfunktionen. Dies wird im dritten Teil des Buches ausführlicher beschrieben. Nachdem ich die Patientin körperlich stabilisiert hatte, konnten wir beginnen, die emotionalen Ebenen zu berühren. Als größte Belastung stellte sich nicht die ungerechte Verteilung des Erbes heraus, sondern das als niederträchtig empfundene Verhalten der Schwester und die veränderte Haltung des Vaters.

Durch die veränderte Dynamik und die wiedergewonnene Möglichkeit, sich diesem belastenden Thema zu nähern, fand die Patientin zu einer veränderten Haltung gegenüber den Umständen. Sie konnte es so stehen lassen, ohne ständig darüber nachzudenken. Es stellte sich eine Gelassenheit ein, die es ihr ermöglichte, dem Vater zu verzeihen.

3.11 Missbrauch

Ein sehr schlimmes und sehr belastendes Thema ist der sexuelle Missbrauch, vor allem in der Kindheit und Jugend. Lange Zeit habe ich es vermieden, meine Patienten darauf anzusprechen. In meinem Anamneseschema siehe Kapitel 8.1, findet sich die Frage nach Traumatisierungen. Dabei geht es sowohl um körperliche als auch um seelische Traumata. Immer wieder geben Patienten an, in der Kindheit Schlimmes erlebt zu haben. Die Frage sollte möglichst offen gestellt werden. So kann sich das Gegenüber nach seinen aktuellen Möglichkeiten öffnen oder das Geschehene im Verborgenen lassen. Durch meinen immer größer werdenden Erfahrungsschatz und die daraus resultierende Sicherheit, öffnen sich mir immer mehr Menschen. Auch schambesetzte Themen werden angesprochen. So wie bei einer sehr guten Bekannten, zuerst mit ganz anderen Beschwerden zu mir in Behandlung kam. Im Vordergrund standen

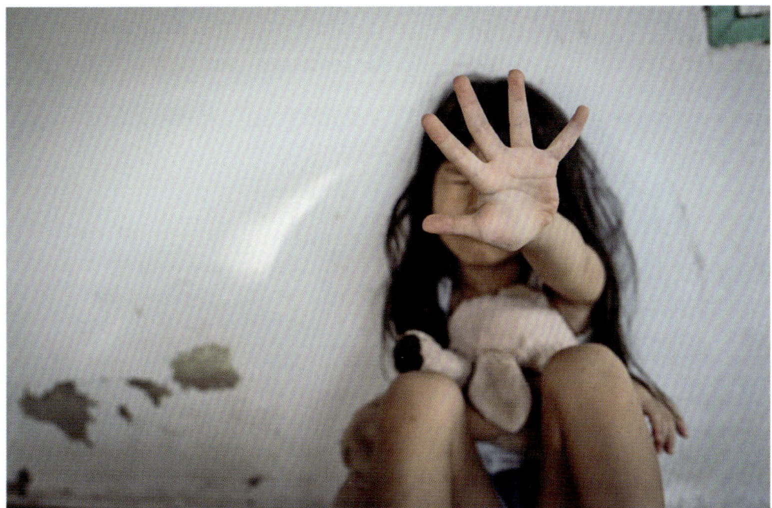

- Rückenschmerzen, tief lumbal
- bis zum re. Knie ausstrahlend
- Magen- bzw. Bauchschmerzen
- Als Grunderkrankung brachte sie eine pulmonale Hypertonie mit.

Eine bemerkenswerte Reaktion während der Behandlung war, dass sie massiv aufstoßen musste, sobald Entspannung eintrat. Nach einigen Sitzungen trat eine deutliche Verbesserung des Gesundheitszustandes ein.

Nach einem Besuch in ihrer alten Heimat bat sie mich um einen möglichst baldigen Termin, da sie seit einer zufälligen Begegnung mit ihrer Nichte einen Zusammenbruch erlitten hatte. Alle bereits abgeklungenen Beschwerden seien mit voller Wucht zurückgekehrt und das rechte Bein sei so unruhig, dass sie kaum einschlafen könne. Auf die Frage, warum die Begegnung mit ihrer Nichte eine solche Reaktion hervorrufen könne, gab sie zu verstehen, dass dies wohl mit ihren familiären Verhältnissen zusammenhängen müsse. Diese seien alles andere als einfach, da sie von ihrem älteren Bruder regelmäßig missbraucht worden sei. Dies begann im Alter von 6 Jahren und endete, als sie 14 oder 15 Jahre alt war. Der Bruder missbrauchte nicht nur meine Patientin, sondern auch ihre anderen Geschwister.

Viele Jahre später kam es zur Anklage vor Gericht. Dies führte innerhalb der Familie zu erheblichen Verwerfungen im Familiensystem. Die Reaktionen reichten von Fassungslosigkeit und Bestürzung bis hin zur Ignoranz der Geschehnisse. Insgesamt herrschte eine große Verunsicherung. Meine Patientin stand im Mittelpunkt der ganzen Situation. Der Bruder wurde verurteilt, aber das hat die Situation nicht beruhigt.

Meiner Patientin ging es damals sehr schlecht. Sie befand sich in der Ausbildung und begann, den inneren Druck mit Alkohol abzubauen. Es folgte ein Zusammenbruch und mehrere Aufenthalte in Rehabilitationskliniken. Sie verließ ihre alte Heimat, bekam ihre Alkoholkrankheit in den Griff, machte eine Psychotherapie und eine zusätzliche Berufsausbildung. Es schien, als hätte sie die Jahre zurückliegenden Ereignisse gut verarbeitet. Offenbar gab es aber immer noch Anteile in ihr, die nicht vollständig verarbeitet waren. Sonst hätte sie nach der Begegnung mit ihrer Nichte – sie war die Tochter des jüngeren Bruders – nicht ihre Stabilität verloren. Sie wusste um die Möglichkeiten der Gedankendynamik und fragte mich, ob ich eine Möglichkeit sähe, ihr damit zu helfen. Da sie therapeutisch schon viel gemacht hatte und ansonsten sehr stabil und offen mit ihrer Vergangenheit umging, wagte ich mich an das Thema heran. Ich vereinbarte einen Behandlungstermin an einem Samstag, um möglichst viel Zeit für sie zu haben.

Um eine gute Ausgangssituation für *Dynamik der Gedanken* zu schaffen, behandelte ich zunächst ihre körperlichen Dysfunktionen. Darunter waren eine

- gestaute Leber
- Ptose der Nieren
- ein sehr eingeschränkter PRM und
- ein Ilium posterior rechts und ein Ilium anterior links

Nachdem sich das System meiner Patientin stabiler anfühlte, testete ich mit der Wahrnehmung des PRM einzelne Unterpunkte der traumatischen Ereignisse. Diese waren:

- der Missbrauch selbst.
- die Beziehung zu ihrer Mutter und das Verhältnis zu ihr. Hätte sie es nicht merken müssen?
- die Gerichtsverhandlung und die Folgen daraus.

Zu meiner und der Überraschung meiner Patientin war die deutlichste Unterbrechung bei den Erinnerungen an die Gerichtsverhandlung, insbesondere die Frage des Richters, ob es möglich sei, dass sie ihren Bruder dazu angestiftet habe, sich an ihr zu vergehen. Ihre Antwort damals war, ob er sich vorstellen könne, dass ein 6-jähriges Mädchen so etwas tun könne. Der Stopp bei Abfrage des Missbrauchs war auch sehr deutlich, aber nicht so abrupt. In Gedanken an ihre Mutter schlich sich der PRM gemächlich aus. Die Gerichtsverhandlung und insbesondere die Frage des Richters schienen bei meiner Patientin eine Retraumatisierung ausgelöst zu haben.

Wir beschlossen, die Behandlung mit der *Dynamik der Gedanken* mit diesem Unterpunkt zu beginnen. Der therapeutische Prozess verlief langsam und war von vielen Unterbrechungen begleitet. Diese waren begleitet von einem Zittern in den Beinen, das sich auf den ganzen Körper ausbreitete, und von heftigem Aufstoßen. Im letzten Viertel des Behandlungsprozesses, in der Longtide, verschwanden die Begleiterscheinungen des Behandlungsprozesses.

Die Patientin war bereit, den nächsten Unterpunkt mit mir und der Longtide zu bearbeiten. Dies war der Vorgang des Missbrauchs durch ihren Bruder. Dieser verlief erstaunlich reibungslos und mit deutlich weniger Begleiterscheinungen. Das anfängliche Aufstoßen verschwand im Laufe der Behandlung.

Der letzte Abschnitt, die Beziehung zu ihrer Mutter, verlief sehr zügig und ohne größere Begleiterscheinungen. Mit jedem behandelten Unterpunkt entspannte sich die Patientin mehr und ihr PRM wurde stärker. Die Retests waren alle negativ. Der Test mit der Positivvariante war positiv. Obwohl oder gerade, weil der gesamte Behandlungsprozess sehr anstrengend war, nahm sie das Angebot, mit der Longtide positive Gedanken zu verinnerlichen, dankbar an. Die Positivvariante war gekennzeichnet durch mehrere Stopps, in denen ich sie aufforderte, zu den positiven Gedanken zurückzukehren. Die beiden Longtide-Zyklen brachten eine weitere Entspannung und eine weitere Stärkung des PRM. Nachdem der gesamte Behandlungsprozess abgeschlossen war, verließ ich den Raum und ließ sie noch einige Minuten auf der Liege ruhen.

Als ich das Behandlungszimmer wieder betrete, liegt die Patientin lächelnd auf der Liege. Sie fühlte sich so entspannt wie schon lange nicht mehr. Nach dem Aufstehen war ihr etwas schwindelig, aber das legte sich schnell. Wir vereinbarten, am nächsten Morgen zu telefonieren. Ich empfahl ihr, sich noch heute mit ihrer Mutter in Verbindung zu setzen, um zu sehen, ob sich etwas verändert hatte. Beim Telefonat am nächsten Tag hörte ich, dass sie in der Nacht tief und erholsam geschlafen hatte. Die Entspannung hielt an und das Telefonat mit der Mutter war sehr erfreulich, da es völlig spannungsfrei war, was vorher nicht oft der Fall war. Auch die Mutter bemerkte dies und erwähnte es am Ende des Gesprächs.

Einige Wochen nach der Behandlung kam es zu einer erneuten Begegnung zwischen meiner Patientin und ihrer Nichte. Sie verlief ohne Überreaktionen.

In Vorbereitung des Buches nahm ich Kontakt zu meiner Patientin auf, um die Erlaubnis zur Veröffentlichung des Fallbeispiels einzuholen. Sie las die Rohfassung, änderte einige Details und formulierte den folgenden Text:
„Als ich heute morgen Deinen Bericht gelesen habe, fiel mir auf, dass die Pflege meiner Mutter nach ihrem Schlaganfall nur möglich war, weil die genannten Themen in mir gelöst sind. Als ich dieses Jahr das Haus ausgeräumt und verkauft habe, da hatte ich kurzzeitig noch einmal diese Probleme im rechten Bein und der Hüfte. Es war nicht so stark wie bei der Behandlung bei Dir und in der Zeit, als wir mit der Dynamik der Gedanken gearbeitet haben.

In der Zeit des Ausräumens und Verkaufen des Hauses habe ich mich osteopathisch von Deiner Kollegin in der Praxis begleiten lassen. Sie kennt die Vorgeschichte und dass wir mit der Dynamik der Gedanken gearbeitet haben. Als sie die Probleme der Hüfte behandelt hat, hatten wir im Vorfeld überlegt, ob es die Arbeit mit der Dynamik der Gedanken braucht. In der Behandlung selbst wurde klar, dass diese Notwendigkeit nicht mehr besteht.

Stand heute kann ich sagen, mir geht es so gut wie noch nie in meinem Leben. Die körperlichen Einschränken sind weg. (Manchmal, wenn ich mich überfordere, merke ich meinen Rücken in einer sehr dezenten Weise.) Die Belastungseinschränkungen durch den Lungenhochdruck werden weniger. Ich kann schon 12 km gehen und bewältige eine hügelige Strecke ohne stehen zu bleiben. Vor 4 Jahren musste ich den 6-Minuten-Gehtest in der Lungenfachklinik abbrechen – gelaufene Strecke 450 Meter. Vor 3 Jahren ging eine Freundin mit mir einen kleinen Hügel hoch (ein kurzes Stück über die Wiese) mit der Methode 2 Schritte gehen 3 Schritte stehen bleiben. Heute laufe ich ihn einfach, egal von welcher Seite aus, in meinem Tempo, das mal schneller, mal langsamer ist.

Beruflich bin ich in einer super Position. Ich habe meine Erfolge, meine Rolle, und die damit verbundene Verantwortung wird mehr. Mein Umgang mit meinen Mitmenschen hat sich verbessert. Diese immer vorhandene Habachtstellung ist nicht mehr andauernd vorhanden, also dieses immer angespannt sein, weil ich nicht weiß, was passiert. Heute kann ich das so benennen, früher fiel mir das gar nicht auf.

In mir ist diese tiefe Zufriedenheit, ein Glücklichsein, das nicht weg geht, egal was mit mir und in meinem Umfeld passiert. Diese innere Anbindung ist da und verleiht Stabilität."

Leider gelingt es nicht immer, eine so eindrückliche Veränderung zu begleiten. Die offene Zusammenarbeit und die Konsequenz, das Geschehene aufarbeiten zu wollen, ist die Grundlage für eine erfolgreiche Bearbeitung. In diesem Fall hat sich viel in die richtige Richtung bewegt. Die Patientin hat inzwischen einen Meditationskurs besucht und wendet das Gelernte fast täglich an.

3.12 Belastungsstress während und nach den Coronamaßnahmen

Der Coronalockdown hat bei vielen Menschen zu einer bis dahin nicht gekannten Belastung geführt. Wie im Buch beschrieben, gibt es Statistiken, die dies belegen. So gab es Einzelschicksale, die bei mir in der Praxis Hilfe suchten. Zum Beispiel der Vater einer jungen Familie mit zwei schulpflichtigen Kindern im Alter von 8 und 11 Jahren. Er arbeitet als Konstrukteur in einem metallverarbeitenden Betrieb. Seit Monaten arbeitet er von zu Hause aus. Seine Frau, die Mutter der Kinder, arbeitet als Altenpflegerin 30 Stunden pro Woche in einem Altenheim. Mein 39-jähriger Patient klagte über

- regelmäßige Kopfschmerzen, 3–4-mal in der Woche
- Nackenverspannungen
- Magenschmerzen mit Sodbrennen
- leichten Leberstau
- Parästhesien in beiden Händen
- Bluthochdruck 150/95
- Schlafstörungen, Ein- und Durchschlafen schwierig
- depressive Stimmung

Er stellte an sich selbst fest, dass er in den letzten Monaten seine Gelassenheit verloren habe. Er gab auch an, fast täglich abends ein paar Gläser Wein zu trinken, um sich zu entspannen.

Nach der „klassischen“ osteopathischen Behandlung der körperlichen Dysfunktionen kamen wir zu Dynamik der Gedanken. Bei der Stressabfrage über der PRM habe ich folgende Punkte abgefragt:

- derzeitige Gesamtsituation zu Hause
- Homeoffice und der Umgang damit
- Homeschooling der Kinder
- Belastung für die Beziehung zu seiner Frau durch die Situation

Am wenigsten ließ sich der PRM durch das Denken an die Belastung für die Beziehung durch die Situation beindrucken. Zögerlicher wurde der Fluss im PRM beim Denken ans Homeoffice. Deutliche Stopps gab es beim Denken an das Homeschooling und die aktuelle Gesamtsituation zu Hause.

Als erstes nahmen wir uns mit der Longtide die Umstände des Homeschoolings vor. Dabei gab es mehrere länger andauernden Stopps in der Longtide. Der Retest war leicht negativ. Es kam noch zu einer Reduzierung der Dynamik.

Ich ließ es dabei bewenden und ging zum nächsten Thema über, der aktuellen Gesamtsituation zu Hause. Auch hier gab es intensive Stopps in der Longtide. Im zweiten Longtide-Zyklus löste sich viel Spannung und die Kraft in der Longtide nahm deutlich zu. Der Retest war negativ, ebenso wie der Test für die häusliche Situation.

Der Test zur Belastung der Beziehung durch die Situation wurde durch die vorangegangenen Behandlungssequenzen negativ, so dass hier kein weiterer Behandlungsbedarf bestand.

Der Test zum Homeoffice und der Umgang damit ergab eine leichte Reduzierung der Dynamik im PRM. Wir widmeten uns somit diesem Thema. Es gelang mit Hilfe der Longtide zügig in einen guten PRM zu versetzen. Der Retest war danach eindeutig negativ.

Es folgte die Positivvariante, die zügig und ohne großen Widerstand durchgeführt wurde.

Der Patient wirkte nach der Behandlung befreit und entspannt. Die Kopfschmerzen waren verschwunden, die Nackenverspannungen deutlich weniger, der Blutdruck sank auf 125/85. Ich empfahl ihm, seinen Hausarzt aufzusuchen, um den erhöhten Blutdruck abklären zu lassen. Auf den Weg gab ich ihm noch den Rat, auf den regelmäßigen Entspannungsdrink zu verzichten und stattdessen Entspannungsmusik zu hören oder es mit Meditation zu probieren. Wir vereinbarten einen Telefontermin in 10 Tagen.

Bei diesem hörte ich von einer bemerkenswerten Veränderung:

- Die Kopfschmerzen hatte er seit der Behandlung nur noch einmal
- Die Nackenverspannungen waren deutlich geringer
- Die Magenschmerzen und das Sodbrennen waren verschwunden
- Die Parästhesien hatte er nur noch nach langen Tagen am Computer – nach 10 Std.
- Der Blutdruck hatte sich im Durchschnitt auf 130/85 eingependelt
- Jetzt 6 Std. Schlaf am Stück, insgesamt 7 Std. pro Nacht
- Seine Stimmung sei jetzt viel positiver

Die 24-Stunden-Blutdruckmessung stand noch aus. Sie sollte in einigen Tagen folgen. Sieben Tage später erfolgte ein weiteres Telefonat, in dem mir der Patient mitteilen konnte, dass die Blutdruckmessungen keine Auffälligkeiten ergeben hätten und er keine Blutdruckmedikamente einnehmen müsse. Insgesamt sei die Situation zu Hause viel entspannter und er habe seinen Alkoholkonsum auf dreimal wöchentlich ein Glas Rotwein reduziert.

3.13 Behandlung eines sehr gestressten, eifersüchtigen Pferdes (Isländers)

Eine sehr bemerkenswerte Geschichte bot sich mir durch meine älteste Tochter. Sie ist unter anderem Pferdetrainerin und lebt mit ihrem Mann und ihren sechs Islandpferden, von denen die meisten schon ein stattliches Alter erreicht haben, auf einem kleinen, über 300 Jahre alten Hof. Um den Fortbestand der Herde zu sichern, kaufte sie Skadi, eine kleine Stute im Alter von 7 Monaten. Ihr erster eigener Isländer war damit nicht einverstanden. Er veränderte seinen Charakter sehr deutlich.

Früher war er aktiv, neugierig und gut in die Herde integriert. Seit das Fohlen da war, zog er sich immer mehr zurück, fraß wenig und stand stoisch da. Jedes Mal, wenn die junge Stute an ihm vorbeiging, schnappte er nach ihr und drohte. Da er sich ständig die Brust an der Stallecke rieb, sah er mit der Zeit erbärmlich aus und sein Langhaar begann vom Kratzen auszufallen. Das Ganze dauerte schon eine Woche. Meine Tochter schilderte mir in einem Telefonat, was sich auf dem Hof abspielte. Ich begann zu überlegen, ob ich etwas für Steini, so heißt der gestresste Wallach, tun könnte. Ich hatte noch nie versucht oder in Erwägung gezogen, ein Pferd mit *Dynamik der Gedanken* zu behandeln. Ich bin kein Pferde-Osteopath, obwohl ich mich hin und wieder an Tieren versuche. Wie sollte ich Steini dazu bringen, an das Fohlen zu denken, wenn ich mit ihm in der Longtide seine dynamischen Blockaden lösen wollte? Wenn es mit der Aufforderung nicht funktioniert, dann vielleicht mit der direkten Konfrontation mit dem Fohlen.

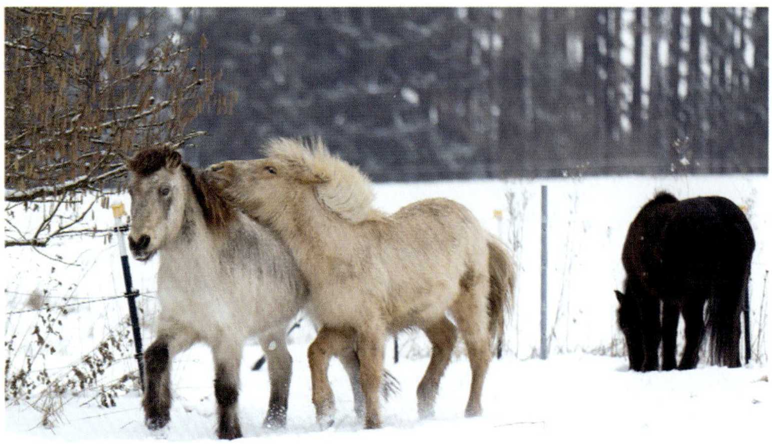

Meine mittlere Tochter hielt den genervten Steini am Halfter, meine ältere kümmerte sich sichtbar für ihn um das Fohlen. Eine sehr deutliche Zunahme der Anspannung war spürbar. Sogar meine mittlere Tochter, sie ist keine Osteopathin, bemerkte dies. Es stoppte der PRM. Ich wechselte in die Longtide und ließ diese zwei Zyklen lang arbeiten. Es gab mehrere Stopps und Phasen der äußeren Unruhe. Insgesamt stellte sich eine Entspannung ein, welches auch meine Tochter spürte. Der PRM war viel kräftiger. Bei der Positivvariante kam meine älteste Tochter zu uns und kraulte unseren tierischen Patienten. Dies sollte ihm signalisieren, dass sich seine menschliche Bezugsperson weiterhin um ihn kümmern wird und dies gerne. Der Behandlungsprozess war vollzogen.

Noch am selben Abend erhielt ich ein kleines Video, auf dem zu sehen war, wie das Fohlen ohne böse Reaktion von Steini an ihm vorbeiging. Ein paar Tage später folgte ein Foto, auf dem beide aus dem gleichen Trog fraßen. Ein sehr harmonisches Bild. Die Gruppendynamik der Herde war wiederhergestellt.

Seit dieser Aktion bin ich mir sicher, dass der Wirkmechanismus von *Dynamik der Gedanken* sicher nicht auf dem Placeboeffekt beruht. Dennoch ist er ein sehr wertvoller Begleiter in der therapeutischen und medizinischen Arbeit. Inzwischen ist Skadi fast größer als Steini und es gab keine größeren Probleme mehr zwischen den beiden.

3.14 Was es sonst noch zu sagen gibt

Tabuthemen

Alles, was dem Patienten oder auch dem Therapeuten zu weit geht, kann nicht behandelt werden. Wir müssen uns bewusst sein, dass wir in der Regel keine psychotherapeutische Ausbildung haben und uns deshalb manchmal überfordern können. Dinge, über die der Patient nicht sprechen möchte, dürfen auch unausgesprochen bleiben. Wir können ihm aber auf diesem Weg eine Verbesserung ermöglichen. Tauschen Sie sich mit den anderen Therapeuten, die mit dem Patienten arbeiten, darüber aus.

Offener Umgang

Vor der Behandlung mit dem Patienten sprechen und ihn über das Verfahren informieren. Ein kleines Schaubild erleichtert das Verständnis und den Zugang. Sprache und Formulierungen so wählen, dass der Patient sie versteht. Eine Verkäuferin muss anders angesprochen werden als ein Handwerker oder ein Arzt.

Offene Wahrnehmung

Bleibt bei der Behandlung bei Euch. Lasst euch nicht von Euren Patienten vereinnahmen. Bleibt dem Patienten trotzdem positiv zugewandt, seid durchlässig!

Große Erweiterung des Behandlungsspektrums

Dynamik der Gedanken ist eine gute Möglichkeit, das therapeutische Potential, um eine zusätzliche Ebene zu erweitern. Wir müssen keine Psychotherapeuten sein, um unseren Patienten auf der psychischen Ebene Entlastung anbieten zu können.

Er balanciert seine vegetative und psychoemotionale Reaktionslage durch unsere Anwesenheit selbst aus. Wir helfen ihm, das abrufinduzierte Vergessen zu nutzen. Es ist nicht so, dass er das Ereignis völlig vergisst. Er verändert nur eine emotionale Verknüpfung.

Austausch mit Kollegen

Wendet das Verfahren auch untereinander an. Das hilft Euch, Schwierigkeiten selbst zu überwinden und Sicherheit in der Anwendung zu gewinnen. Sprecht auch mit Euren Kollegen über die Behandlungsergebnisse. Auch die gemeinsame Behandlung (zu zweit) von Patienten gibt Euch die Sicherheit, dass Ihr auf den richtigen Ebenen seid.

4 Die Stärkung der Homöostase – Theorie

4.1 Hintergrund

Wir beginnen mit einer der wichtigsten Erkenntnisse eines großen Osteopathen:
„Erlaube der physiologischen Funktion im Inneren ihre eigne unfehlbare Potency (Kraft) zu zeigen, anstatt eine blinde Kraft von außen anzuwenden" – William Garner Sutherland 1947.

Großartige Erkenntnis, aber wie kommen wir zur Potency? Meinen Weg dorthin versuche ich auf den folgenden Seiten zu erklären. Es ist mir nicht gelungen, zur Potency eine eindeutige Definition zu finden. Wenn man so will, ist die Begegnung und Wahrnehmung der Potency etwas sehr Persönliches. Deshalb möchte ich auf den folgenden Seiten meinen Weg dorthin beschreiben. Ich hoffe, es hilft dem Leser, seinen Weg zu finden. Vielleicht kennt er ihn schon. Das freut mich für ihn, bietet ihm aber eine weitere Möglichkeit. Je voller der Werkzeugkasten, desto besser ...

Unterweisung in der Wissenschaft der Osteopathie von William Garner Sutherland D.O. D. SC. (HON.)[22] – Textstellen mit Bezug auf die Potency

Im Vorwort von Rollin E. Becker[23]

Er schreibt im Vorwort über Dr. Sutherland:

Dieser stellt in seinen Schriften fest: *„Alle Teile des gesamten Körpers gehorchen dem ewigen Gesetz von Leben und Bewegung."* Das Konzept, wie es von Dr. Sutherland entwickelt und gelehrt wurde, schließt folgende Prinzipien ein:

1. Die Fluktuation der zerebrospinalen Flüssigkeit oder die **Potency** der Gezeiten
2. Die Funktion der reziproken Spannungsmembran
3. Die Motilität des Neuralrohres
4. Die gelenkvermittelte Mobilität der Schädelknochen
5. Die unwillkürliche Mobilität des Sakrum zwischen den Hüftknochen

Es gibt viele Prinzipien, die in der Behandlung angewendet werden können, wenn „das Leben und die Bewegung" durch Trauma oder Krankheit eingeschränkt sind. Eines dieser Prinzipien stellte Dr. Sutherland 1947 auf, als er sagte: *„Erlaube der physiologischen Funktion im Inneren, ihre eigene unfehlbare* Potency *zu zeigen, anstatt eine blinde Kraft von außen anzuwenden."*

Hier Auszüge von Unterrichtsprotokollen W.G. Sutherland.

Die Fluktuation der zerebrospinalen Flüssigkeit[24]

Vergleichen Sie das mit der Flüssigkeit im lebenden Körper, jener Tide im Körper mit der ihr eigenen Potency. Dies ist es, was wir in diesem Prinzip vor uns haben: die Intelligenz, die in der **Potency** der Tide

22 Sutherland, W.G. D.O. D. SC. (HON.), Das große Sutherland-Kompendium, Jolandos, 2008 zweite Auflage
23 Becker, R.E. D.O., Das große Sutherland-Kompendium, Jolandos, 2008 zweite Auflage, Vorwort 1
24 Sutherland, W.G. D.O. D. SC. (HON.), Das große Sutherland-Kompendium, Jolandos, 2008 zweite Auflage, S. 1–39, S. 1–44

liegt. Wir sprechen von der kraftvollen Fluktuation dieser Tide und von etwas Unsichtbarem und Intelligentem. Wir sprechen vom Atem des Lebens in dieser Tide.

Behalten Sie die Tide mit ihrer intelligenten **Potency** im Gedächtnis. Sie ist etwas, auf das wir uns verlassen können. Etwas, das weiß, wie es läuft.

Die reziproke Spannungsmembran[25]

Indem Sie die Fluktuation herunterbringen zu der kurzen rhythmischen Periode, zeigt Ihnen die Tide mit ihrer intelligenten **Potency**, dass sie etwas ist, auf das Sie sich verlassen können – etwas, das weiß, wie es funktioniert.

Dysfunktionen im vaskulären System[26]

Betrachten Sie nun ein weiteres Schutzsystem im grundlegenden Prinzip der Fluktuation der zerebrospinalen Flüssigkeit, welches durch die Funktion der Transmutation an den Lymphknoten wirkt. Das bedeutet, sie kümmert sich um das Gift, das im Lymphsystem gesammelt wurde. Fühlen Sie, wie Sie die Tide mit Ihren zehn Fingern und mit Ihrem Verstand kontrollieren können. Mit der Kunst, diesen Mechanismus zu verstehen, können wir das grundlegende Prinzip des primären Atemmechanismus mit seiner höheren Intelligenz und seiner **Potency** zu dieser kurzen rhythmischen Periode seiner Fluktuation bringen.

Diagnose und Behandlung[27]

Ich habe Sie gebeten, Ihre Aufmerksamkeit auf die **Potency** der Tide zu richten. Sie besitzt mehr Intelligenz und Potency als jede blinde Kraft, die, ohne Schaden anzurichten, von außen angewendet werden kann.

Diagnose und Behandlung[28]

Die Stille der Tide ist das Ziel dieser Technik. Es sind nicht die stürmischen Wellen, die an die Küsten schlagen. Als Mechaniker des menschlichen Körpers, der das mechanische Prinzip der Fluktuation der Tide versteht, stehen Sie in Verbindung mit der **Potency**, jener Kraft, die Probleme behandeln und lösen kann.

Diagnose und Behandlung – S. 151[29]

Sie werden es bei Ihrer Arbeit mit vielen unterschiedlichen Arten von Traumen zu tun haben. Deshalb betone ich dieses Lenken der **Potency** in der Fluktuation der zerebrospinalen Flüssigkeit bei der Diagnostik und den Behandlungstechniken ganz besonders.

25 Sutherland, W.G. D.O. D. SC. (HON.), Das große Sutherland-Kompendium, Jolandos, 2008 zweite Auflage, S. 1–52
26 Sutherland, W.G. D.O. D. SC. (HON.), Das große Sutherland-Kompendium, Jolandos, 2008 zweite Auflage, S. 1–118
27 Sutherland, W.G. D.O. D. SC. (HON.), Das große Sutherland-Kompendium, Jolandos, 2008 zweite Auflage, S. 1–143
28 Sutherland, W.G. D.O. D. SC. (HON.), Das große Sutherland-Kompendium, Jolandos, 2008 zweite Auflage, S. 1–148
29 Sutherland, W.G. D.O. D. SC. (HON.), Das große Sutherland-Kompendium, Jolandos, 2008 zweite Auflage, S. 1–151

4.2 Die Potency in Bezug zur Chaostheorie

Die **Chaosforschung** oder **Chaostheorie** bezeichnet ein nicht klar umgrenztes Teilgebiet der nichtlinearen Dynamik bzw. der dynamischen Systeme, welches der mathematischen Physik oder der angewandten Mathematik zugeordnet ist.

Im Wesentlichen beschäftigt sie sich mit Ordnungen in speziellen dynamischen Systemen, deren zeitliche Entwicklung unvorhersagbar erscheint, obwohl die zugrundeliegenden Gleichungen deterministisch sind. Dieses Verhalten wird als deterministisches Chaos bezeichnet und entsteht, wenn Systeme empfindlich von den Anfangsbedingungen abhängen: Ganz leicht verschiedene Wiederholungen eines Experimentes können im Langzeitverhalten zu höchst unterschiedlichen Messergebnissen führen. Chaotische dynamische Systeme sind nichtlinear. Als einführendes Beispiel wird oft auf das magnetische Pendel oder das Doppelpendel verwiesen. Andere Beispiele sind der Schmetterlingseffekt[30] beim Wetter, Turbulenzen, Wirtschaftskreisläufe, bestimmte Musterbildungsprozesse, wie beispielsweise Erosion, die Entstehung eines Verkehrsstaus, neuronale Netze sowie Laser. Quelle: Wikipedia

Nichtlineare Dynamik bezeichnet einen Zweig der Theorie dynamischer Systeme, wo die auftretenden Differentialgleichungen (oder Differenzengleichungen) nichtlineare Funktionen enthalten. Diese nichtlinearen Gleichungen zeigen unter bestimmten Umständen interessante Merkmale und Lösungen, beispielsweise Flächen im Phasenraum als Attraktoren, Selbstähnlichkeit und fraktale Strukturen.
Wichtige Anwendungen der Nichtlinearen Dynamik finden sich beispielsweise in der Mechanik und der Astrophysik.
Deterministisches Chaos ist ein zufällig erscheinendes Verhalten eines dynamischen Systems, das jedoch deterministischen Regeln folgt. Dynamische Systeme mit deterministisch chaotischem Verhalten sind nur scheinbar stochastische Systeme. Das Verhalten wird nicht durch zufällige äußere Umstände, wie beispielsweise Rauschen, verursacht. Es folgt aus den Eigenschaften des Systems selbst. Quelle: Wikipedia

Entropie und die osteopathische (biodynamische) Interpretation dazu

Der völlig gemischte Zustand (in einem System *Anmerkung des Verfassers*) repräsentiert dagegen so etwas wie Unordnung. Demnach entspricht ein Zustand mit niedriger Entropie einem Zustand der Ordnung, dagegen steht eine hohe Entropie für Unordnung.

Der belgische Chemiker I. Prigogine, Nobelpreisträger für Chemie 1977, zeigte, dass Selbstorganisation nur mit der Abgabe von Entropie verbunden sein kann. Demnach muss unsere Erde ununterbrochen Entropie in den Weltraum exportieren.

Die Abnahme der Entropie schafft Ordnung, verringert die Unordnung. Wie diese Ordnung aussieht, ist offen. Aus der Abnahme der Entropie folgt nicht, dass Selbstorganisation in Form von Evolution einsetzen muss. Die Abnahme ist lediglich eine notwendige Voraussetzung für die Selbstorganisation und Evolution.[31]

30 Ralph Abraham, Yoshisuke Ueda: The Chaos Avant-garde: Memories of the Early Days of Chaos Theorynone. World Scientific, 2000, ISBN 978-981-02-4404-0 (). S. 91.

31 Kinnebrock, W. (2013), Bedeutende Theorien des 20. Jahrhunderts, Oldenbourg Wissenschaftsverlag

Der Mensch als hochkomplexes System strebt nach Ordnung, um gesund zu bleiben. Ein geordnetes System lässt sich leichter organisieren. Es ist davon auszugehen, dass er bei der Ordnung seines Systems Entropie freisetzt. Wenn wir durch eine Intervention mit dem Regulationssystem des Menschen in Kontakt treten können und es dadurch angeregt wird, sich neu zu ordnen, wird Entropie entweichen. Wenn dies geschieht, können wir es vielleicht wahrnehmen. Meiner Erfahrung nach erleichtert die Durchlässigkeit die Wahrnehmung des Phänomens.

Es stellt sich die Frage: „Ist die Potency Entropie, die wir wahrnehmen können?"

4.3 Der Weg zur Potency und die Begegnung mit ihr

Zu Beginn meiner osteopathischen Ausbildung konnte ich mir nicht vorstellen, auf so etwas „Sagenumwobenes" wie die Potency zu stoßen. Erst nach Abschluss meiner Ausbildung stieß ich während einer Fortbildung bei einer Übung mit einem Kollegen auf diese äußerst wohltuende Kraft. Interessanterweise war dieser Kollege einer meiner ehemaligen Dozenten. Ich nehme fast an, dass ich zufällig darauf gestoßen bin. Ein Ausbildungsleiter kam auf unsere Bank zu, als der Potency-Prozess gerade lief. Er hat das damals auch wahrgenommen und war begeistert von diesem intensiven therapeutischen Prozess.

Leider gelang es mir nicht sehr oft, an die Potency meiner Patienten zu kommen. Deshalb habe ich mich auf die Suche gemacht, um meine Behandlung strukturierter darauf auszurichten. Die biodynamische Ausbildung bei Tom Shaver hat mir dabei sehr geholfen, vielen Dank dafür! Ich lerne und entdecke immer noch.

Bei Tom habe ich gelernt, die Potency über die vorhandenen Fulkren zu erreichen – ein guter Weg. Manchmal habe ich jedoch das Gefühl, dass sich etwas verändert, ohne dass ich es wahrnehme. Den Patienten mag das wenig stören. Um aber meine therapeutischen Interventionen noch effektiver zu gestalten, begann ich nach einem anderen Zugang zur Potency zu suchen.

Das Belastungsschema habe ich bereits im ersten Teil des Buches beschrieben, dazu findet sich unter Punkt 2.3 (Das Belastungsschema) folgende Abbildung und folgender Text:

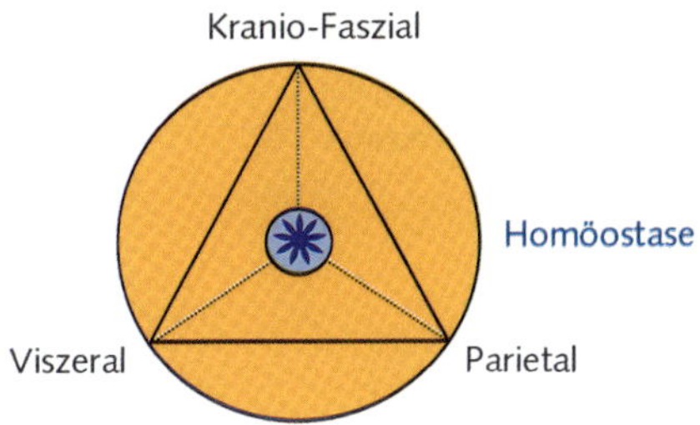

Abb. 13: Belastungsschema, parietal, viszeral, kranio-faszial

Be- und Überlastungen führen wiederum zu einer ständigen Anpassung unseres Systems. Dieses Schema gilt lokal, regional und global. Verschiebt sich das Dreieck so weit, dass die Homöostase aus dem Gleichgewicht gerät, kann es zu Funktions-, Befindlichkeits- und Überlastungsstörungen kommen. Es kann auch zu ernsthaften Erkrankungen kommen.

Die Verbindungen zwischen den drei Systemen werden ebenfalls durch drei Strukturen gewährleistet:

1. neurologisch durch die Nerven; Übertragung durch elektrische Impulse
2. metabolisch über die Gefäße; Übertragung auf chemischem Wege
3. mechanisch über die Faszien des gesamten Körpers; Übertragung durch mechanischen Spannungsausgleich.

Um das parietale, viszerale und kranio-sakrale System mit Gesundheit oder Potency zu versorgen, ist ein Zugang zur Homöostase erforderlich. Dies kann direkt über die Verbindungsstrukturen der einzelnen Systeme geschehen. Ein Gleichgewicht zwischen Gefäßen, Faszien und Nerven, also den Versorgungsstrukturen, stellt einen direkten Weg zur Homöostase dar.

Global, regional, lokal

So wie sich das große System Mensch an die Umwelt und die Gegebenheiten anpasst, geschieht dies auch in den untergeordneten Regionen. Nach der Dreifaltigkeit von Körper, Geist und Seele bietet sich eine weitere Dreifaltigkeit an, das parietale, viszerale und kranio-fasziale System. Diese Untersysteme sind wiederum mit drei Strukturen verbunden. Diese sind Faszien, Gefäße und Nerven. Wenn sich diese in einem metabolischen, mechanischen und neurologischen Gleichgewicht befinden, können wir von einer großen, gut funktionierenden Homöostase ausgehen. In der Psychotherapie spricht man von einer guten Resilienz (psychische Widerstandsfähigkeit). Dieses Prinzip lässt sich bis auf die zelluläre Ebene verfolgen. Wir Osteopathen machen uns dies bewusst oder unbewusst zunutze, wenn wir kranio-faszial und/oder biodynamisch ausbalancieren. Dadurch wird Potency freigesetzt und wir kommen mit ihr in Kontakt.

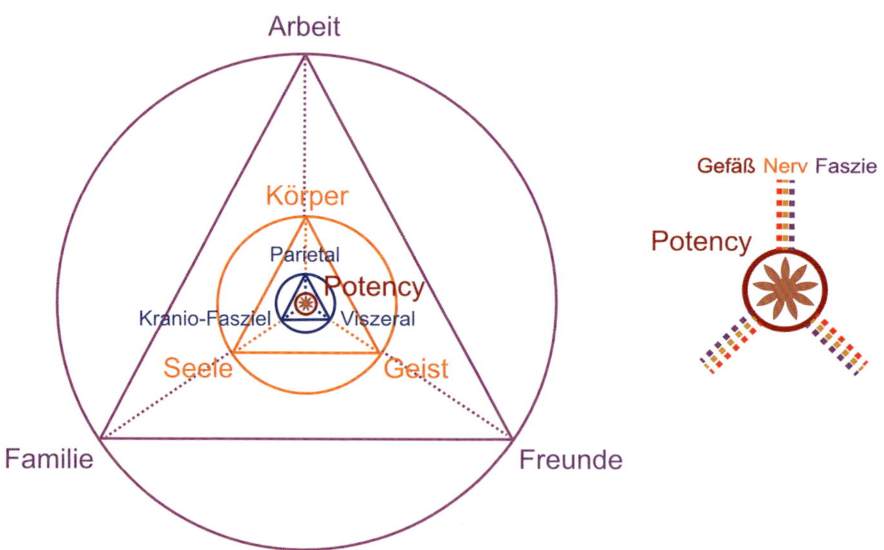

Abb. 14: Belastungsschema, erweitert

5 Behandlungskonzept

5.1 Einstieg in die Behandlung

Um einem Organ die bestmögliche Versorgung, Spannung und Steuerung zu geben, können wir die Verbindungsstrukturen (Gefäße, Faszien und Nerven) nutzen. Dadurch erreichen wir eine Stärkung der Homöostase.

Der Zugang zu den Verbindungsstrukturen erfordert eine Struktur mit eindeutiger Zuordnung, so dass sie leicht von anderen Strukturen unterschieden werden kann. Aufgrund der gut erkennbaren doppelten spiralförmigen Strömungscharakteristik[32, 33, 34] der Arterien eignen sich diese am besten als Ausgangspunkt.

Wer mehr über die Fließdynamik von Flüssigkeiten erfahren möchte, sollte sich über Viktor Schauberger und seine Arbeiten informieren. Er war ein sehr aufmerksamer Naturbeobachter und versuchte bei seinen Erfindungen die Natur nachzuahmen. Sein Motto war: „Erst kapieren, dann kopieren". Von ihm stammen Modelle und Zeichnungen über die Fließeigenschaften und die Dynamik des Wassers.[35] Callum Coats hat eine Zeichnung von fließendem Wasser nach Viktor Schauberger angefertigt. Fließendes Wasser schraubt sich in Holzrohren spiralförmig abwärts. Diese Konstruktion kann als Modell für den Blutfluss in Arterien und Venen dienen.

So wie Wasser diese Eigenschaft hat, so hat auch das Blut diese Eigenschaft. Das Blutplasma besteht zu 90 % aus Wasser und zu 10 % aus darin gelösten Stoffen. Sein Anteil am Gesamtblut beträgt 55 %. Die zellulären Bestandteile des Blutes machen demnach 45 % aus. Diese werden von den flüssigen Bestandteilen des Blutes für den Körper aufgenommen und transportiert.

32 Ashkan Javadzadegan, Anne Simmons & Tracie Barber (2015): Spiral blood flow in aorta–renal bifurcation models. Computer Methods in Biomechanics and Biomedical Engineering

33 Xiao Liu , Yubo Fan, Xiaoyan Deng (2010): Effect of spiral flow on the transport of oxygen in the aorta: a numerical study. Ann Biomed Eng.

34 Motonao Tanaka 1, Tsuguya Sakamoto, Shigeo Sugawara, Hiroyuki Nakajima, Takeyoshi Kameyama, Yoshiaki Katahira, Shigeo Ohtsuki, Hiroshi Kanai (2010): Spiral systolic blood flow in the ascending aorta and aortic arch analyzed by echo dynamography. J Cardiol

35 Callum Coats (1996), Naturenergien verstehen und nutzen, Seite 265 Abb. 14.3 und 266 Abb. 14.4. Omegaverlag

Bilder des Strömungsmodells[36]

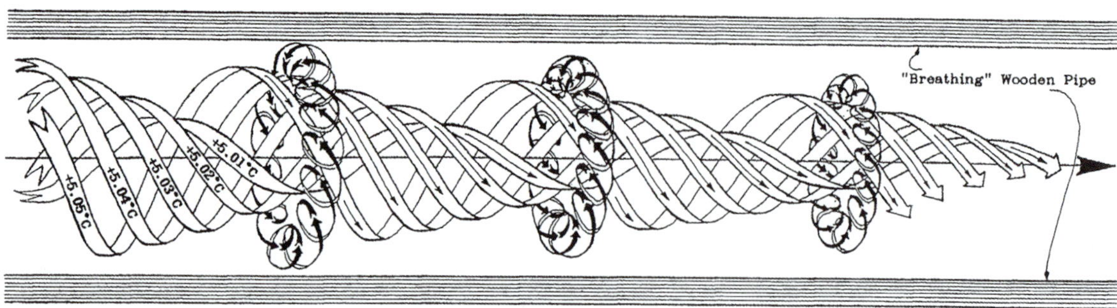

Fig. 14.3 **The double-spiral longitudinal vortex**

A longitudinal vortex showing the development of toroidal counter-vortices. These occur due to the interaction with the pipe-walls and have an effect similar to ball-bearings, enhancing the forward movement. Their interior rotation follows the direction of rotation and forward motion of the central vortex, whereas the direction of their exterior rotation and translatory motion are reversed. These toroidal vortices act to transfer oxygen, bacteria and other impurities to the periphery of the pipe, where, due to the accumulation of excessive oxygen, the inferior, pathogenic bacteria are destroyed and the water rendered bacteria-free.

Callum Coats, July 1992

Abb. 15: Strömungsmodell Schauberger, Coats

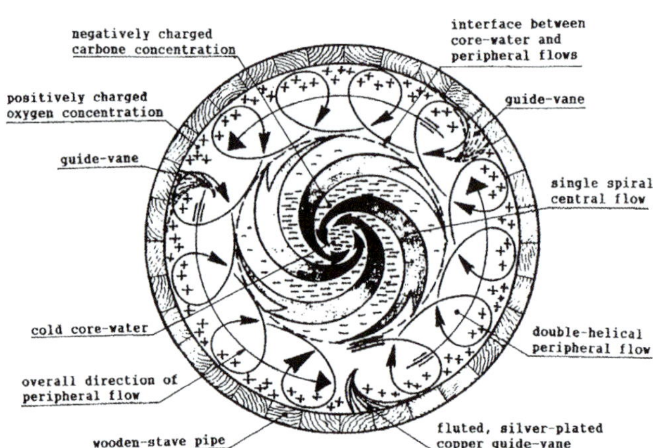

Abb. 16: Strömungsmodell Schauberger, Coats

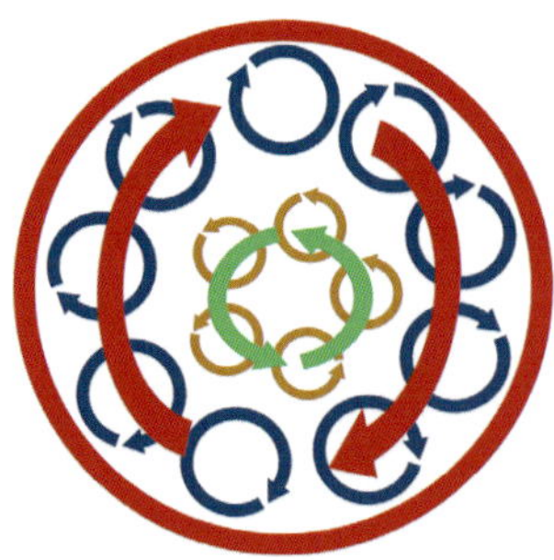

Abb. 17: Strömungsmodell, vereinfacht

36 Aus Living Energies, Callum Coats, Gill Books; Abdruckrechte mit freundlicher Genehmigung des Verlags wurden erteilt

5.2 Zum Blut und den Gefäßen

Viel Wissen und viele Behandlungsmöglichkeiten habe ich bei den Kursen *The Rule of the Artery* erhalten. Der englische Osteopath Maxwell Fraval D.O., M.OSTEO.SC. (PEAD), er lebt in Australien, gab mehrmals Kurse in Deutschland. Die folgenden Aufzählungen erheben keinen Anspruch auf Vollständigkeit.

Annahmen über das Blut

- ist innen und muss bewegt werden oder bewegt sich
- ist eine Mischung
- ist ständig unter Druck
- ist amorph. Ein als fest empfundener Stoff, dessen Atome nicht in regelmäßigen Kristallgittern ausgerichtet sind. Diese Stoffe befinden sich in einem Zustand zwischen fest und flüssig.

Amorph
Bildungssprachlich: ungeformt, gestaltlos
in der Physik: glasartig, nicht kristallin
in der Biologie: ohne feste Gestalt Quelle: Duden

Blut entsteht aus Mesoderm

Wir denken an die Dreigliedrigkeit des Menschen bei seiner Entstehung.
Aus Mesoderm entstehen Knochen, Skelettmuskulatur, **Bindegewebe**, glatte Muskulatur, **Herz**, Blutgefäße, **Blut**, Milz, Lymphknoten, Lymphgefäße, **Nebennierenrinde**, **Nieren**, Keimdrüsen, innere Geschlechtsorgane und die **Mikroglia**.

Dynamik des Blutes

In den Arterien fließt das Blut nicht in Längsrichtung entlang der Gefäßwand, sondern in zwei gegenläufigen Spiralbewegungen. Es gibt also eine innere und eine äußere Dynamik. Über den Nutzen dieser Dynamik gibt es verschiedene Theorien:

- Bluteigendynamik wird verbessert
- besserer Austausch an der Gefäßwand
- stabile Strömungsdynamik
- Zugreduzierung an der Gefäßwand
- sauerstoff- und nährstoffreiches Blut fließt außen > bessere Versorgung
- ...

Verursachende Mechanismen

- Kontraktion des Herzens
- Anordnung der glatten Muskulatur der Gefäße und der Pulsation
- Auskleidung der Gefäßwände mit kleinen Knorpeln (Carina)
- Eigendynamik des Blutes (Erythrozyten, ...)
- elektromagnetische Phänomene
- ...

Mögliche Störungen

- Flüssigkeit und Kraft > anfänglicher Widerstand (Trägheit und hohe Viskosität)
- Druck erhöht sich, bevor es zum Durchfluss kommt
- Die Fließgeschwindigkeit erreicht ihren Gipfel, bevor der Druck in der Aorta ankommt
- 40 % des ventrikulären Volumens bleibt zurück
- ...

Mögliche Dysfunktionen (Beschwerden durch Störungen in der Dynamik)

- Migräne
- „unklare" Bauchschmerzen, Bauchmigräne
- Störungen der Atmung
- Stoffwechselstörungen
- Entzündungen
- Plaques an Gefäßwänden
- ...

5.3 Die Rolle der Arterien – The Rule of the Artery

Ein weiterer Grund, mit den Arterien zu beginnen, ist die große Bedeutung des Blutes für den Körper. Ohne Durchblutung kein Stoffwechsel und damit keine Ernährung und Regeneration. Im schlimmsten Fall stirbt das Gewebe ab. Auch das Immunsystem profitiert von einer guten Durchblutung, da die meisten immunrelevanten Zellen der humoralen Abwehr zugeordnet werden. Schon die Behandlungsansätze von A.T. Still basierten auf dem Prinzip, dem menschlichen System zu einer guten Versorgungssituation zu verhelfen und damit eine gute Funktion zu gewährleisten. So formulierte er: „Das Nervensystem kann als individualisierter Funktionär gesehen werden, dessen Aufgabe es ist, die Nervenkräfte für das gesamte System aufzunehmen und zu verteilen. Das Herz ist ein weiterer Funktionär, der das Blut aufnimmt und wieder ins Arteriensystem verteilt, um die einzelnen Organe und jedes fleischliche Atom aufzubauen und zu nähern. Alle Körperteile müssen mit Blut versorgt sein und sind in ihrer Ernährung von den Arterien abhängig."[37]

„Ein weiterer Funktionär ist das Venensystem: Meine Aufgabe ist es das verbrauchte Blut zum Herzen zurückzutransportieren und Darmlymphe und andere Substanzen, die den Lungen zur Reinigung und Abtrennung vereint zugeführt werden, wieder aufzubereiten, um es als lebendiges arterielles Blut wieder in das System zu bringen. Die Lungen gehören zu den höchsten Funktionären des Systems. Der Grund dafür liegt in ihrer Aufgabe. Alle Methoden des Schließens zufolge sind die Lungen der Große *Ich bin es* des lebendigen Blutes. Als Funktionär haben Sie die Aufgabe die reinen Substanzen die als arterielles Blut bekannt sind, zum Herzen zurückzutransportieren. Die Lunge scheidet aus und sondert aus. Werden diesem Funktionär seine erforderlichen Kräfte durch das Nervensystem nicht zugeführt, so wird das arterielle Blut von minderer und unsauberer Qualität sein. Alle Organe werden proportional zur Qualität des Blutes, durch das sie versorgt werden, entsprechende Krankheiten aufweisen. Um gutes arterielles Blut

37 Still A.T., Das große Still-Kompendium, Jolandos, 2005 IV-19 (49)

hervorzubringen, müssen die Lungen gute Nahrung aus dem Abdomen beziehen. Ist dies nicht der Fall, wird es zu einem Versagen im Verhältnis zu den Unreinheiten der Darmlymphe usf. kommen."[38]

Das Behandlungsprinzip *Stärkung der Homöostase* folgt konsequent diesem Gedanken.

Wahrnehmen der Strömungsdynamik

Eine einfache Übung lässt uns das Phänomen der spiralförmigen Dynamik des Blutes spüren.

Wir ...

- palpieren die Aorta links neben dem Bauchnabel. Diese ist aufgrund der starken Pulsation gut zu erfassen
- reduzieren den Druck, bis wir den Puls nicht mehr wahrnehmen können
- konzentrieren uns danach auf eine spiralförmige Dynamik
- nehmen diese auf und werden feststellen, dass diese zirkulierende Strömungsdynamik, je nach Druck unserer Finger, in die eine wie auch in die andere Richtung kreist. Die innere Strömungsdynamik ist deutlich kleiner als die äußere.

Nun befinden wir uns am richtigen Ort.

Wir dürfen nicht davon ausgehen, dass wir uns direkt auf der Spiralbewegung des Blutes befinden. Vielmehr spüren wir die energetischen Felder der verschiedenen Strömungsdynamiken.

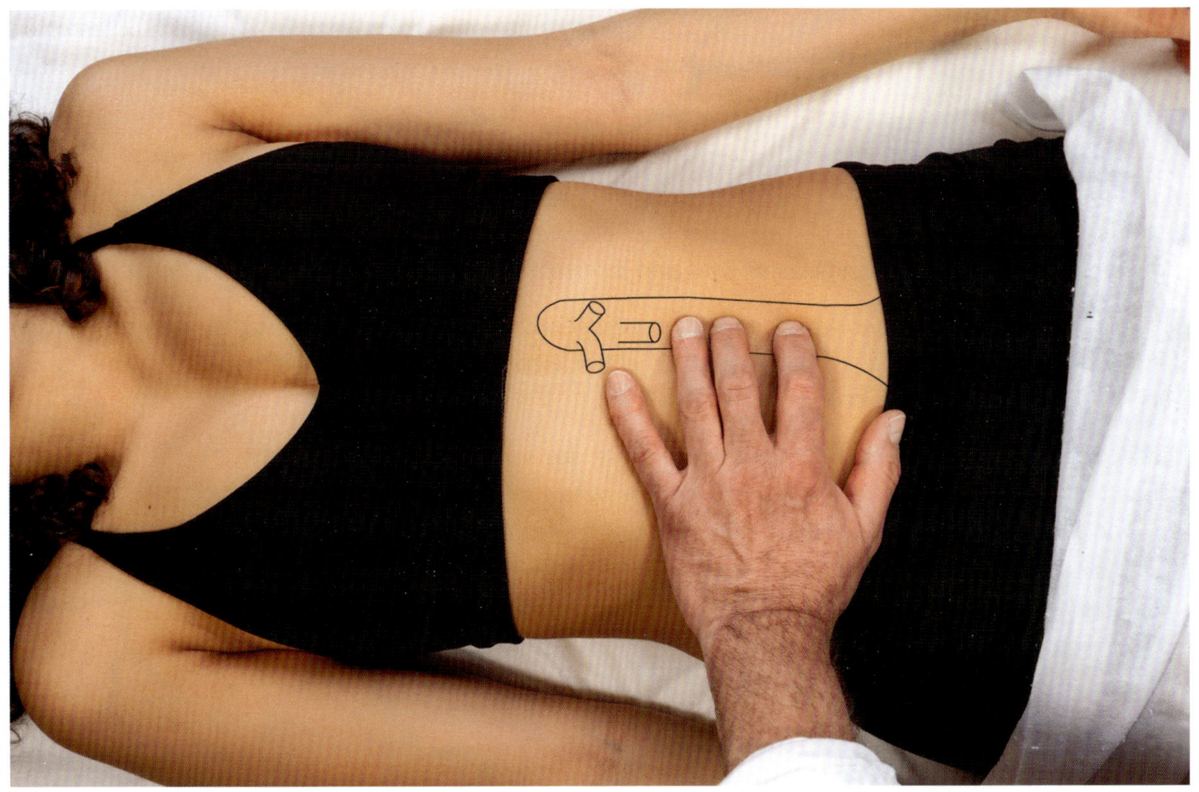

Abb. 18: Wahrnehmung der Strömungsdynamik an der Aorta

38 Still A.T., Das große Still-Kompendium, Jolandos, 2005 IV-19 (50)

Mögliche Unzulänglichkeiten, die wir wahrnehmen können

- Strömungsdynamik in Arterien nur in einer Richtung
- ein großer Strömungsunterschied zwischen links und rechts bei symmetrischer Anlage der Arterien
- eine sehr geringe Strömungsdynamik
- ...

Weitere spürbare Phänomene

Arterielles Blut steht unter Druck, sich auszudehnen. Dadurch ist es gut vorbereitet, Sauerstoff, Nährstoffe, Botenstoffe, also alles, was der Körper über das Blut erhalten soll, zu transportieren. Diese Ausdehnung ist deutlich spürbar und ein weiterer Hinweis darauf, dass wir uns einer Arterie nähern. Wenn wir uns einer Vene nähern, spüren wir einen Sog. Das venöse Blut wirkt anziehend und sammelnd.

Behandlung der Strömungsdynamik

Wenn wir Unzulänglichkeiten in der Strömung feststellen, können wir diese durch gezielte Eingriffe in die Strömungsdynamik ausgleichen:

- Bei einem großen Strömungsunterschied zwischen links und rechts bei symmetrischer Anlage der Arterien lassen wir uns bei beiden Arterien auf die gleiche Strömung (innen oder außen) ein und stellen dort ebenfalls einen PoB (Point of Balance) ein.
- Bei geringer Dynamik suchen wir einen ruhigen Bereich der Strömung auf und lassen von dort den PoB (Point of Balance) wirken.

5.4 Die Venen

In bestimmten Fällen ist es sinnvoll, die Behandlung nicht mit einer Arterie, sondern mit einer Vene zu beginnen. Dies ist zum Beispiel bei der Leber der Fall. Diese stützt sich bei Stauungen gerne auf die untere Hohlvene ab, die dadurch belastet wird und ihrerseits Druck auf das Venensystem ausübt.

Die spiralförmige Dynamik wirkt in den Venen gemächlicher und es fehlt der Ausdehnungsdruck, der den Arterien eigen ist. Im Gegenteil: Wir spüren einen leichten Sog in unseren Fingern. Es fehlt auch die gegenläufige, spiralförmige Bewegung im Inneren.

Die Venen stehen viel weniger unter dem Einfluss des vegetativen Nervensystems. Das Blut in den Venen öffnet das Lumen der Gefäße. Sie werden, wenn man so will, zusätzlich durch das umgebende Gewebe (die Faszien) offen gehalten. Dies wiederum wird vom Sympathikus beeinflusst.[39]

39 Yulan Sheng and Li Zhu (2018): The crosstalk between autonomic nervous system and blood vessels. Int J Physiol Pathophysiol Pharmacol > 10.(1); 2018

5.5 Gefäße und COVID-19

Bei meiner ersten Corona-Patientin, übrigens einer Osteopathie-Kollegin und Ärztin, machte ich eine interessante Entdeckung, noch bevor eine größere Meldung über die Krankheit in den Medien erschien. In wichtigen Bereichen meiner Patientin und Kollegin fand ich eine auffällige Strömungsdynamik in den Arterien. Die innere spiralförmige Dynamik fehlte. Kurz nach der Behandlung wurde bekannt, dass ein Hamburger Pathologe und eine Zürcher Pathologin bei allen obduzierten Corona-Toten eine Entzündung des arteriellen Endothels festgestellt hatten. Dies ist eine von vielen möglichen Erklärungen für die komplexen Symptome einer COVID-19-Erkrankung.

Bei allen COVID-19-Patienten, die ich bis Mitte 2023 behandelt habe, konnte der Verlust der inneren Spiraldynamik im Blutfluss einzelner Arterien festgestellt werden. Je stärker sie von der Krankheit betroffen waren, desto größer war der Verlust der inneren Arteriendynamik im ganzen Körper. Bei Patienten mit Atemnot waren die Veränderungen in den Lungenarterien besonders ausgeprägt.[40, 41] Die daraus resultierende verminderte Mikrozirkulation könnte eine wichtige Rolle bei der teilweise sehr langwierigen Regeneration der Patienten spielen. Siehe auch 5.3 Die Rolle der Arterien. Ich hatte inzwischen ca. 20 Patienten, die dieses Strömungsphänomen auch in der Aorta hatten. Sie waren sehr erschöpft und oft nicht in der Lage, den Alltag zu ihrer Zufriedenheit zu bewältigen. Sie erfüllten die Kriterien eines chronischen Erschöpfungssyndroms (ME/CFS – Mental Encephalomyelitis/Chronic Fatigue Syndrome). Eine Normalisierung des Blutflusses führte in der Regel zu einer deutlichen Verbesserung des Allgemeinzustandes. Meist normalisierte sich der Blutfluss bereits nach der ersten Behandlung.

Diese Patienten müssen sehr vorsichtig behandelt werden. Die durch die Behandlung hervorgerufene Veränderung ist für das erschöpfte System sehr belastend. Es kommt immer wieder vor, dass zu viel Veränderung stattfindet und zu wenig Kapazität vorhanden ist, um darauf zu reagieren. Wir tasten uns in mehreren Behandlungen an die angemessene Behandlungsintensität heran. Am Anfang gilt: „Weniger ist mehr!"

Das Phänomen der auffälligen Strömungsdynamik ist seit der zweiten Jahreshälfte 2023 weitgehend verschwunden. Das Virus scheint seine Strategie geändert zu haben. Schwere Verläufe sind seither deutlich seltener geworden.

Das Behandlungsprinzip *Stärkung der Homöostase* hat sich bei Patienten nach Infektionen bewährt, nicht nur bei COVID-19. Die Patienten erholen sich oft schneller.

---

40 Jaume Mesquida, A. Caballer, L. Cortese, C. Vila, U. Karadeniz, M. Pagliazzi, M. Zanoletti, A. Pérez Pacheco, P. Castro, M. García-de-Acilu, R. C. Mesquita, D. R. Busch and T. Durduran on behalf, of the HEMOCOVID-19 Consortium (2021): Peripheral microcirculatory alterations are associated with the severity of acute respiratory distress syndrome in COVID-19 patients admitted to intermediate respiratory and intensive care units. Review Paper

41 David M. Smadja, Steven J, Mentzer, Michaela Fontenay, Mike A. Laffan, Maximilian Ackermann, Julie Helms, Danny Jonigk, Richard Chocron, Gerald B. Pier, Nicolas Gendron, Stephanie Pons, Jean-Luc Diehl, Coert Margadant, Coralie Guerin, Elisabeth J. M., Huijbers, Aurélien Philippe, Nicolas Chapuis, Patrycja Nowak-Sliwinska, Christian Karagiannidis, Olivier Sanchez, Philipp Kümpers, David Skurnik, Anna M. Randi, Arjan W. Griffioen (2021): COVID-19 is a systemic vascular hemopathy: insight for mechanistic and clinical aspects. Review Paper

Wir starten mit der Arterie oder einer Vene.

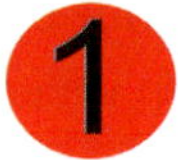

Abb. 19: Stärkung der Homöostase, Gefäße

5.6 Zu den Faszien

Die nächsten Strukturen, die wir aufsuchen, um mit der Homöostase in Kontakt zu kommen, sind die Faszien. Während wir die Strömungsdynamik (1) wahrnehmen, suchen wir mental, nicht palpatorisch, einen faszialen Bereich, der zu dem behandelnden Organ in Verbindung steht (2). Diese nehmen wir wahr, ohne den Kontakt zur Strömungsdynamik des Gefäßes zu verlieren.

Durch die Beachtung beider Strukturen bildet sich ein Fulkrum (3). Über dieses Fulkrum können wir ohne Schwierigkeiten beiden die nötige Aufmerksamkeit schenken.

Eine Erläuterung des Fulkrums findet sich in Kapitel 5.8.

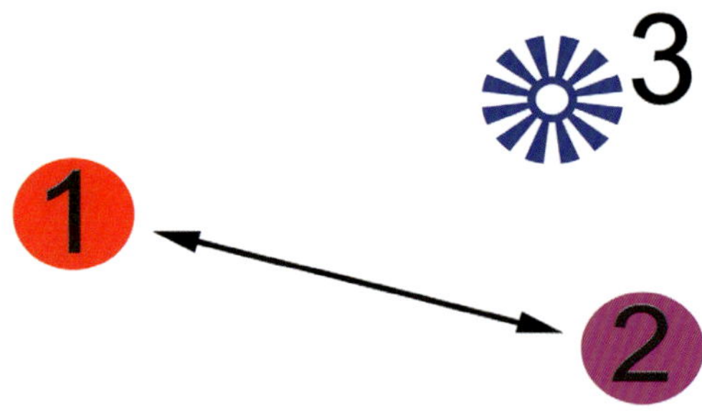

Abb. 20: Stärkung der Homöostase, Gefäß, Faszie und Fulkrum

5.7 Zu den vegetativen Nerven

Von diesem Fulkrum aus suchen wir gedanklich nach einer neurologischen Struktur, die mit dem zu behandelnden Organ in Verbindung steht. Vegetative Nerven und Ganglien bieten sich an (4), da diese Bereiche leicht elektrisch vibrieren. Dies ist mit etwas Übung spürbar. Im anschließenden Schaubild sind den Organen die entsprechenden Wirbelsäulensegmente und Ganglien zugeordnet. Das klingt zunächst etwas kompliziert, ist aber mit etwas Übung ein schnelles und gut handhabbares Behandlungsprinzip.

Zur Übersicht hier ein Schema des vegetativen Nervensystems. Daraus ist ersichtlich, welche Ganglien für die Kontakte zum vegetativen Nervensystem zur Anwendung kommen.

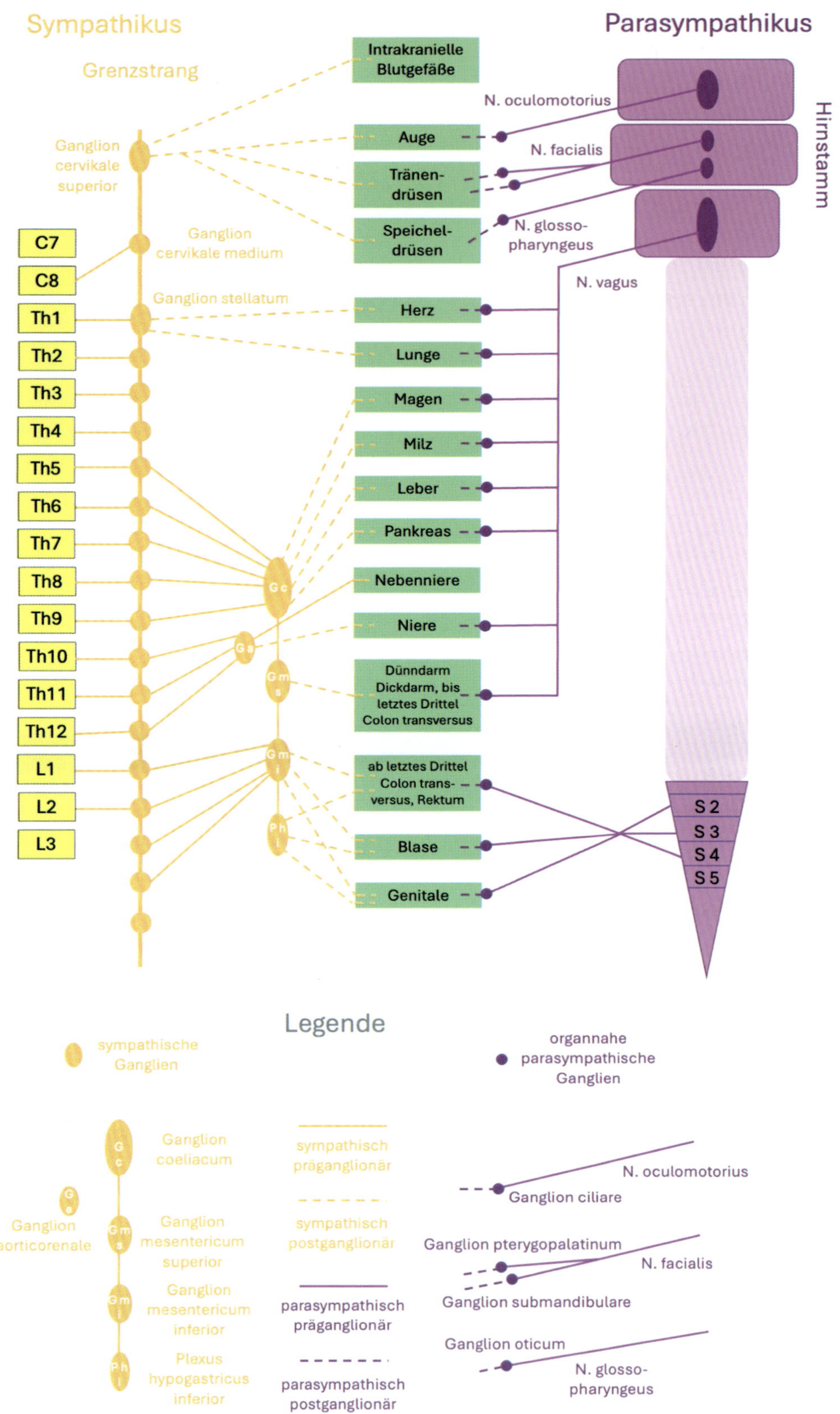

Abb. 21: Schaltplan, vegetatives Nervensystem

Durch die gerichtete Aufmerksamkeit auf das Fulkrum geht die Wahrnehmung des Gefäßes und der Faszie verloren. Die Informationen von beiden sind im Fulkrum vorhanden. Dies erleichtert den nächsten Schritt, die Kontaktaufnahme mit dem Nervensystem.

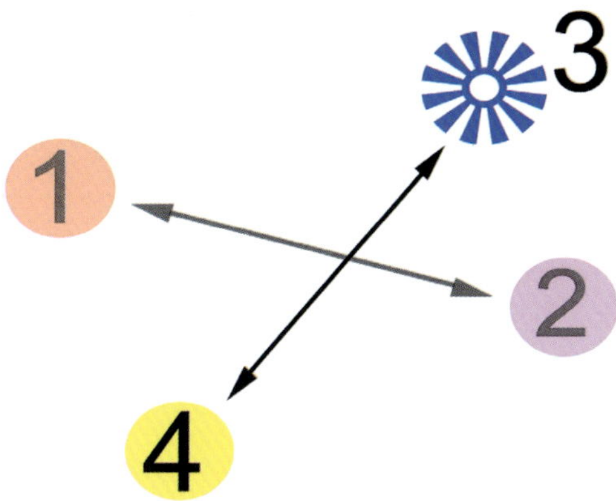

Abb. 22: Stärkung der Homöostase, Gefäß, Faszie, Fulkrum und Nerv

Die Tabelle in Kapitel 6 dient als weitere Orientierungshilfe.

Ist dies erfolgt, öffnet sich ein neues Fulkrum (5). In diesem findet sich die Homöostase der Trinität der Versorgungsstrukturen des zu behandelnden Organs.

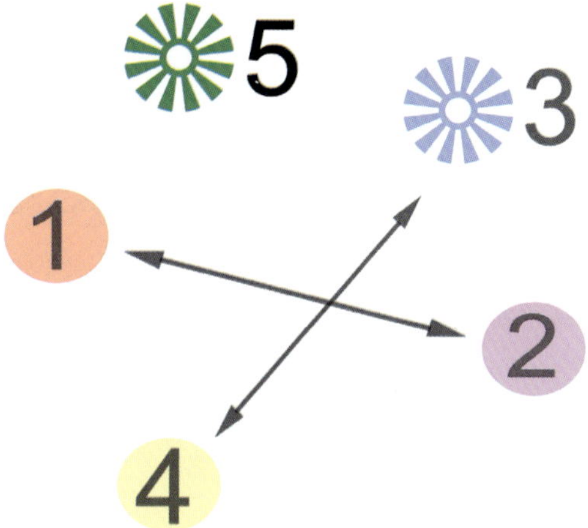

Abb. 23: Stärkung der Homöostase, Gefäß, Faszie, Fulkrum Nerv und Fulkrum

Ist der Zugang über das Fulkrum gefunden, läuft die Reaktion meist in gleicher Art und Weise ab:

- es zeigt sich ein „Point of Balance"
- daraus entwickelt sich ein Stillpoint

- die Homöostase kann sich öffnen und wird uns über diesen Zugang die Potency zeigen
- mal mehr, mal weniger werden wir ein Strömen, Durchfließen und Weiten des Raumes feststellen
- gleichzeitig findet häufig eine Erwärmung des Gewebes statt, was auf eine verbesserte Stoffwechsellage schließen lässt

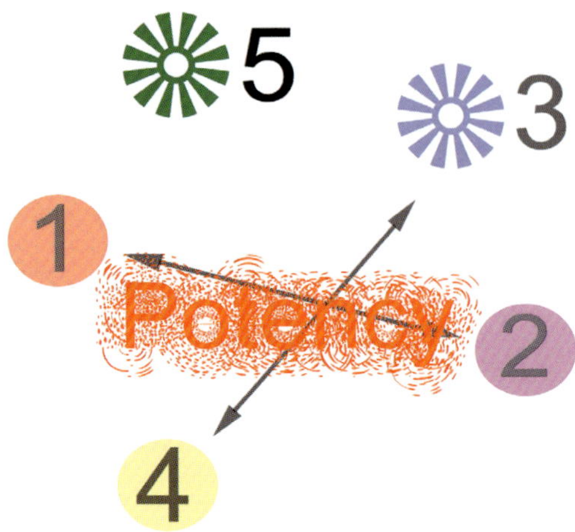

Abb. 24: Stärkung der Homöostase, Gefäß, Faszie, Fulkrum Nerv, Fulkrum und Potency

Die Veränderungen, die während der Potency stattfinden, führen oft dazu, dass wir die Wahrnehmung bzw. die Aufmerksamkeit für das Fulkrum verlieren. Dies ist im Sinne des Behandlungskonzeptes. Auf diese Weise können wir den Menschen seine Veränderungsmöglichkeiten entfalten lassen. Um dies nicht zu behindern, müssen wir auf unsere Durchlässigkeit achten.

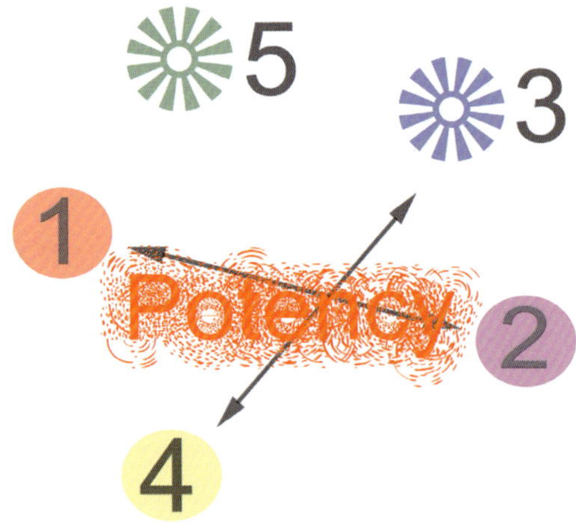

Abb. 25: Stärkung der Homöostase, Potency

Der gesamte Behandlungsprozess findet über die Wahrnehmung und Aufmerksamkeit statt. Wir befinden uns an und in den Energiefeldern der Komponenten.

Auf der Internetseite www.dynamik-der-gedanken.com finden sich Videos zu den Behandlungstechniken.

5.8 Der Behandlungsprozess

Neue Ordnung – Entropie

Die Potency durchströmt das System und ordnet es neu. Aus der Chaostheorie ist eine Energie bekannt, die entweicht, wenn aus Chaos Ordnung wird – die Entropie. Möglicherweise können wir dieses Phänomen durch unsere Annäherung wahrnehmen.

Eine neue Ordnung führt zu einem neuen Gleichgewicht in den Verbindungsstrukturen und damit in den Organen, die von ihnen versorgt und gestützt werden.

Die Trinität im mesodermalen Gewebe

Wir benutzen Gefäße, Faszien und Nerven, um die Homöostase zu kontaktieren. Alle drei Verbindungsstrukturen haben sich aus mesodermalem Ursprungsgewebe entwickelt oder stehen zumindest in enger Beziehung dazu. Bei den Gefäßen oder Faszien ist der Zusammenhang offensichtlich. Bei Nerven findet sich mesodermales Ursprungsgewebe in der Umhüllung. Die Gliazelle ist das Stützgewebe der Nerven. Sie ist mesodermalen Ursprungs. Um die Potency zu erreichen, arbeiten wir also in der Dreigliedrigkeit der Verbindungsstrukturen, die eng mit dem Mesoderm verbunden sind.

Das Fulkrum

Um die drei Organisationsstrukturen miteinander zu verbinden, wird ein Fulkrum verwendet. Das Wort stammt vom lateinischen Fulcrum und bedeutet Drehpunkt. Bei der Durchsicht der Schriften von A.T. Still und W.G. Sutherland finden sich einige Stellen, in denen das Wort Fulkrum verwendet wird.

Hier Auszüge aus *Das große Still-Kompendium* und *Das große Sutherland-Kompendium*.

Aus dem großen Still-Kompendium:
„Die teilweise oder komplette Fehlstellung eines Knochens wird zu einer Last für die ganzen Körper bzw. zu einem Widerstand. Die Hand oder eine andere Substanz kann als Fulkrum genutzt werden. Dann wird aus den Rippen, dem Oberschenkelknochen usf. der Hebel. Mit geringem Kraftaufwand außerhalb des Fulkrums kann die Last oder der Widerstand bewältigt werden."[42]

Aus dem großen Sutherland-Kompendium:
Bei der Erklärung von W.G. Sutherland zur Funktion der Reziproken Spannungsmembran findet er folgende Erklärung:
„Wie funktioniert das? Ich verwende dafür die Bezeichnung sich automatisch verlagerndes Fulkrum. Um sich das vorstellen zu können, was diese Wort ausdrücken soll, betrachten Sie bitte einmal den

42 C. Hartmann, Übersetzung (2005): Das große Still-Kompendium IV, Forschung und Praxis IV–29 (88)

Mechanismus dieser kleinen hängenden Waage, die ich hochhebe. Wo ist das Fulkrum, über das die Hängewaage arbeitet? Genau hier an jenem Punkt, an welchem der Balken aufgehängt ist. So wie ich sie jetzt festhalte, reagiert die hängende Waage automatisch auf die Luftströmungen in diesem Raum. Jetzt ändere ich meinen Griff und damit auch die Position des Balkens, worauf sich die Waage in eine andere Stellung bewegt; jeder einzelne Punkt befindet sich nun an einer anderen Stelle dennoch arbeitet das Ganze noch immer über das Fulkrum. Das Fulkrum ist also ein Ruhepunkt, um den die Waage weiterhin auf die Luftströmungen reagiert.

Wenn Sie einmal die Gelegenheit dazu haben, versuchen Sie ein kleines Experiment mit einer Waage, indem Sie einen Finger unter dem Fulkrum positionieren. Wir fanden einmal eine große Waage, die in einem Laden in Aptuxet unten am Cape Cod von der Decke hing. Als jeder von uns abwechselnd seine Finger unter das Fulkrum dieses Mechanismus legte, spürte er die Vibration; man konnte die Betonung der Hin- und Her-Bewegung lesen. Wir alle spürten den Rhythmus, als die Waage sich in den Luftströmungen bewegte. Damit wurde uns die Bedeutung eines schwebenden Fulkrum deutlicher. Edith Dovesmith D.O.[43] aus Nigara Falls, New York, verglich die Hin- und Her-Bewegung mit einem Square Dance. Dieses Bild bringt jenen Rhythmus ins Spiel, welcher um den notwendigen Balancepunkt in der der Reziproken Spannungsmembran besteht. Der Balancepunkt ist zugleich das Fulkrum, um das sich **die Handlung** abspielt und das sich automatisch von Position zu Position verlagert. Dennoch bleibt das Fulkrum still – das Fulkrum, an welchem Sie einen Blick auf die Balance bekommen."[44]

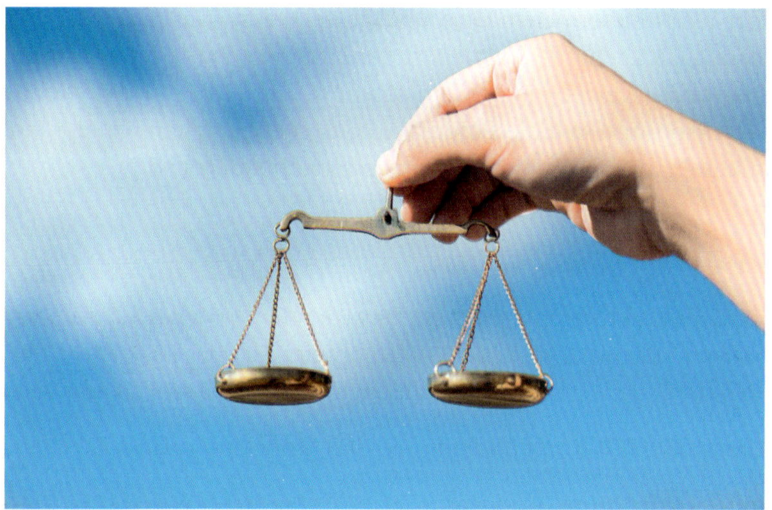

Der erste Schritt der Behandlung entspricht dem Bild einer Waage mit zwei Schalen. In der einen Schale befindet sich

- das Gefäß, Arterie oder Vene,
- in der zweiten die fasziale Struktur,
- das Fulkrum befindet sich am Gleichgewichtspunkt der beiden Waagschalen.

Dort lassen sich gut die Ausrichtung, die Bewegungen, wenn man so will die Dynamik der Waage spüren.

43 (1895 – 1970) American School of Osteopathy, graduiert 1918

44 C. Hartmann, Übersetzung (2008): Das große Sutherland-Kompendium I, Unterweisung in der Wissenschaft der Osteopathie I–49

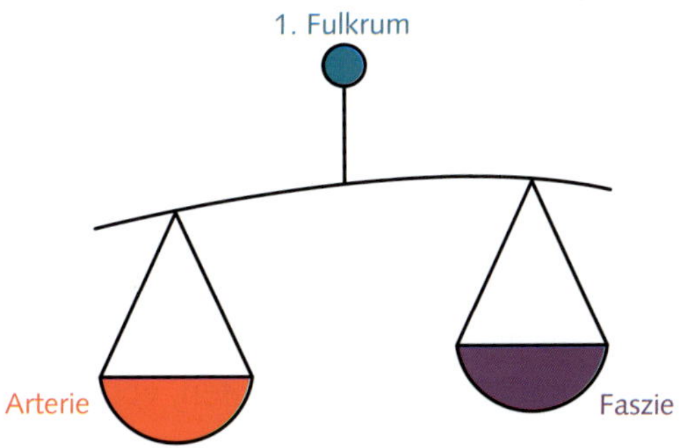

Abb. 26: Pendelwaage und Fulkrum

- Kommt die vegetative Nervenversorgung mit ins Spiel, wird aus der Pendelwaage ein Mobile mit drei Komponenten.

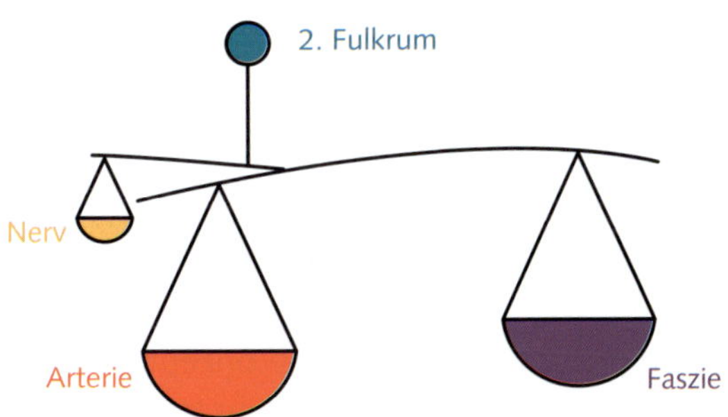

Abb. 27: Mobile und Fulkrum

Durch die weitere Komponente (der Nerv) verlagert sich in diesem Beispiel der Schwerpunkt nach rechts. Das Fulkrum verschiebt sich.

- Das Fulkrum der Waage verschwindet – Fulkrum 1.
- Das Fulkrum des Mobiles entsteht – Fulkrum 2.

W.G. Sutherland formuliert: „Der Balancepunkt ist zugleich das Fulkrum, um das sich **die Handlung** abspielt und das sich automatisch von Position zu Position verlagert."

Es geht um die Handlung der Veränderung. Was im rein mechanischen Prinzip seine Funktion besitzt, hat auch Bedeutung in energetischen bzw. biodynamischen Organisationsstrukturen. Über die Fulkren können wir mehrere Strukturen gleichzeitig erfassen und beobachten. Daraus ergibt sich, dass die beobachteten Strukturen besser miteinander kommunizieren. Dadurch wird Veränderung ermöglicht.

Wir handeln nach dem einfachen Prinzip:
- Erkennen
- Wahrnehmen
- **Handeln lassen**

Das Schöne an diesem Behandlungsprinzip ist, dass die Handlung nicht von uns ausgeht, sondern vom System des behandelten Menschen. Wie hat es W.G. Sutherland eindrücklich formuliert: „Ich habe Sie gebeten, Ihre Aufmerksamkeit auf die **Potency** der Tide zu richten. Sie besitzt mehr Intelligenz und Potency als jede blinde Kraft, die, ohne Schaden anzurichten, von außen angewendet werden kann."[45]

Das erfordert Demut. Demut ist laut dem Duden der Ausdruck für
- tiefe Bescheidenheit und Anspruchslosigkeit
- Bereitschaft zum Dienen
- und Ergebenheit.

Dieser Gedanke findet sich auch im Text Innerer Rhythmus in Kapitel 10 wieder. Im Wort Demut steckt aber auch das Wort Mut. Diesen braucht man, um Neues zu nutzen und sein Behandlungsspektrum zu erweitern.

Orte des Geschehens

Dieses Behandlungsprinzip bietet sich an, im Kleinen wie im Großen verwendet zu werden. Wir können damit sehr lokal auf das menschliche System einwirken, z. B. eine Dysfunktion im Bereich der Halswirbelsäule behandeln. Wir können aber auch regional auf die Regulationsmechanismen einwirken, z. B. die Situation des gesamten Dünndarms verbessern. Es wird aber auch eine globale Veränderung eintreten, wenn wir z. B. die Leber mit diesem Behandlungskonzept unterstützen. Wir können also lokal, regional und global das System in ein besseres Gleichgewicht bringen.

45 Sutherland, W.G. D.O. D. SC. (HON.), Das große Sutherland-Kompendium, Jolandos, 2008 zweite Auflage, S. 1–143

6 Praktische Beispiele

6.1 Schema des Behandlungsablaufs

1. Palpation eines relevanten Gefäßes
2. Wahrnehmung einer relevanten faszialen Struktur
3. Bildung eines Fulkrums der beiden Strukturen
4. Verbindung des Fulkrums mit einer passenden neurologischen Struktur
5. Bildung eines neuen Fulkrums in dem alle drei Versorgungsstrukturen miteinander verbunden sind
6. „Point of Balance“ (PoB)
7. Stillpoint
8. Zugang zur Potency
9. Stärkung der Homöostase

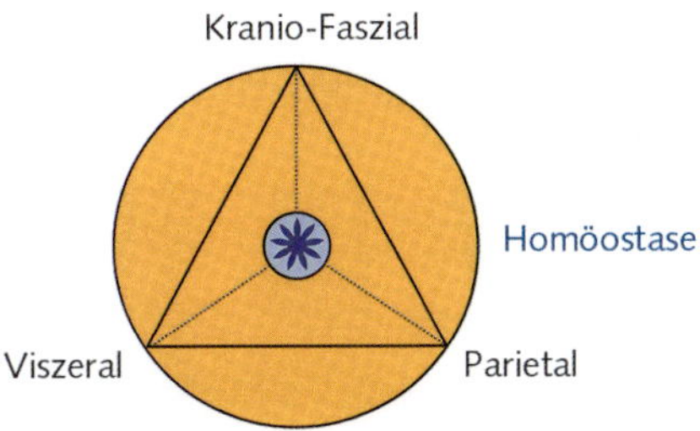

Abb. 28: Belastungsschema, parietal, viszeral, kranio-faszial

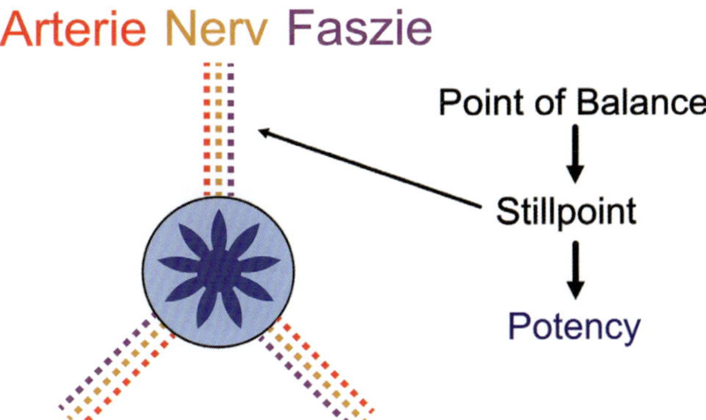

Abb. 29: Verbindungsstrukturen zur Homöostase

6.2 Beispielhafte Behandlung der Niere

Eine gute Möglichkeit, sich mit dem Behandlungskonzept vertraut zu machen, ist die Annäherung an die Niere.

Die Niere wird mitunter von der Nierenarterie gehalten. Die Niere wiegt 150 bis 180 g. Eine A. renales kann bis zu 150 g halten. In anhaltenden Stresssituationen führt dies dazu, dass die Niere fast ausschließlich von der Arterie gehalten wird. Dies wird bei der Behandlung von gestressten Menschen eine wichtige Rolle spielen. Der Zugang zur Niere erfolgt daher über die Arteria renalis.

Um eine Funktionsstörung der Niere festzustellen, machen wir uns die verstärkte Einatmung des Patienten zunutze. Wenn er dies tut und wir ein Absinken oder Durchgleiten der Niere durch die Palpationshand wahrnehmen, können wir von einer Spannungsstörung ausgehen. Handhaltung: beschrieben in Kapitel 9.1.

Wir palpieren den unteren Nierenrand und nehmen dann Kontakt mit der Niere auf. Diese liegt nun locker im Wahrnehmungsfeld unserer Hand. Die eigene Durchlässigkeit erleichtert den Zugang.

Wir nehmen ein leichtes Kreisen wahr, ebenfalls in zwei gegenläufigen Spiralbewegungen. Die äußere Dynamik in Richtung der Niere von dorsal zu den Rippen – grüner Pfeil.

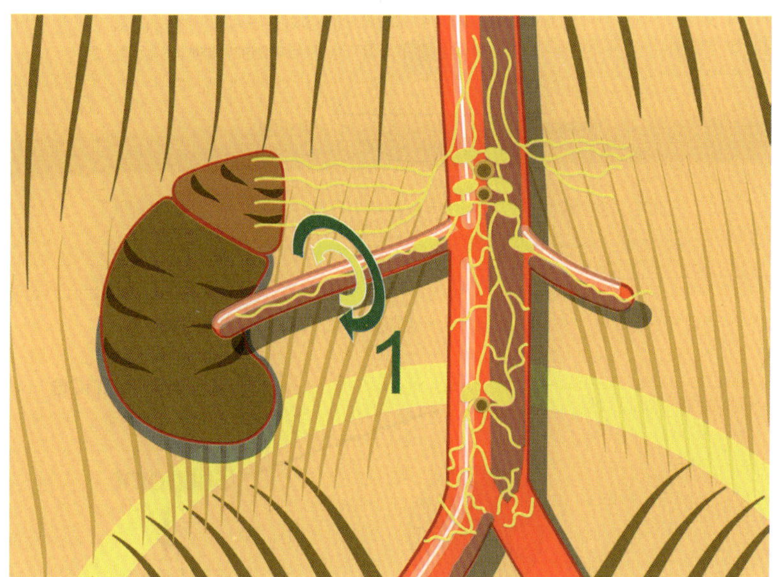

Abb. 30: Niere, Strömungsdynamik Arteria renalis

Mit der Wahrnehmung der Arteriendynamik Nr. 1 nehmen wir mental Kontakt mit einer faszialen Struktur in der Nierenloge Nr. 2 auf. Es entsteht ein Fulkrum Nr. 3, mit dem wir in Kontakt mit der Arterie und der faszialen Struktur sind.

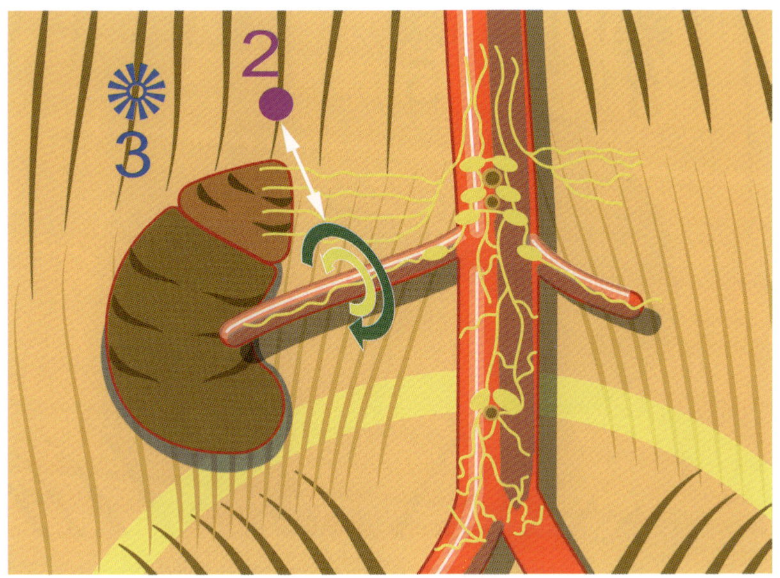

Abb. 31: Niere, Strömungsdynamik Arteria renalis, Faszie

Von diesem Fulkrum aus nehmen wir mental Kontakt zum Ganglion aorticorenale auf. Die Wahrnehmung der arteriellen Dynamik und der faszialen Struktur geht dabei meist verloren. Sie ist für den Behandlungserfolg auch nicht notwendig, da sie im Fulkrum vorhanden ist.

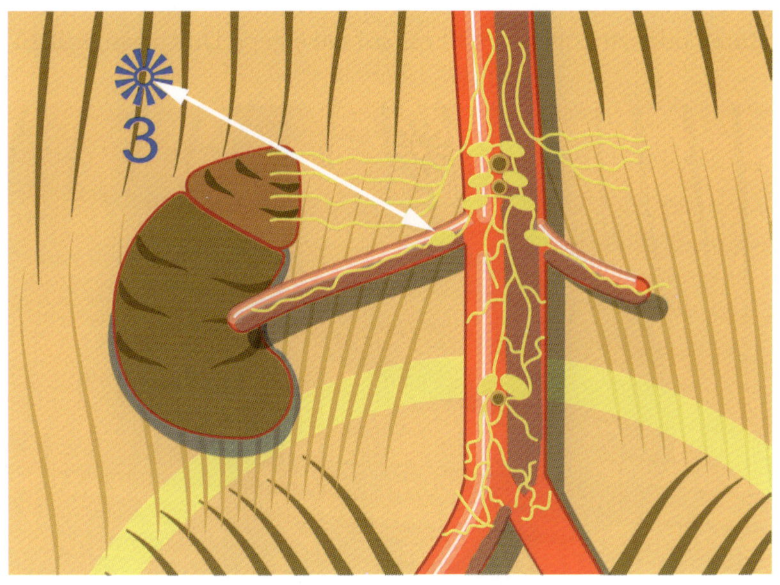

Abb. 32: Niere, Fulkrum

Durch den Kontakt des Fulkrums Nr. 3 mit dem Ganglion aorticorenale Nr. 4 entsteht ein neues Fulkrum Nr. 5.

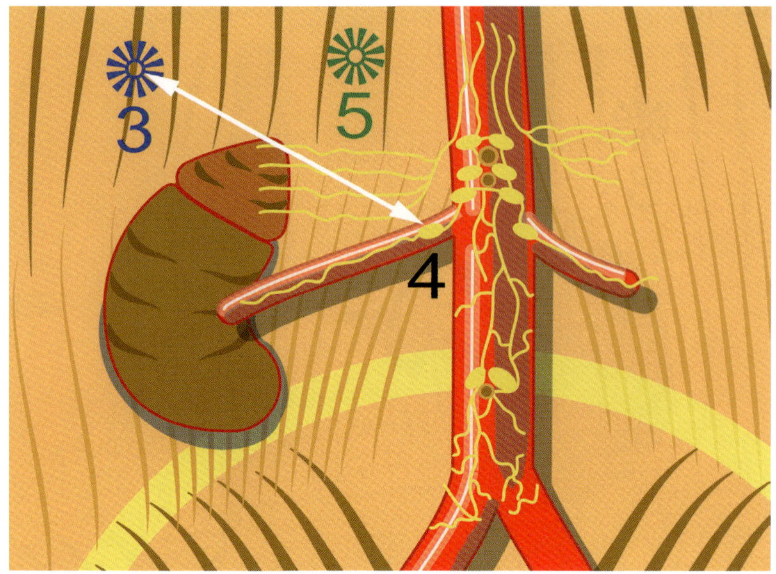

Abb. 33: Niere, Fulkrum, Ganglion und neues Fulkrum

Im neu entstandenen Fulkrum – Nr. 5 ist die Trinität der Versorgungs-, Verbindungs- und Steuerungsstrukturen vereint. Dadurch kann es zu einer verbesserten Durchblutung, einer ausgeglichenen Faszienspannung und einer gut regulierten neurovegetativen Steuerung kommen.

Wie beim ersten Fulkrum – Nr 3 – verschwindet meist die Wahrnehmung der darin verbundenen Strukturen. Wir brauchen nur das Fulkrum nicht zu verlieren, alles andere regelt der Körper des Patienten. Um ihn dabei nicht zu stören oder zu irritieren, hilft es, auf die eigene Durchlässigkeit zu achten.

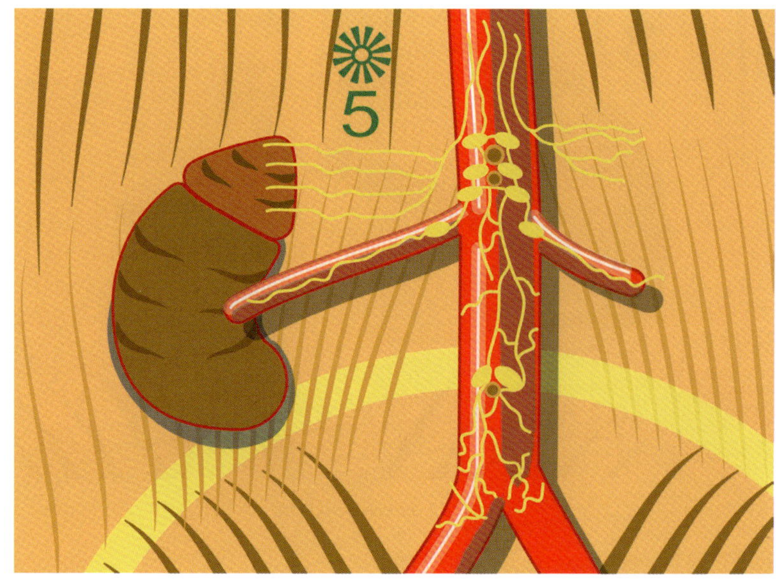

Abb. 34: Niere, Fulkrum

Kommt es dabei zu einer umfassenden Neuregulation, können wir das Phänomen der Potency erleben. Das Gewebe des Patienten:

- erwärmt sich (verbesserte Durchblutung)
- wird weicher, fließt auseinander
- fühlt sich vitaler an
- beim behandelten Organ findet eine Repositionierung statt
- Strukturen, die an der Kompensation der Unzulänglichkeiten beteiligt sind, lösen sich davon. Im Fall der Niere ist es häufig die Aorta
- zwischen der Niere und der Aorta können wir ein gegenläufiges Auf- und Absteigen spüren
- aus dem Körper des Patienten dürfen wir ein Öffnen spüren

Nicht immer sind alle Punkte bei der Reorganisation vorhanden.

6.3 Beispielhafte Behandlung der Nebenniere

Im Zusammenhang mit Stresspatienten ist die Nebenniere als hormoneller Stressmodulator von zentraler Bedeutung. Die Handhaltung ist ähnlich wie bei der Behandlung der Niere. Nur bleiben wir bei der Wahrnehmung über dem oberen Pol der Niere. Dort beobachten wir ein sehr schnelles Kreisen. Dies ist der Ausgangspunkt für die Behandlung der Nebenniere. Zur besseren Übersicht sind die Nerven gelb dargestellt.

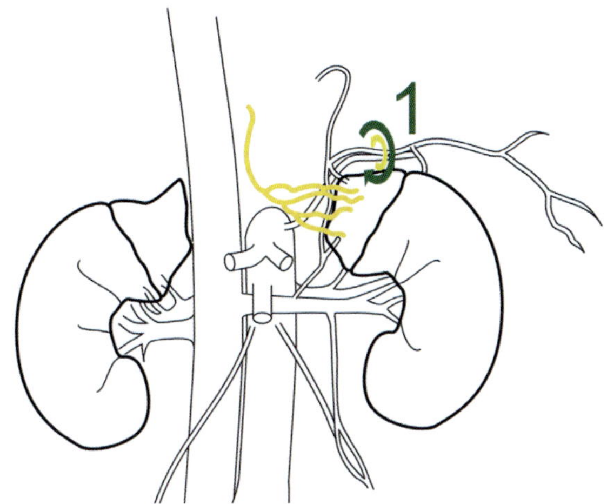

Abb. 35: Nebenniere, Strömungsdynamik Nebennierenarterien

Mit der Wahrnehmung der Arteriendynamik Nr. 1 nehmen wir mental Kontakt mit einer faszialen Struktur in der Nierenloge Nr. 2 auf. Es entsteht ein Fulkrum Nr. 3, mit dem wir in Kontakt mit der Arterie und der faszialen Struktur sind.

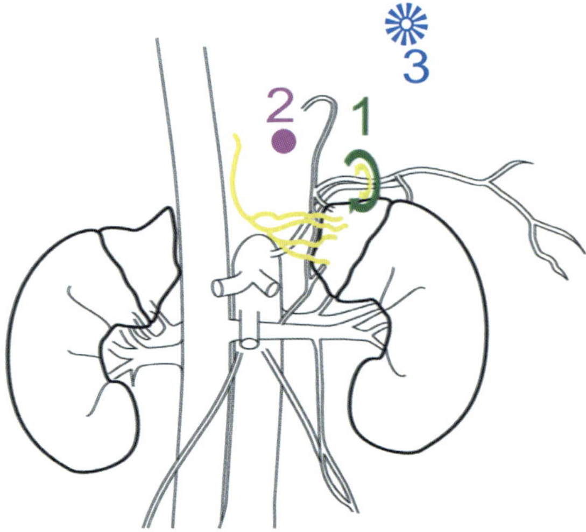

Abb. 36: Nebennieren, Arterien, Faszie und Fulkrum

Von diesem Fulkrum aus nehmen wir mentalen Kontakt zu einem Nerv des Grenzstrangs auf Höhe Th 10–12 (Nn. splanchnici) auf. Die Wahrnehmung der arteriellen Dynamik und der faszialen Struktur geht dabei meist verloren. Diese ist für den Behandlungserfolg auch nicht notwendig, da sie im Fulkrum vorhanden ist.

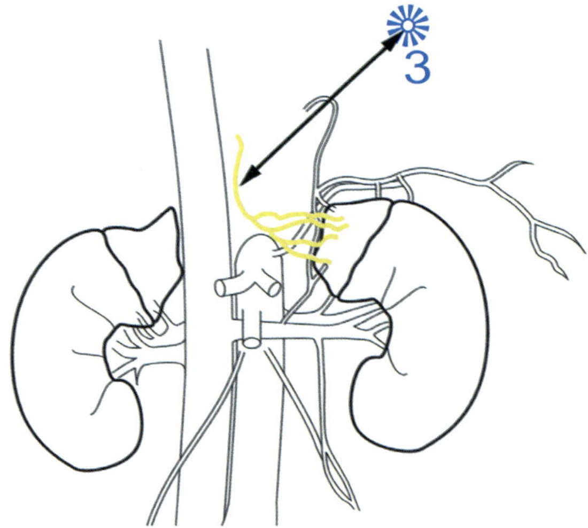

Abb. 37: Nebenniere, Fulkrum und Nerv

Durch den Kontakt des Fulkrums Nr. 3 mit einem Nerv des Grenzstranges auf Höhe Th 10–12 (Nn. splanchnici) – Nr. 4 entsteht ein neues Fulkrum Nr. 5.

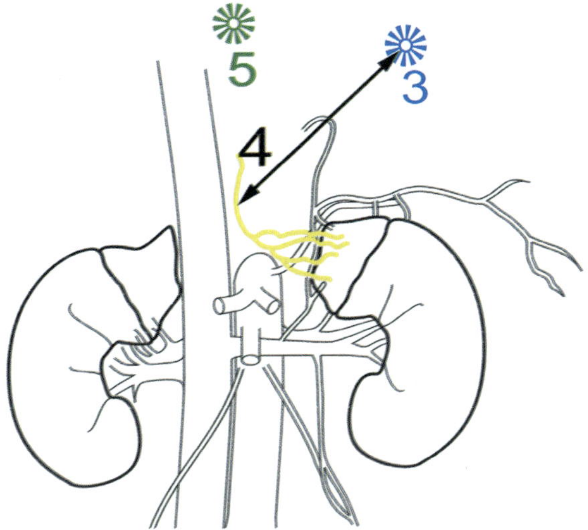

Abb. 38: Nebenniere, Fulkrum, Nerv und Fulkrum

Im neu entstandenen Fulkrum Nr. 5 ist die Trinität der Verbindungsstrukturen vereint. Dadurch kann es zu einer verbesserten Durchblutung, einer ausgeglichenen Faszienspannung und einer gut regulierten neurovegetativen Steuerung kommen.

Wie beim ersten Fulkrum Nr. 3 verschwindet meist die Wahrnehmung der darin verbundenen Strukturen. Wir brauchen nur das Fulkrum nicht zu verlieren, alles andere regelt der Körper des Patienten. Um ihn dabei nicht zu stören oder zu irritieren, hilft es, auf die eigene Durchlässigkeit zu achten.

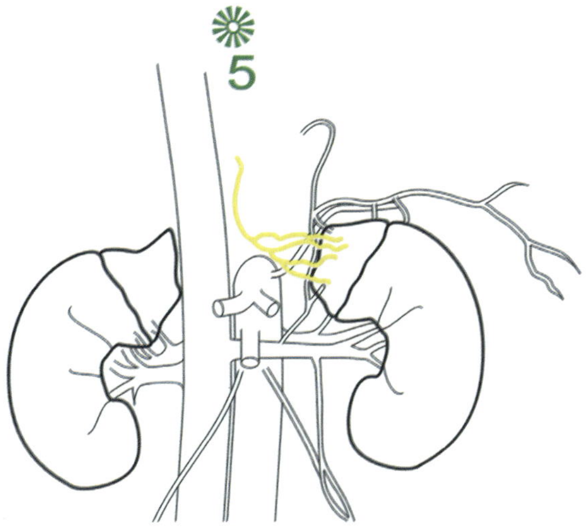

Abb. 39: Nebenniere, Fulkrum

Wie wir sehen, wiederholen sich die einzelnen Behandlungsschritte. Deshalb spreche ich bei der Stärkung der Homöostase von einem Behandlungsprinzip. Es kann überall dort eingesetzt werden, wo Gefäße, Faszien und Nerven gemeinsam für Stoffwechsel, Mechanik und Steuerung verantwortlich sind.

6.4 Beispielhafte Behandlung der Leber

Häufig starten wir bei der Behandlung der Leber mit der V. cava, Nr 1. Das Kreisen des venösen Blutes ist deutlich gemächlicher als das des arteriellen Blutes.

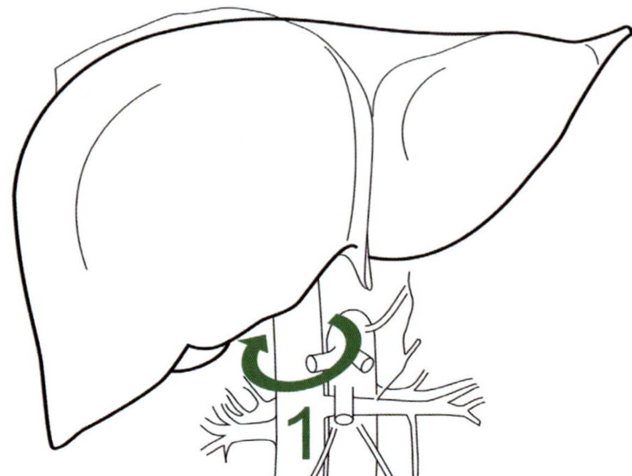

Abb. 40: Leber, V. cava inferior

Mit der Wahrnehmung der Venendynamik Nr. 1 nehmen wir mental Kontakt mit einer faszialen Struktur im Ligamentum coronaria Nr. 2 auf. Daraus entsteht ein Fulkrum Nr. 3, mit dem wir in Kontakt mit der Vene und der faszialen Struktur sind.

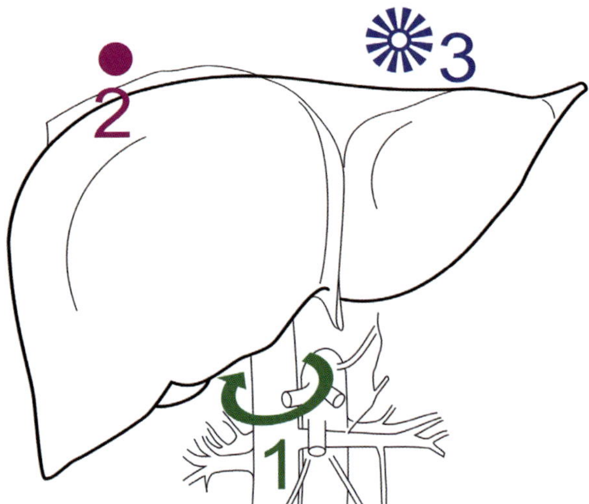

Abb. 41: Leber, V. cava inferior, Faszie und Fulkrum

Als neurologische Bezugspunkte eignen sich das Ganglion coeliacum oder die vegetativen Nerven Th6–Th9.

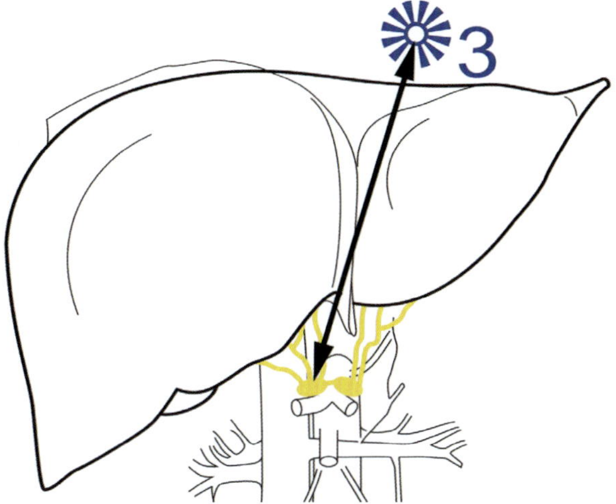

Abb. 42: Leber, Fulkrum und Ganglion

Durch den Kontakt des Fulkrums Nr. 3 mit dem Ganglion coeliacum Nr. 4 entsteht ein neues Fulkrum Nr. 5.

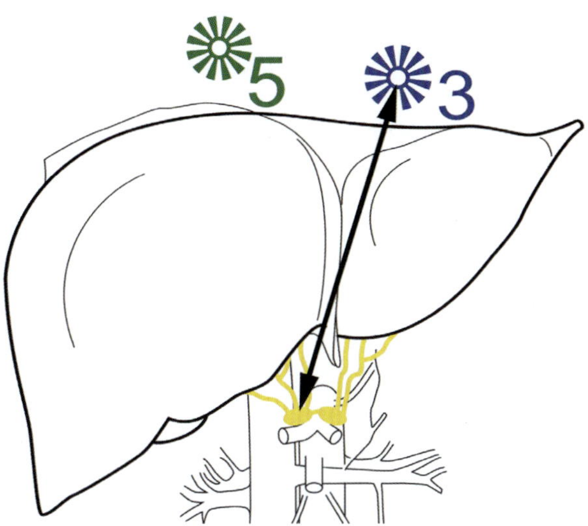

Abb. 43: Leber, Fulkrum, Ganglion und Fulkrum

Im neu entstandenen Fulkrum Nr. 5 ist die Trinität der Verbindungsstrukturen vereint. Dadurch kann es zu einer verbesserten Durchblutungssituation, einer ausgeglichenen Faszienspannung und einer gut regulierten neurovegetativen Steuerung kommen.

Wie schon beim ersten Fulkrum Nr. 3 verschwindet meist die Wahrnehmung der darin verbundenen Strukturen. Wir brauchen nur das Fulkrum nicht zu verlieren, alles andere regelt der Körper des Patienten. Um ihn dabei nicht zu stören oder zu irritieren, hilft es, auf die eigene Durchlässigkeit zu achten.

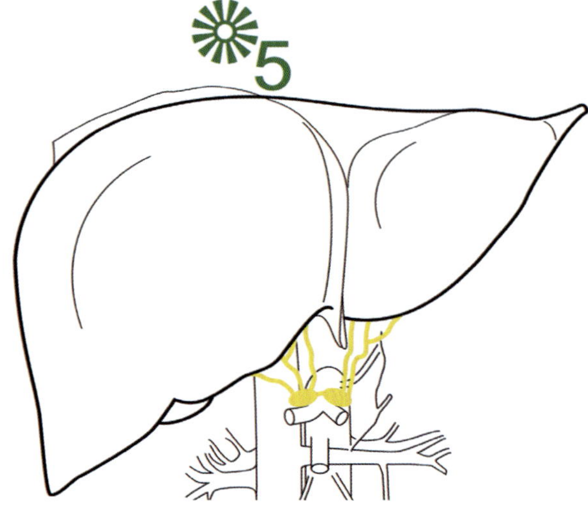

Abb. 44: Leber, Fulkrum

6.5 Weitere Möglichkeiten

Mit diesem Behandlungskonzept können Strukturen, Organe, Gelenke oder auch Körperregionen behandelt werden. Die Lunge eignet sich hervorragend für diese Art der Behandlung. Auch die Bronchien profitieren von einer solchen Behandlung. Wir können unsere Intuition für unsere Interventionen nutzen und mit dem Konzept experimentieren. Durch eine Balance über und für die Versorgungsstrukturen wird das System Mensch nicht mit einer Über-, Fehl- oder massiven Nebenreaktion reagieren.

Reaktion auf das Behandlungsprinzip

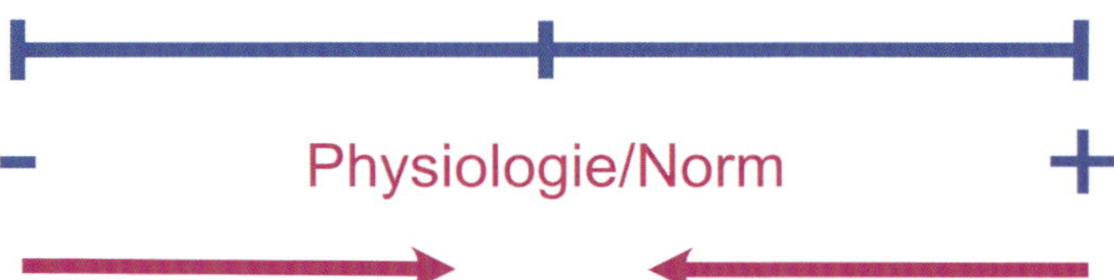

Das Schöne an dem Behandlungsprinzip von Stärkung der Homöostase ist, dass die Veränderung, die sich aus der Anwendung ergibt, in der Regel in der Physiologie des behandelten Organs stattfindet.

- Wenn zu viel Spannung in einer Struktur, einem Organ, einem Gelenk vorhanden ist, wird sie sich verringern. Ist zu wenig Spannung vorhanden, wird diese erhöht.
- Dasselbe gilt für die Blutzirkulation: Ein Überschuss an Blut wird reduziert und ein Mangel beseitigt.
- Eine überaktive neurovegetative Aktivierung wird beruhigt. Ein zu träges neurovegetatives Nervensystem wird aktiviert.

Wir brauchen uns keine allzu großen Sorgen zu machen, dass wir durch die Stärkung der Homöostase das System dazu bringen, die falsche Veränderung vorzunehmen.

7 Die praktische Umsetzung

7.1 Der gestresste Mensch

In unserer täglichen Praxis begegnen wir immer wieder dem gestressten Menschen. Getrieben von eigenen und fremden Ansprüchen, kämpft er mit der Bewältigung seiner Probleme. Dabei wird er von seinem Körper unterstützt. Das vegetative Nervensystem und das Hormonsystem bemühen sich um einen Ausgleich der Stresssituation. Inwieweit sich der Mensch bereits an der Grenze seiner Kompensationsfähigkeit befindet, kann mit Hilfe des Belastungsschemas im Buch Teil 1 „Dynamik der Gedanken“ unter 2.1 Es lohnt sich, sein Belastungsschema im Auge zu behalten

Belastung reduzieren oder/und Homöostase vergrößern

Der Mensch hat viele Möglichkeiten, auf Belastungen und deren Zunahme zu reagieren. Zum einen kann er versuchen, die Belastungen zu reduzieren – dies wird nicht immer gelingen, da er im beruflichen und privaten Bereich meist nur begrenzte Möglichkeiten hat, die Arbeitszeit zu reduzieren, den Arbeitsplatz zu wechseln, die familiäre Situation zu verbessern, ...

Die Vergrößerung der Homöostase ist eine weitere Möglichkeit, die belastende Situation zu kompensieren, um eine Lösung der Probleme zu erreichen. Zumindest wird die Belastung besser kompensiert und somit ertragen. Dies ist nachzulesen im Skript Teil 1 „Dynamik der Gedanken“ unter 2.1. Wie der Mensch selbst zur Erweiterung der Homöostase beitragen kann, ist dort ebenfalls nachzulesen.

Homöostase vergrößern aus therapeutischer Sicht

Eine gute Möglichkeit, mit der Homöostase in Kontakt zu treten und sie zu veranlassen, sich zu vergrößern, besteht darin, mit den Versorgungs-, Verbindungs- und Steuerungsstrukturen des Körpers zu arbeiten. Dies ist im Buch bereits im Kapitel 4 Stärkung der Homöostase beschrieben. Um den gestressten Menschen in seiner Belastungssituation zu verstehen, werfen wir einen Blick auf die sogenannten Stressachsen. Im Kapitel 9 – Behandlung der einzelnen Organe – finden sich Behandlungsvorschläge der einzelnen Protagionisten der Stressmediation. Dazu gehören das Gehirn (Hypothalamus und Hypophyse), die Schilddrüse, der Thymus und die Nebennieren.

7.2 Die Stressachsen

Steuerung der Stressreaktion über den Sympathikus und Stresshormone

Die Sinnesorgane lassen uns die Umgebung wahrnehmen und geben die Informationen an Großhirn und limbisches System weiter. Sollten diese als belastend, gefährlich oder gar bedrohlich bewertet werden, wird eine verstärkte Aktivität des Sympathikus ausgelöst. Daraus ergeben sich verschiedene Reaktionen in den Organen. Bestimmte Organe werden aktiviert, andere in ihren Aktivitäten gebremst.

Organe, die aktiviert werden, sind:
- Die Pupillen öffnen sich.
- Das Herz schlägt schneller.
- Die Bronchien öffnen sich.
- Die Leber stellt mehr Glykose über den verstärkten Glykogenabbau zu Verfügung.
- Nebennierenmark produziert mehr Adrenalin und Noradrenalin.

Dadurch ergeben sich weitere Stimulationen in System des Menschen. Diese stellen sich wie folgt dar:
- Die Steigerung der Herzleistung durch eine Kontraktion.
- Die Gefäße der Eingeweide verengen,
- Arterien der Skelettmuskulatur erweitern sich, obwohl auch dort sich die Arterien durch Alpha-Rezeptoren verengen. Daraus folgt ein verminderter Blutfluss. Als Antwort daraus resultiert über die Aktivierung von vasodilatatorischen Metaboliden (Produkte aus enzymatischen Reaktionen) im zweiten Schritt eine Steigerung des Blutflusses. Dadurch wird lokal, dort wo nötig der Stoffwechsel über ein größeres Blutangebot verbessert. Eine globale Erweiterung der Arterien der Skelettmuskulatur kann zu einem unpassenden Blutdruckabfall führen. „Fight or flight“ wäre in diesem Zustand schwer möglich.[46]
- Der Abbau des Glykogen in der Muskulatur und der Leber wird gefördert.
- Im Pankreas wird weniger Insulin produziert.

Organe die gebremst werden:
- Die Aktivierung der Geschlechtsorgane wird reduziert.
- Die Verdauungsaktivitäten werden verringert.

Die Stressachse des Vagus – Stress und Parasympathikus

Häufig wird die „Fight or Flight“-Reaktion nur mit der Aktivität des Sympathikus erklärt. Dies wird dem komplexen Geschehen in belastenden Situationen und Lebensphasen nicht gerecht. Auch wenn die Funktion des Parasympathikus gerne mit seiner Zuständigkeit für „rest and digest“ erklärt wird, ist das Zusammenspiel unter Stress wesentlich komplexer. Die so genannte „Konfirmandenblase“ vor Prüfungen, das „Lampenfieber“ oder auch das Magengeschwür durch vermehrte Magensäureproduktion resultieren aus einer Stressaktivierung des Parasympathikus. Die Organwahrnehmung über viszerosensible Nervenfasern lässt uns in diesen Zeiten häufig ein unangenehmes Bauchgefühl empfinden. Daran sind sowohl der Sympathikus als auch der Parasympathikus beteiligt.[47]

In der folgenden Tabelle finden sich aufgeteilt in Organ, Sympathikus und Parasympathikus die Auswirkungen der jeweiligen Aktivitäten.[48]

46 M. Trepel (2022), Neuroanatomie, 8. Auflage, S.308, Elsevier Verlag
47 M. Trepel (2022), Neuroanatomie, 8. Auflage, S.308, Elsevier Verlag
48 M. Trepel (2022), Neuroanatomie, 8. Auflage, S.309, Elsevier Verlag

Organ	Sympathikus	Parasympathikus
Auge	Pupillenerweiterung (M. dilatator pupillae)	Pupillenverengung (M. sphincter pupillae)
		Einstellung in der Nähe
Drüsen		
Tränendrüsen		Sekretionssteigerung
Schweißdrüsen	Sekretionssteigerung	
Speicheldrüsen	Sekretionsminderung	
Magendrüsen		Sekretionssteigerung
Darmdrüsen		Sekretionssteigerung
Nebennierenmark	Sekretion (Adrenalin und Noradrenalin)	
Herz		
Pulsfrequenz	Steigerung	Senkung
Erregungsgeschwindigkeit	Steigerung	Senkung
Kontraktionskraft	Steigerung	
Blutgefäße		
im Verdauungstrakt	Konstriktion	Dilatation
in der Skelettmuskulatur	Dilatation	
in der Haut	Konstriktion	
im Herz	Dilatation	
im Penis/in Klitoris		Dilatation
Lungen		
Bronchialmuskulatur	Dilatation	Konstriktion
Bronchialdrüsen	Sekretionsminderung	Sekretionssteigerung
Verdauungstrakt		
Motilität	Reduzierung der Peristaltik	Steigerung der Peristaltik
Sphinktermuskeln	Konstriktion	Dilatation
Leber	Glykogenhydrolyse-Steigerung	
Fettgewebe	Triglyzeridhydrolyse-Steigerung	
Bauchspeicheldrüse		
exokrin	Sekretionsminderung	Sekretionssteigerung
endokrin	Sekretionsminderung	Sekretionssteigerung

▶

Organ	Sympathikus	Parasympathikus
Harnblase		Kontraktion (M. detrusor vesicae, Wandmuskulatur)
	Kontraktion (M. sphinkter vesicae, Blasenverschluss)	
Beckenorgane		
schwanger	Kontraktion	
nicht schwanger	Relaxation	
Genitalien	Ejakulation	Erektion
Haut	Kontraktion (M. arrector pili)	

Das enterische Nervensystem

Eine weitere Instanz bzw. ein weiterer Akteur des vegetativen Nervensystems ist das enterische Nervensystem. Dieses steuert, modelliert durch Sympathikus und Parasympathikus, viele innere Organe. Auch ohne Sympathikus und Parasympathikus ist eine Steuerung durch das enterische Nervensystem in den Organen gewährleistet. Das Nervengeflecht in der Wand der Verdauungsorgane kann in drei Untergruppen eingeteilt werden:

- Plexus submucosa (Meisner) für die Sekretion
- Plexus myentericus (Auerbach) für die Motilität (Bewegung)
- Plexus subserosus

Dieses Nervengeflecht, das aus ca. 100 Millionen Neuronen besteht, wird oft als Bauchhirn bezeichnet. Mit dem Wissen, dass viele Nervenfasern des Nervensystems afferent sind, d.h. von den Organen zurück zum Gehirn verlaufen, können wir als Osteopathen und Kraniosakraltherapeuten darauf vertrauen, dass Interventionen in den Organen nicht nur lokal und regional, sondern global bis ins Gehirn Reaktionen und Veränderungen hervorrufen.

Auch hier beruht das menschliche System auf einer Dreifaltigkeit. Die Dreigliederung scheint ein immer wiederkehrender Weg zu sein, unsere Existenz stabil und anpassungsfähig zu halten. Siehe auch Kapitel 2 dieses Buches.

7.3 Hypothalamus und hormonelle Steuerung

Der Hypothalamus kann als Stressmodulator betrachtet werden. Er aktiviert einerseits den Sympathikus über elektrische Impulse und andererseits chemisch über Hormone. Dieses Steuerungskonzept kann auf verschiedenen Ebenen verfolgt und erklärt werden:

- **Hypothalamus-Hypophysen-Schilddrüsen-Achse (HHS-Achse)**
- **Hypothalamus-Hypophysen-Nebennierenrinden-Achse (HHN-Achse)**
- **Hypothalamus-Hypophysen-Achse**

Die vom Hypothalamus ausgeschütteten Hormone sind Freisetzungshormone. Diese veranlassen die Hypophyse, ebenfalls Hormone zu produzieren, die bestimmte Hormondrüsen zur Produktion ihrer Hormone anregen. Diese Hormone stimulieren die Zielorgane, hemmen aber gleichzeitig Hypophyse und Hypothalamus. So wird eine überschießende Stressreaktion verhindert. Leider ist dies nicht immer der Fall, da der Mensch nicht immer in der Lage ist, gegenzusteuern.

Hormonkaskade der Hypothalamus-Hypophysen-Schilddrüsen-Achse (HHS-Achse):
Hypothalamus → Thyreotropin-Relasing-Hormon (TRH) → Hypophyse → Thyreotropin (TSH) → Schilddrüse → Thyroxin

Thyroxin fördert langfristig den oxidativen Stoffwechsel (Halbwertszeit 6 Tage), erhöht die Körpertemperatur und stimuliert den Sympathikus.

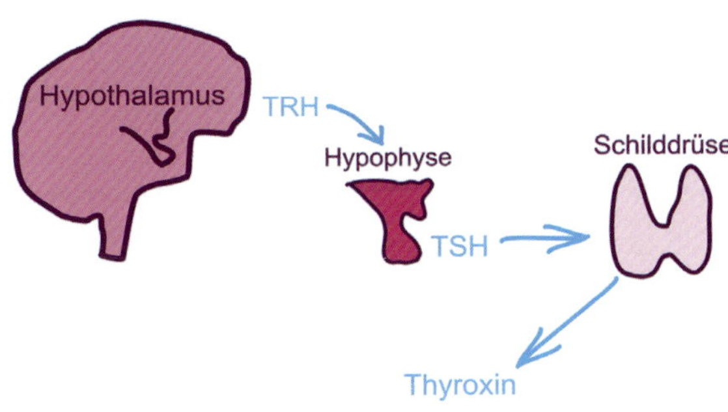

Abb. 45: HHS-Achse

Hormonkaskade der Hypothalamus-Hypophysen-Nebennierenrinden-Achse (HHN-Achse):
Hypothalamus → Corticotropin-Relaeasing-Hormon (CRH) → Hypophyse → Adrenocoticotropes Hormon **(ACTH) → Nebennierenrinde → Cortisol**

Cortisol aktiviert den Abbau von Glykogen in der Muskulatur, sorgt für die Neubildung von Glukose in der Leber und hemmt die Ausschüttung von Hormonen des Hypothalamus und der Hypophyse.

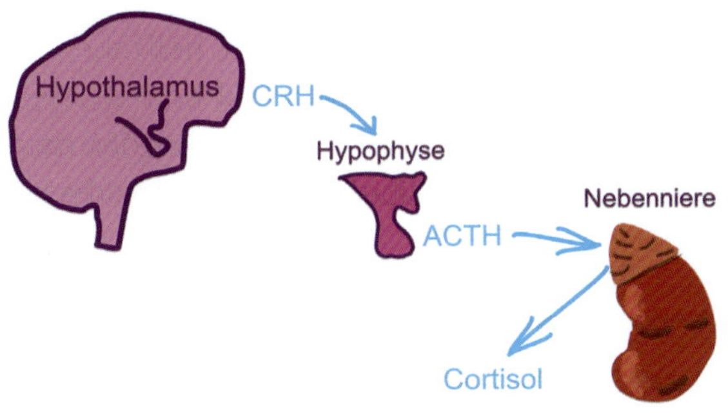

Abb. 46: HHN-Achse

Hypothalamus-Hypophysen-Achse

Die Hypophyse selbst produziert weitere Hormone, die ohne weitere Zwischenschritte im Körper zur Stressbewältigung zur Verfügung stehen.

7.4 Weitere Stressachsen

Die oben genannten Mechanismen entsprechen dem klassischen medizinischen Verständnis, wie der Mensch auf Stress reagiert. Die Vorgänge im Körper sind sicherlich wesentlich differenzierter als hier beschrieben. Für ein erstes Verständnis zum Thema Stress sollte diese Darstellung jedoch ausreichen.

Zusammenarbeit der Systeme

Für unsere osteopathische Arbeit ist die Zusammenarbeit der verschiedenen menschlichen Systeme von großer Bedeutung. Das kranio-sakrale, das viszerale und das parietale System unterstützen sich gegenseitig bei der Stressbewältigung. Um die psychoemotionalen Qualitäten der Organe kennen zu lernen, werden wir uns allgemeiner Ausdrücke bedienen.

Psyche und Organe

Die empirischen Feststellungen der Menschen zu den Belastungen finden sich in bekannten Redewendungen wieder. Es lohnt sich, sie genauer zu analysieren. So gibt es Ereignisse, die uns

- auf den Magen schlagen
- unter die Haut gehen
- an die Nieren gehen
- die Läuse über die Leber laufen lassen
- die Galle überlaufen lassen
- im Nacken sitzen
- das Kreuz brechen
- das Herz brechen
- ...

Diese Wahrnehmungen sind gut beobachtet und weisen auf Belastungen hin, die sich auf ganz unterschiedliche Weise auf unsere Organe auswirken. In der Regel handelt es sich um Funktionsstörungen, die bei längerem Bestehen auch zu Organschäden führen können. Die Psychosomatik ist ein normaler Bestandteil unserer Körperfunktionen. So können Überlastungen erkannt und bei richtiger Interpretation auch nachhaltig behoben werden.

So weiß man beispielsweise, dass Stress einen erhöhten GGT-Wert verursachen, eine Gastritis begünstigen oder arbeitsbedingter Stress zu Schmerzen im Bewegungsapparat führen kann.

Welcher Stress?

Es lohnt sich, bei der Anamnese des Patienten genau hinzuhören, wenn es um Stress und viszerale Belastungen geht. In welchen Organen oder Organsystemen spiegelt sich die Überlastung wider? Sehr oft finden wir bei der Palpation entsprechende Somatisierungen mit auffälligem Ausdruck in einem oder mehreren Organen.

7.5 Ausflug in die Fernöstliche Medizin

Im asiatischen Raum werden Somatisierungen in der Regel in einem anderen Kontext gesehen. Das dualistische System von Körper und Geist als strikt getrennte Ebenen findet hier weniger Anwendung in Erklärungsmodellen zur Entstehung von Krankheiten.[49] Die chinesische Medizin geht von sogenannten Funktionskreisen aus, die sich in den Meridianen widerspiegeln.

Eine Bemerkung am Rande:

Die Meridiane stehen vermutlich in enger Beziehung zu den Faszien. Vergleicht man die Topographie wichtiger Faszienstränge mit denen der Meridiane, so ergeben sich große Übereinstimmungen. In einer Studie aus dem Jahr 2002 wurde eine 80 %ige Übereinstimmung zwischen der Lage der Akupunkturpunkte und der Lage der intermuskulären oder intramuskulären Bindegewebsebenen festgestellt.[50]

Die Funktionskreise umfassen die Organe, deren Funktion im stofflichen Bereich, aber auch deren Aufgaben im seelischen Bereich. Sie finden sich auch in den Meridianaufstellungen der psycho-mentalen Komponenten wieder.

7.6 Organe und ihre psychischen Komponenten

Hier eine kleine Auflistung der emotionalen Faktoren der Organe; in der unten angeführten Studie wurden die mentalen Organzuordnungen überprüft und weiter differenziert.

Emotionale Faktoren	Yin-Organe	Yang-Organe
Zorn, Wut	Leber	Gallenblase
Erregung, Freude	Herz	Dünndarm
Grübeln, Sorge	Milz, Pankreas	Magen
Traurigkeit, Depression	Lunge	Dickdarm
Angst, Schreck	Nieren	Blase

Hinzu kommt noch der Funktionskreis „Kreislauf (Yin) und 3-fache Erwärmer (Yang)“.

49 Hinton D. und Hinton S., „Panic disorder, somatization, and the new cross-cultural psychiatry: the seven bodies of a medical anthropology of panic,“ Culture, Medicine and Psychiatry, vol. 26, no. 2, pp. 155-178, 2002

50 Langevine, H.M., Yandow, J.A., The Anatomical Record (2002) – Relationship of acupuncture points and meridians to connective tissue planes

In einer neuen Studie aus dem Jahr 2023 wurde untersucht, welche Organe bei Patienten mit verschiedenen Emotionen in Verbindung gebracht werden.[51] Die TCM betrachtet psychische Störungen unter drei Aspekten: Erkennung, Manifestation und Reaktion. Diese Kombination ist wichtig, da die TCM psychische Störungen als Ergebnis einer Disharmonie zwischen somatischer und/oder geistiger Existenz betrachtet. Bei Depressionen beispielsweise geht die TCM davon aus, dass sie durch ein Ungleichgewicht verschiedener Organe und des Qi verursacht werden. Psychische Störungen werden in der TCM-Literatur seit langem erwähnt.

Die Theorien des Huangdi Neijing (HDNJ) sind die Grundlage der alten chinesischen medizinischen Psychologie. Sie beschreiben die Auswirkungen von Emotionen auf die körperliche und geistige Gesundheit.[52]

Anschließend wurden die Symptombeschreibungen der psychischen Störungen auf der Grundlage der TCM-Lehre gesammelt. Die gesammelten Daten der Patienten und deren Beschreibungen wurden den verschiedenen Symptomen der psychischen und viszeralen Störungen den Organen zugeordnet. Die gesammelten Daten enthielten verschiedene Gruppen von Textstellen, die sich auf verschiedene kategoriale psychische Störungssymptome in Bezug auf die sieben Organe Leber, Herz, Milz, Lunge, Niere, Magen und Gallenblase bezogen. Der Dünndarm, der Dickdarm, die Harnblase und das Tripelorgan wurden nicht oder zu selten genannt, um berücksichtigt zu werden. Als Beispiel für die Logik, die der Betrachtung des Menschen durch die TCM innewohnt, wurde in der Studie die folgende Idee verwendet: *„Die Leber speichert das Blut, und das Blut beherbergt die feinstoffliche Seele. Die Leere der Leber-Lebensenergie (Qi) erzeugt Angst, während Überfluss Zorn erzeugt."* Ich denke, wir begegnen diesem Phänomen in unserer täglichen Arbeit immer wieder. Die Auswertung der gesammelten Daten lässt den Schluss zu, dass bei psychischen Störungen oft mehrere Organe gleichzeitig beteiligt sind. Auch hier sind die Zusammenhänge umfassender als in der häufig verwendeten Tabelle zu Beginn dieses Kapitels.

Nachfolgend Kreisdiagramme der Auswertungen der Studie. Die Erläuterungen unter den Kreisdiagrammen stammen aus der Studie.

51 Wan-Ling Lin, Yu-Chi Liang, Kuo-Hsuan Chung, Ping-Ho Chen and Yung-Chun Chang, Using Text Mining and Data Visualization Approaches for Investigating Mental Illness from the Perspective of Traditional Chinese Medicine, 2023

52 Eines der ältesten Standartwerke der chinesischen Medizin – „Die Medizin des Gelben Kaisers" besteht aus 2 Teilen und 18 Bänden. Ist wurde von der UNESCO in die Liste der Weltdokumentenerbes aufgenommen

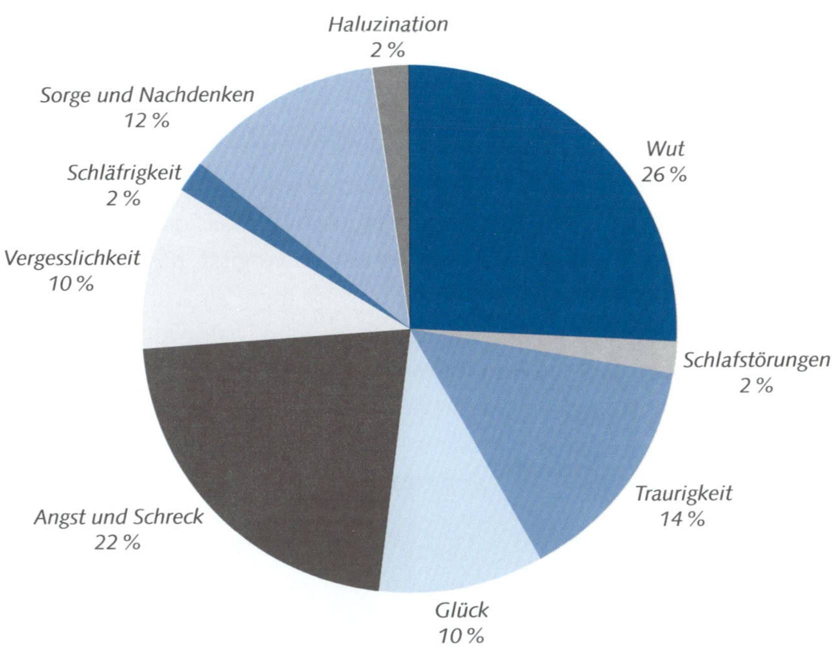

Abb. 47: Herz und Emotion

Die große Beteiligung des Herzens an den verschiedenen Emotionen zeigt, wie wichtig es für unsere Gefühle ist.

Hier das Erklärungsmodell der Studie:
In der klassischen Medizin ist das Herz ein Organ, das das Blut durch den Körper pumpt und die Körperfunktionen mit Sauerstoff und Nährstoffen versorgt. In der TCM hingegen ist das Herz für die Regulierung der mentalen Aktivitäten verantwortlich.[53, 54, 55] Die TCM betrachtet das Herz als Kontrollorgan für den Blutkreislauf, die Regulierung der Blutgefäße und als Speicher des Geistes, der das Bewusstsein und andere kognitive Funktionen ausübt. Das in Kapitel 3 erwähnte Broken-Heart-Syndrom (Takotsubo-Syndrom)[56, 57] ist ein gutes Beispiel dafür, wie sich Emotionen in Organen und umgekehrt Organe auf die Psyche auswirken. Diese Störung, die erst in den 1990er Jahren als eigenständige Krankheit beschrieben wurde, war in der jahrtausendealten TCM ein bekanntes Phänomen und tritt als natürliche Reaktion auf außergewöhnliche seelische und körperliche Belastungen auf. Immer wieder scheint es, dass die klassische Medizin mit ihren Möglichkeiten, Krankheiten ganzheitlich zu erfassen, der oft belächelten Komplementärmedizin hinterherhinkt. In der Studie von Azar Radfar at all wurde untersucht, welchen

53 Giovanni, M. (1989) The Foundations of Chinese Medicine: A Comprehensive Text for Acupuncturists and Herbalists; Churchill Livingstone: Edinburgh, UK; pp. 219–268

54 Zhan (2004) g, G.X. Analysis of TCM thermoregulation mechanism. *Fujian Tradit. Chin. Med.*, 35, 42–43

55 Yue, G.X.; Chen, J.X.; Wang, Z.F. (2005) The role of Heart, Kidney and Liver in stress reaction based on TCM Liaoning. *J. Tradit. Chin. Med., 32,* 528–530

56 Catecholamine-Dependent β-Adrenergic Signaling in a Pluripotent Stem Cell Model of Takotsubo Cardiomyopathy –Thomas Borchert, Daniela Hübscher, Celina I Guessoum, Tuan-Dinh D Lam, Jelena R Ghadri, Isabel N Schellinger, Malte Tibu rcy, Norman Y Liaw, Yun Li, Jan Haas, Samuel Sossalla, Mia A Huber, Lukas Cyganek , Claudius Jacobshagen , Ralf Dressel, Uwe Raaz , Viacheslav O Nikolaev, Kaomei Guan, Holger Thiele, Benjamin Meder, Bernd Wollnik, Wolfram-Hubertus Zimmermann, Thomas F Lüscher, Gerd Hasenfuss, Christian Templin, Katrin Streckfuss-Bömeke.

57 Azar Radfar†, Shady Abohashem†, Michael T. Osborne, Ying Wang, Tawseef Dar, Malek Z. O. Hassan, Ahmed Ghoneem, Nicki Naddaf,Tomas Patrich, Taimur Abbasi, Hadil Zureigat, James Jaffer, Parastou Ghazi, James A.Scott, Lisa M. Shin, Roger K. Pitman, Tomas G. Neilan, Malissa J. Wood1 and Ahmed Tawakol (2021): Stress-associated neurobiological activity associates with the risk for and timing of subsequent Takotsubo syndrome. European Heart Journal (2021)

Einfluss eine erhöhte Aktivität der Amygdala auf die Entstehung des Broken-Heart-Syndroms hat. Zusätzlich besteht bei den Betroffenen ein erhöhtes Krebsrisiko.

Die Möglichkeiten, empirisch festgestellte Zusammenhänge zu untersuchen, sollten in der medizinischen Forschung mehr Gewicht erhalten. Die naturwissenschaftliche Forschung dringt immer tiefer in das System Mensch ein, verliert sich aber gerne im Detail und vergisst, dass das, was sie feststellt, eine Auswirkung des Ganzen und eine Reaktion darauf ist. Es wäre mehr als wünschenswert und notwendig, dass sich die medizinischen Lager füreinander öffnen und in einen Dialog auf Augenhöhe eintreten. Dies kann für alle Beteiligten sehr befruchtend und für die Patienten hilfreich sein.

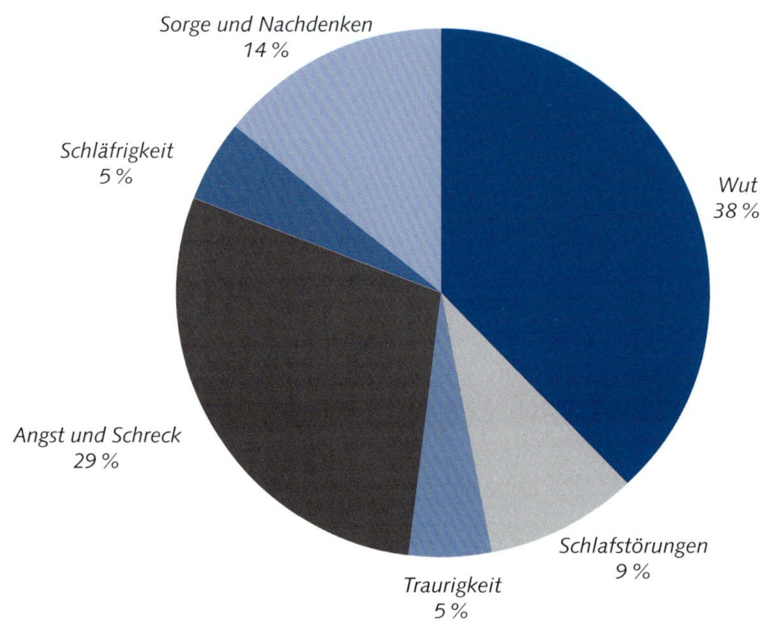

Abb. 48: Leber und Emotion

Interessant ist, dass die Leber in vielen Beschreibungen mit den Gefühlen Angst, Schrecken und Zorn in Verbindung gebracht wird. In der TCM ist die Leber für die Verteilung in allen Depots und Palästen (Organen, Anm. d. Verf.) verantwortlich, einschließlich des reibungslosen Flusses von Lebensenergie, Blut und Flüssigkeiten in alle Richtungen des Körpers. Deshalb entstehen Krankheiten, wenn Emotionen, insbesondere Wut, Angst und Schrecken, zu intensiv sind oder zu lange andauern. Diese übermäßig intensiven oder lang anhaltenden Emotionen sind Risikofaktoren für eine Störung der Lebensenergie, die das Gleichgewicht von Yin und Yang in den entsprechenden Organen stört und schließlich zu verschiedenen Krankheiten führt.

In der westlichen Medizin spielt die Leber eine wichtige Rolle bei der Verdauung, dem Stoffwechsel, der Entgiftung und der Produktion von Gallenflüssigkeit. Einige Studien haben gezeigt, dass die Leber wahrscheinlich mit dem neuroendokrinen System bei Depressionen in Verbindung steht.[58, 59] Manie wird mit Leber und Lunge in Verbindung gebracht. Der umgekehrte Fluss der Lebensenergie ist die allgemeine Ursache der Manie.

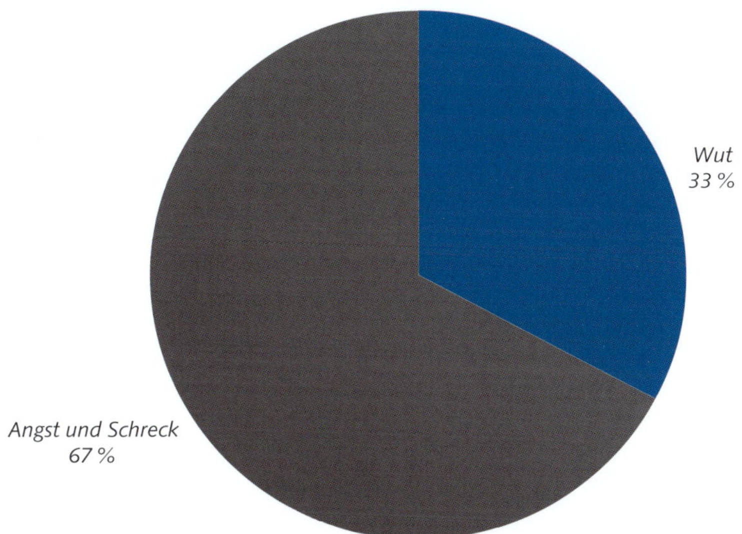

Abb. 49: Gallenblase und Emotion

Darüber hinaus scheint die Gallenblase eine hohe Spezifität für Angst und Wut zu haben. Leber und Gallenblase scheinen stark mit diesen beiden psychischen Störungen assoziiert zu sein.

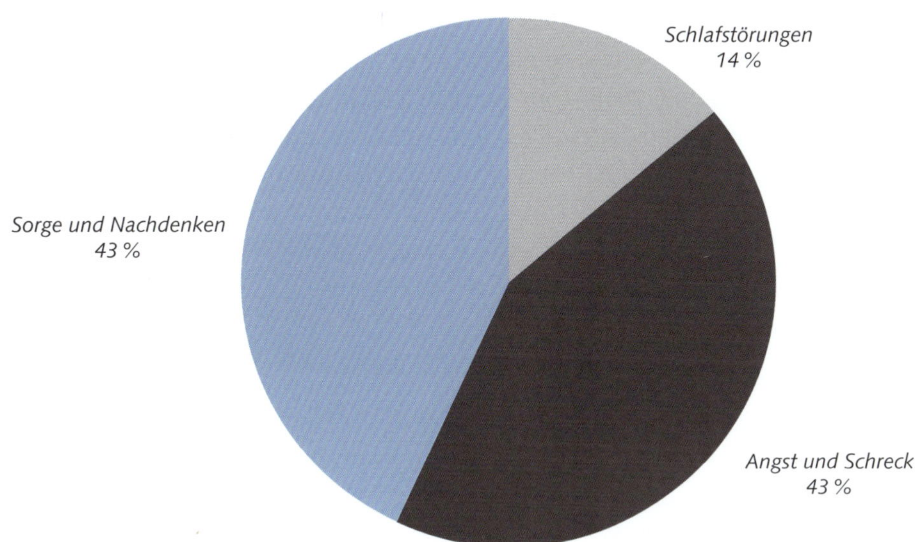

Abb. 50: Milz und Emotion

58 Li, J.B.; Wang, Y.H. (1985) Characteristics of autonomic dysfunction in patients with liver depression and spleen deficiency syndrome. J. Hunan Med. Univ., 1, 18

59 Yue, W.H.; Tian, X.M. (1985) The mechanism of anger and its damage of liver. J. Med. Philos., 16, 481–483

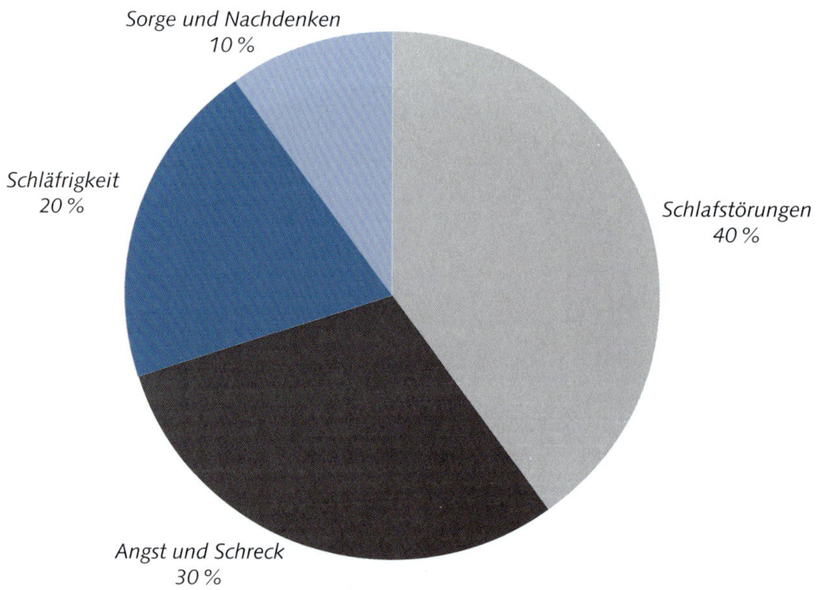

Abb. 51: Magen und Emotion

Laut HDNJ sind Milz und Magen stark mit Schlafstörungen verbunden. Neuere Studien haben gezeigt, dass viele Magen-Darm-Erkrankungen zu schlechtem Schlaf führen können,[60, 61, 62] und Zytokine wie Interleukin-1 und Interleukin-6[63, 64, 65] werden mit Schlafstörungen in Verbindung gebracht. Die Interaktion zwischen Gehirn und Gastrointestinaltrakt ist wichtig für die Regulation des Verdauungstraktes und die Funktion des Magen-Darm-Traktes.

Tierversuche haben auch gezeigt, dass das scheinbar unbedeutende Mikrobiom und nicht verwandte Organe wie Darm und Gehirn über die Darm-Hirn-Achse miteinander verbunden sein können[66, 67] und die Stimmung von Mäusen beeinflussen, indem sie angst- oder depressionsähnliche Symptome hervorrufen.[68] Schlafstörungen stehen in engem Zusammenhang mit der psychischen Gesundheit.

---

60 Santos, R.V.; Tufik, S.; De Mello, M.T. (2007) Exercise, sleep and cytokines: Is there a relation? Sleep Med. Rev., 11, 231–239

61 Vgontzas, A.; Tan, T.; Bixler, E.; Martin, L.; Shubert, D.; Kales, A. Sleep (1994) apnea and sleep disruption in obese patients. Arch. Intern. Med., 154, 1705–1711

62 Vgontzas, A.; Bixler, E.; Lin, H.; Prolo, P.; Trakada, G.; Chrousos, G. (2005) IL-6 and its circadian secretion in humans. Neuroimmunomodulation, 12, 131–140

63 Santos, R.V.; Tufik, S.; De Mello, M.T. (2007) Exercise, sleep and cytokines: Is there a relation? Sleep Med. Rev., 11, 231–239

64 Rieder, F.; Cheng, L.; Harnett, K.M.; Chak, A.; Cooper, G.S.; Isenberg, G.; Ray, M.; Katz, J.A.; Catanzaro, A.; O'Shea, R.; et al. Gastroesophageal Reflux Disease–Associated Esophagitis Induces Endogenous Cytokine Production Leading to Motor Abnor-malities. Gastroenterology 2007, 132, 154–165

65 Rieder, F.; Biancani, P.; Harnett, K.; Yerian, L.; Falk, G. Inflammatory mediators in gastroesophageal reflux disease: Impact on esophageal motility, fibrosis, and carcinogenesis. Am. J. Physiol. Gastrointest. Liver Physiol. 2010, 298, G571–G581.

66 Rieder, F.; Biancani, P.; Harnett, K.; Yerian, L.; Falk, G. Inflammatory mediators in gastroesophageal reflux disease: Impact on esophageal motility, fibrosis, and carcinogenesis. Am. J. Physiol. Gastrointest. Liver Physiol. 2010, 298, G571–G581.

67 Carabotti, M.; Scirocco, A.; Maselli, M.A.; Severi, C. (2015) The gut-brain axis: Interactions between enteric microbiota, central and enteric nervous systems. Ann. Gastroenterol., 28, 203–209

68 Foster, J.A.; Neufeld, K.A.M. (2013) Gut–brain axis: How the microbiome influences anxiety and depression. Trends Neurosci. 2013, 36, 305–312

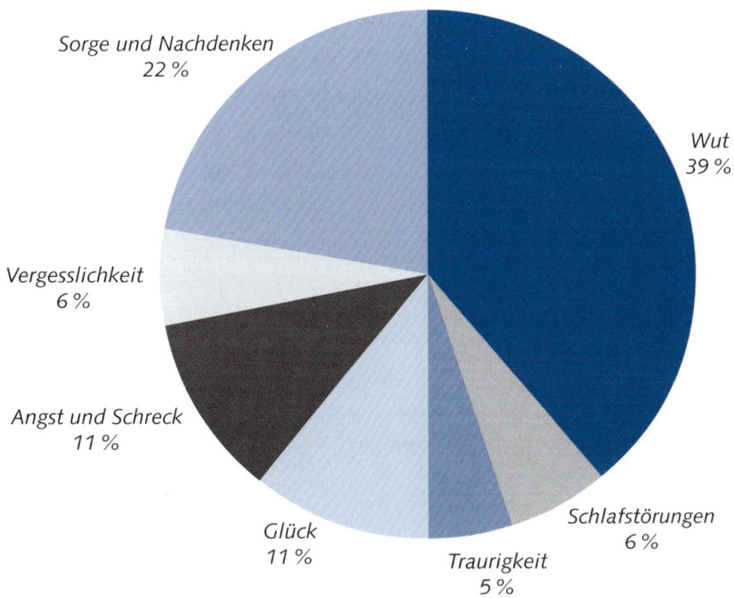

Abb. 52: Lunge und Emotion

Wut ist stark mit Lunge und Leber verbunden. Manie kann aus einem umgekehrten Fluss der Lebensenergie resultieren. Frustration, Sorge und Gedankenkreisen sind ebenfalls mit Milz und Leber verbunden. Aber auch Glück wird mit der Lunge in Verbindung gebracht, in Kombination mit der Beteiligung des Herzens.

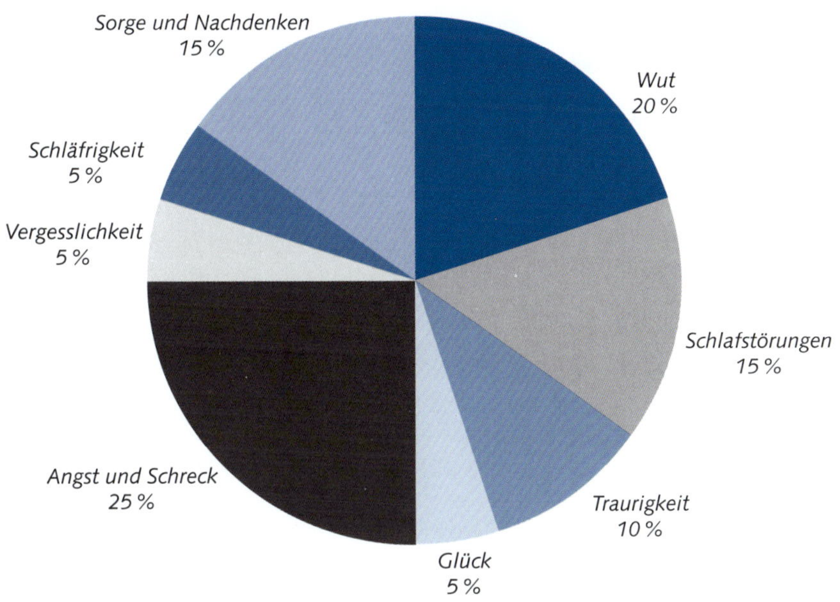

Abb. 53: Niere und Emotion

Angst und Schrecken treten häufig auf und sind stark mit Leber, Niere, Herz und Gallenblase assoziiert. Die Niere ist mit vielen verschiedenen Gefühlen verbunden (8). Ebenso das Herz (9), die Lunge (7) und die Leber (6).

Psychische Störungen sind eher mit mehreren Organen als mit einem einzelnen verknüpft (z. B. kann Ärger die Lunge (39 %), die Leber (38 %), die Gallenblase (33 %), das Herz (26 %) und die Nieren (20 %) beeinträchtigen). Dies ermutigt Kliniker, die gegenseitige Beeinflussung verschiedener Organe bei der Behandlung psychischer Störungen zu berücksichtigen, so die Studie, die 2023 veröffentlicht wurde. Das deckt sich sehr gut mit den Erfahrungen, die ich mit meinen Patienten mache. Selten gibt es nur ein Organ, das sich auffällig verhält. Die Organe oder Organsysteme unterstützen oder belasten sich gegenseitig. Es ist ein Wechselspiel von Dysfunktion, Kompensation und Regeneration. In diesem Feld bewegt sich auch unsere Psyche (siehe auch Kapitel 2 – Das Belastungsschema).

Eine koreanische Studie aus dem Jahr 2017[69] untersuchte die Interaktion zwischen Körper und Geist aus der Sicht der ostasiatischen Medizin. Dabei wurden alte Schriften nach Emotionen und Organverbindungen durchsucht und mit der tf-idf-Methode (Term Frequenzy Inverse Document) auf Gewichtung untersucht. Die Ergebnisse ähneln denen der Studie von 2023, wie in der folgenden Grafik zu sehen ist.

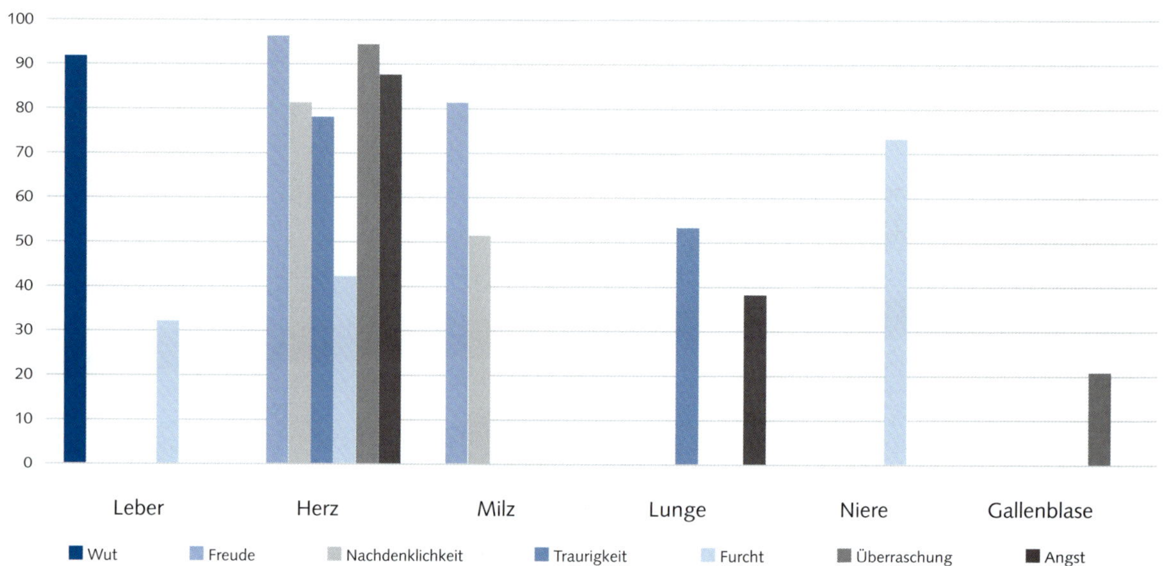

Abb. 54: Organe und Emotion

69 Ye-Seul Lee, Yeonhee Ryu, Won-Mo Jung, Jungjoo Kim, Taehyung Lee and Younbyoung Chae, Understanding Mind-Body Interaction from the Perspective of East Asian Medicine (2017), Hindawi Evidence-Based Complementary and Alternative Medicine

Dieselben Daten mit gewechselten x- und y-Achsen.

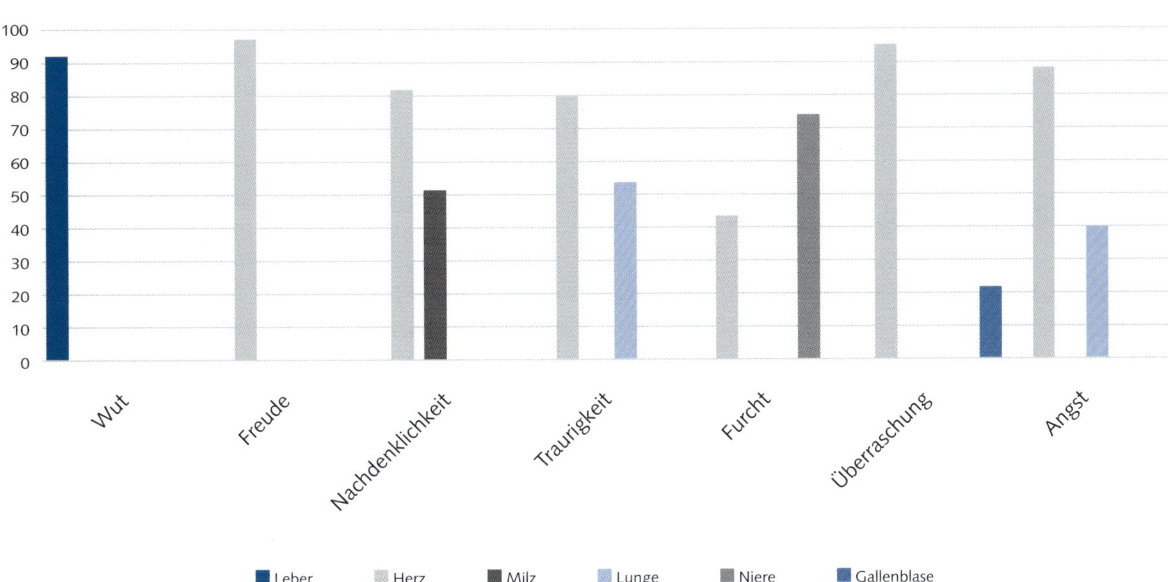

Abb. 55: Emotion und Organe

Beide Studien weisen Gemeinsamkeiten, aber auch Unterschiede auf. Wir sollten also nicht stur einem bestimmten Schema folgen, sondern individuell nach der Logik suchen, die hinter den mehr oder weniger komplexen Stresssymptomen und -beschwerden steckt. Dabei kann die TCM bzw. die fernöstliche Medizin eine gute Hilfe sein. Es empfiehlt sich, immer wieder über den Tellerrand zu schauen. Es gibt viel zu entdecken!

Das Buch Psychosomatik in der Chinesischen Medizin von Klaus-Dieter Platsch ist ein Standardwerk in der TCM und bietet viele Aspekte, die wir in unserer Arbeit gut nutzen können.[70]

70 Klaus-Dieter Platsch, Psychosomatik in der chinesischen Medizin, Elsevier Verlag, 2005

8 Behandlungsprinzipien

Nun können wir die Theorien, Überlegungen, Befunde, Erkenntnisse und Behandlungsansätze auf den „gestressten" psychosomatischen Patienten übertragen.

8.1 Anamnese und Anamnese-Uhr

Am Anfang sollte natürlich eine strukturierte Anamnese stehen. Die psychisch-emotionale Komponente darf dabei nicht außer Acht gelassen werden. Der Patient erwartet von uns, dass wir seine Beschwerden lindern oder beseitigen. Er hat auch ein Recht darauf, die Hintergründe seines Zustandes zu erfahren. Dies hilft ihm, seine Gewohnheiten leichter zu ändern und so seine Heilung zu ermöglichen.

Schon während meiner Osteopathie-Ausbildung habe ich die Anamnese-Uhr entwickelt. Sie hat mir geholfen, die praktische Prüfung gut zu bestehen. Sie hat den Vorteil, dass sie keinen Anfang und kein Ende hat und somit keine Wertigkeit vorgibt. Sie ist nur ein Angebot und jeder kann natürlich seine gewohnten Schemata verwenden.

Aber auch die psychisch-emotionale Komponente darf nicht vergessen werden. Man wird feststellen, dass es den Patienten meist gar nicht so unangenehm ist, nach ihrer Lebenssituation gefragt zu werden.

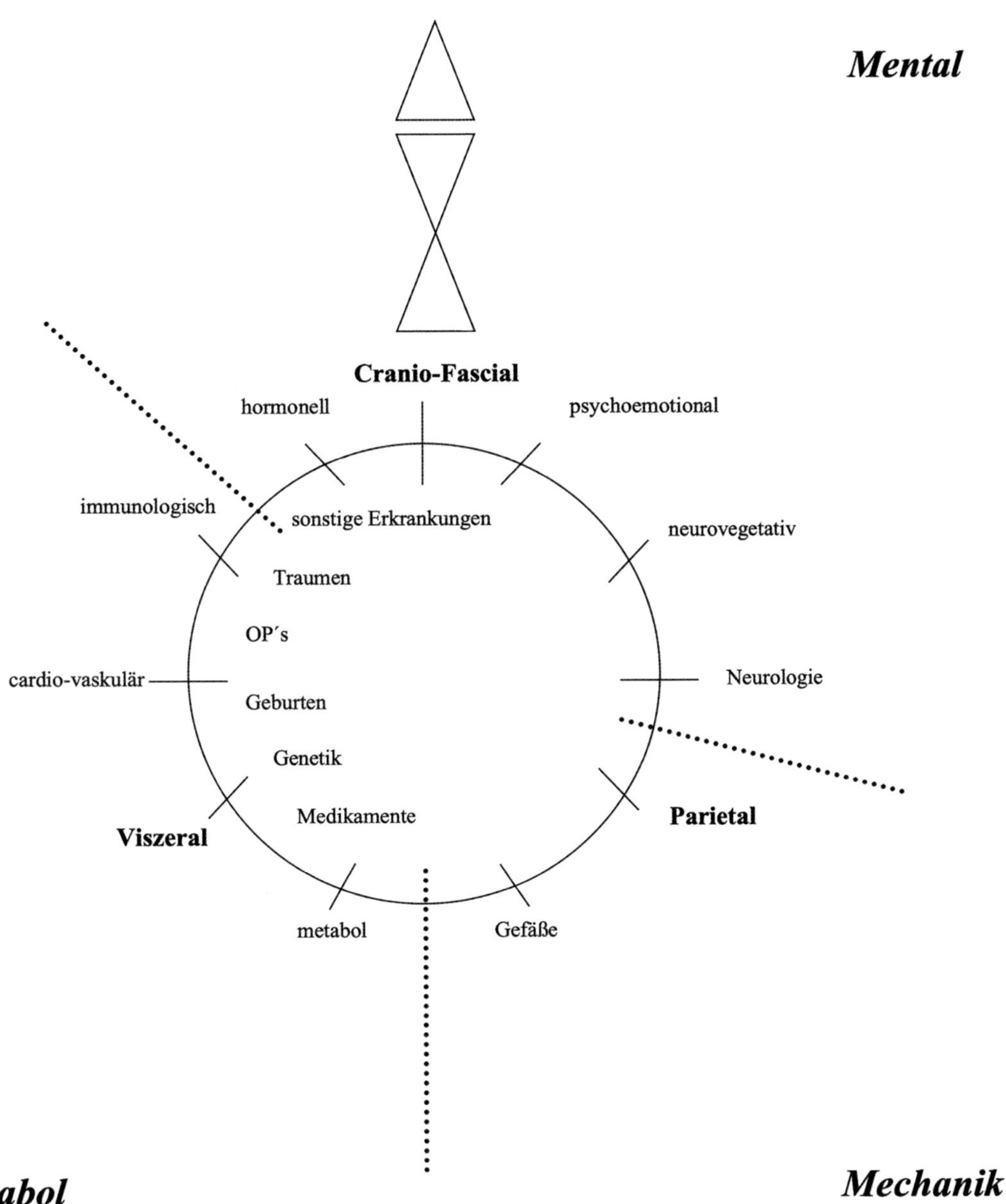

Abb. 56: Anamneseschema

Die äußeren Begriffe mental/mechanik/metabol dienen der groben Einteilung. Um den Kreis herum sind die einzelnen Systeme des menschlichen Systems notiert. Die Reihenfolge ist nicht willkürlich, sondern berücksichtigt die engeren Zusammenhänge.

Innerhalb des Kreises befinden sich die Komponenten, die das Gesamtsystem beeinflussen können. Man denke auch an die Genetik.

8.2 Inspektion

Die Inspektion findet bereits während der Anamnese statt, eigentlich schon beim ersten Kontakt mit dem Patienten. Schon wie er im Wartezimmer sitzt, kann aufschlussreich sein. Deshalb versuche ich, meine Patienten persönlich in das Behandlungszimmer zu begleiten. Auch der Händedruck ist oft sehr aufschlussreich. Ich versuche, ihn nicht zu verpassen. Außerdem vermittelt er dem angeschlagenen Menschen, dass ich mich für ihn interessiere. So entsteht schnell eine vertrauensvolle Atmosphäre, die für eine erfolgreiche Behandlung notwendig ist.

Die Körperhaltung sagt viel aus. So können wir den Patienten ruhig einmal im Stehen inspizieren, aber bitte nicht zu lange und immer respektvoll.

Auch ein Blick auf die Atmung kann hilfreich sein, um den Patienten besser kennen zu lernen.

8.3 Palpation

Inhibitionstests im Stehen dienen dazu, den „Kampf des Körpers gegen die Schwerkraft" zu beobachten und in das Behandlungskonzept einzubeziehen. Dies ist eigentlich schon ein Teil der Palpation.

Nachdem der Patient stehend untersucht wurde, kann er sich hinlegen. Die Veränderung der Körperhaltung führt immer zu einer Veränderung im System. Daraus können Rückschlüsse auf die Reaktionsfähigkeit des Menschen gezogen werden.

- Was können mir die einzelnen Rhythmen erzählen?
- Was für Spannungszentren haben sich entwickelt?
- Wie lässt sich dies in den Kontext der Anamnese bringen?

8.4 Behandlungsplan

Was passt zusammen?

Hat jemand, der unter Stress steht und deshalb viel Wut auslöst, eine Stauungsleber oder eine Spannungsanomalie in der Gallenblase? Gibt es bereits einen Behandlungsansatz? Ist die Leber gestaut oder eher verkleinert?

Fällt die Niere durch Senkungstendenzen auf? Gibt es in der Anamnese Ereignisse, die auf Angst oder Schrecken schließen lassen? Im Kapitel 1.5.4.1 „Organe und ihre psychischen Komponenten" sind die entsprechenden Zusammenhänge dargestellt.

Emotionale Faktoren	Yin-Organe	Yang-Organe
Zorn, Wut	Leber	Gallenblase
Erregung, Freude	Herz	Dünndarm
Grübeln, Sorge	Milz, Pankreas	Magen
Traurigkeit, Depression	Lunge	Dickdarm
Angst, Schreck	Nieren	Blase

Wenn mir ein System verdächtig vorkommt, sollte ich nachfragen, ob der Patient belastet sein könnte.

9 Behandlung der einzelnen Organe

In diesem Kapitel finden sich Ideen, Anregungen und Möglichkeiten, einzelne Organe nach dem Behandlungsprinzip der *Stärkung der Homöostase* zu behandeln. Diese sind nicht nur im Zusammenhang mit psychosomatischen Störungen anwendbar. Viele Kursteilnehmer sind durch die Anwendung der Behandlungsprinzipien der *Stärkung der Homöostase* deutlich effektiver in der Unterstützung ihrer Patienten geworden. Viele Rückmeldungen der Kursteilnehmer lauten: „Die Veränderungen gehen viel schneller!"

Hier eine Anleitung zur Durchführung der Behandlungstechniken. Die einzelnen Komponenten, Gefäße, Faszien, Nerven, werden meist mental erfasst, nicht direkt im Sinne einer Palpation, sondern über die Wahrnehmung. So wird es auch oft im kraniosakralen Behandlungsfeld sein.

Gefäßversorgung

Arteriell: Hier finden sich meiner Erfahrung nach die effektivsten Arterien für den Behandlungsprozess. *Venös:* Wie bereits erwähnt, stehen Venen unter deutlich geringerem Einfluss des vegetativen Nervensystems. Dennoch kann es unter bestimmten Umständen sinnvoll sein, eine Vene zu kontaktieren. Häufig im Bereich der Leber oder des Gehirns.

Wenn die Zirkulation eines Gefäßes als Ansatzpunkt für eine Intervention genannt wird, ist damit auch die zirkuläre Strömungsdynamik des Blutes gemeint.

Gefäß und Blut bilden eine funktionelle Einheit!

Fasziale Verbindungen

Wir können uns führen lassen. Unsere Wahrnehmung und die damit verbundene Intuition werden uns zu den richtigen Faszien führen. Es genügt, eine Verdichtung in einer faszialen Struktur mental zu erfassen. Die in der Liste aufgeführten Faszien sind nicht unbedingt die passenden Strukturen für den zweiten Behandlungsschritt. Wir müssen uns von der Intelligenz des Patientensystems leiten lassen. Es wird unsere Aufmerksamkeit dorthin lenken, wo es unsere Unterstützung braucht. Durch unsere Durchlässigkeit werden unsere eigenen Vorstellungen reduziert.

Die Intelligenz liegt nicht bei uns, sondern im Körper unseres Patienten.

Vegetative Steuerung

Hier befinden sich die neurovegetativen Ebenen, mit denen wir die dritte Stufe der Behandlung einleiten. Sympathikus: Meistens verwenden wir Ganglien, die Nebenniere bildet hier eine Ausnahme. Hier werden die Nerven des Grenzstranges von Th10 bis Th12 verwendet.

Parasympathisch: Über die organnahen Ganglien findet der Nervus vagus Eingang in das Behandlungskonzept.

Symptomkomplex verursacht durch das angegebene Organ

Die hier aufgeführten Symptome erheben keinen Anspruch auf Vollständigkeit, sondern geben einen Überblick über die in der Anamnese genannten Beschwerden.

Anmerkung
Hier einige Tipps, die auf meinen Behandlungserfahrungen und auf denen meiner Kursteilnehmer beruhen.

Psychische Komponenten des Organs

Der Ausflug in die fernöstliche Medizin im Buch dient als Grundlage für die psychische Komponente des Organs. Die prozentualen Angaben basieren auf den Daten der Studie von Wan-Ling Lin aus dem Jahr 2023 und dienen nur als grobe Einschätzung der Organbeteiligung bei psychoemotionalen Dysfunktionen.

Patientenposition

Der Patient sollte bequem, gut gelagert und entspannt liegen.

Therapeutenposition

Ist ein Vorschlag. Wenn eine andere Position eine bessere Zugänglichkeit bietet, ist diese dem Vorschlag vorzuziehen.

Handanlage

Ähnlich wie bei der Therapeutenposition gilt dies auch für die Handanlage. Wichtig ist ein guter Zugang und Kontakt zum Patienten. Die Handanlage kann im Einzelfall erheblich abweichen.

Die Fotos der Behandlungstechniken sind mit Grafiken der zu behandelnden Regionen und Organe versehen. Sie entsprechen nicht zu 100 % den anatomischen Gegebenheiten. Sie dienen der Orientierung. Eine therapeutische Intervention erfordert jedoch immer die eigene individuelle Anpassung an den Patienten.

Behandlung

Hier finden sich die einzelnen Behandlungsschritte.

Mögliche wahrzunehmende Reaktionen im Patienten

Dieser Unterpunkt des Leitfadens soll helfen, Veränderungen beim Patienten besser einordnen zu können.

Das Ende der Behandlung

Häufig besteht Unsicherheit darüber, wann der Veränderungsprozess einer Behandlung abgeschlossen ist. Die Informationen in diesem Abschnitt sollen helfen, hier Klarheit zu schaffen.

9.1 Nieren

Die Nieren können ein guter Indikator für die Stressbelastung einer Person sein. Dies wird im Skript „Teil 2 Erhöhung der Homöostase, Kapitel 3.3 Niere" näher beschrieben.

Wenn die Nieren eine ausgeprägte Senkungstendenz zeigen, wird von den Nieren über die A. renalis und die Aorta viel Zug auf das arterielle System ausgeübt. Durch die Verlagerung der Nieren erfahren die Nebennieren über den Zug auf die Nebennierengefäße (ortho-sympathische Nervenversorgung von Th 10–Th 12) eine Reduktion ihres Stoffwechsels. Die Folge ist eine verminderte Anpassungsfähigkeit an Stress.

Gefäße relevant für die Behandlung

Arteriell: A. renalis
Venös: V. renalis

Fasziale Verbindung

Faszien der Nierenloge

Vegetative Steuerung

Sympathisch: Ganglion aorticorenale
Parasympathisch: N. vagus

Symptomkomplex verursacht durch die Niere

- Der Halteverlust der Niere kann dazu führen, dass das Becken und der Beckeninhalt von oben Druck bekommen.
- Der Musculus Iliopsoas und seine Faszien üben durch den Druck der Nieren eine Spannung auf die Hüftgelenke aus. Psoas und Iliopsoas können bei längerer Belastung miteinander verkleben. Hüftschmerzen können die Folge sein. Vor allem beim Wechsel zwischen Sitzen und Stehen können Leistenschmerzen auftreten.
- Die Beckenorgane sind einem erhöhten Druck ausgesetzt. Dies kann sich äußern in Blasendruck, Beckenbodenschwäche, Menstruationsbeschwerden, Blasenentleerungsstörungen.
- Neurologische Störungen in Bereich des Kreuzbeins.
- Über Druck auf den Dickdarm kann seine Funktion beeinträchtigt sein.
- Beeinträchtigung der Atmung durch Spannungsübertragung auf das Zwerchfell.
- Durch den Zug auf die A. renalis entsteht ein Abwärtszug auf die Bauchaorta. Diese überträgt den Zug über den Aortenbogen auf das Mediastinum und das Herz.
- Im fortgeschrittenen Stadium der renalen Spannungsdysfunktion kann dieser Zug über die Arteria carotis und die Arteria vertebralis nach kaudal bis zum Gehirn weitergeleitet werden, Spannungskopfschmerz kann die Folge sein. In diesem Fall kann ein Gefühl der Kaudalisierung des Gehirns wahrgenommen werden.

- Nach kranial kann sich die Niere halt an den oberen Rippen des Brustkorbs suchen und dort für Verspannungen am Nacken und in den Armen sorgen. Durch Druck auf Nerven können auch neurologische Symptome auftreten.
- Schmerzen am lumbo-thorakaler Übergang
- …

Bitte beachten: Aufgrund der vielfältigen Kompensationsmöglichkeiten des Körpers kann diese Aufzählung nicht vollständig sein. Bitte selbst über Inhibitionstests mögliche Relationen austesten.

Anmerkung
Eine sehr gute Möglichkeit, den Druck der Niere auf das Mediastinum zu überprüfen, besteht darin, den Patienten tief einatmen zu lassen, während eine Hand des Behandlers auf der Brustwirbelsäule und die andere auf dem Brustbein des Patienten ruht. Der Test wird bei der Behandlung des Herzens ausführlicher beschrieben.

Psychische Komponenten des Organs

Angst und Schreck 25 %, Wut 20 %, Sorge und Nachdenken 15 %, Schlafstörungen 15 %, Traurigkeit 10 %, Glück 5 %, Vergesslichkeit 5 %, Schläfrigkeit 5 %

Patientenposition

Rückenlage

Therapeutenposition

An der rechten Seite des Patienten, auf Beckenhöhe stehend, Blick nach kranial.

Handanlage

Rechte Niere

Die rechte Hand mit „Pistolengriff" über der Bauchaorta, diese dient als Referenzebene zur Wahrnehmung der Spannungsveränderung und um die Bauchaorta etwas näher an die Niere zu bringen. Dies ermöglicht dem Körper, eine kompensierte oder dekompensierte Dysfunktion zu verändern.

Die linke Hand greift locker seitlich mit einem „lumbrikalem" Griff den unteren Rand der rechten Niere. Der Patient wird gebeten, tief in den Bauch zu atmen. Man spürt, wie die Niere wie ein Fisch durch die Finger der linken Hand gleitet. Dies soll in einer kleinen Bewegung geschehen. Im unbelasteten Zustand sind einige Millimeter zu erwarten. Ist eine größere Bewegung zu spüren, ist davon auszugehen, dass die Niere ihren Halt verloren hat.

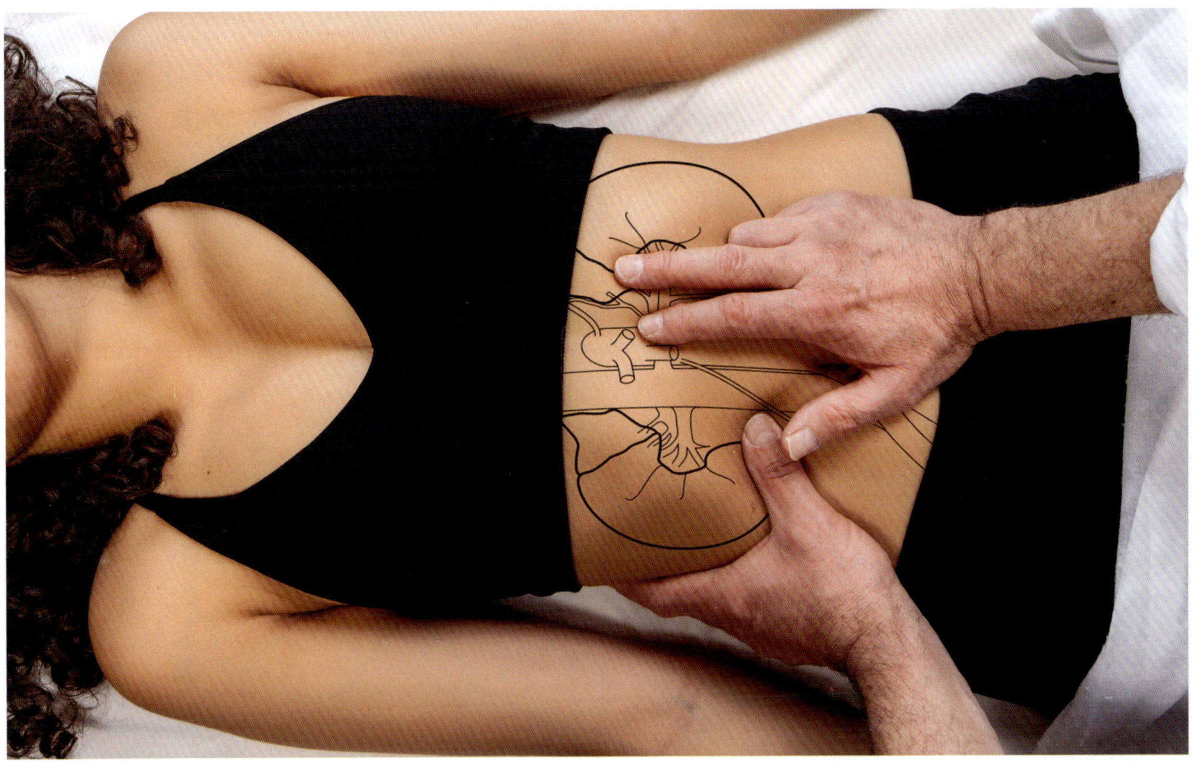

Linke Niere

Die linke Hand über der Bauchaorta. Die rechte Hand auf dem unteren Rand der linken Niere. Ansonsten wie bei der rechten Niere auf die Bewegung der Niere beim tiefen Einatmen achten.

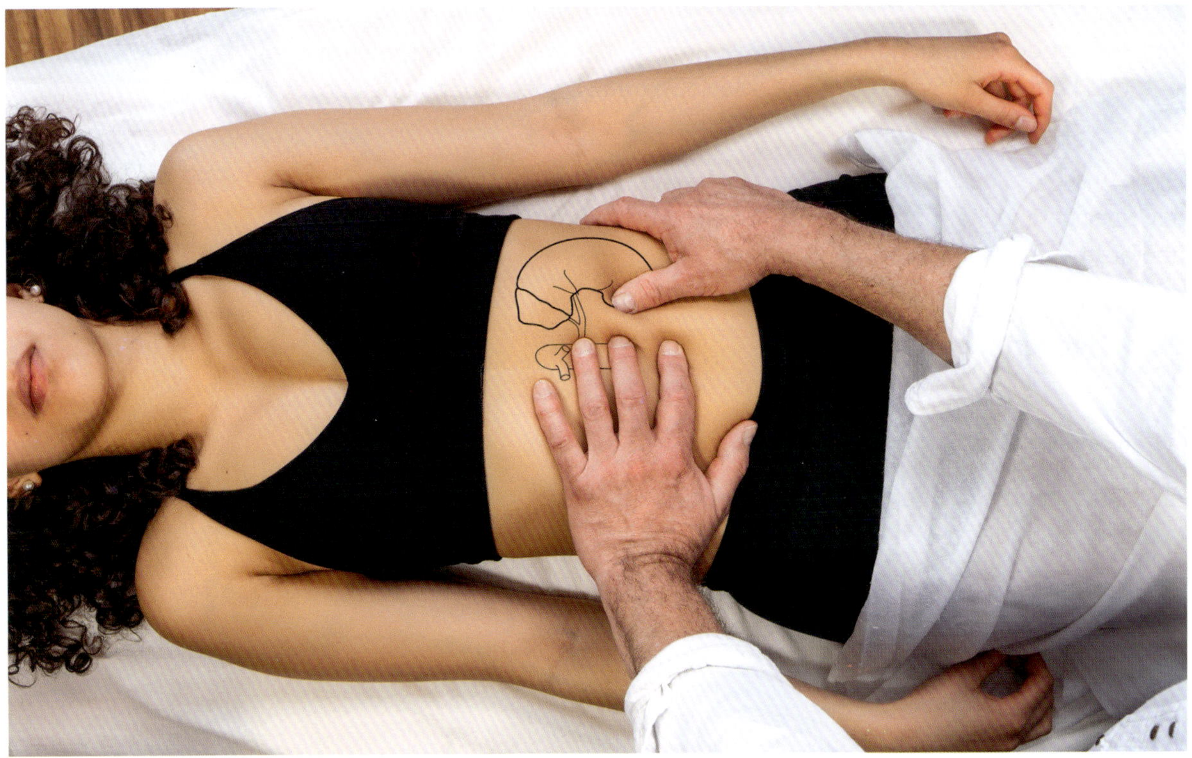

Behandlung

- In der Sagittalebene das Kreisen der A. renalis wahrnehmen.
- Dazu mental eine Verdichtung in der Nierenloge aufsuchen.
- Dies lässt ein Fulkrum entstehen. Diese Fulkrum mit Aufmerksamkeit beachten.
- Aus diesem heraus mental das gleichseitige Ganglion aorticorenale aufsuchen.
- Dies lässt ein neues Fulkrum entstehen.
- In diesem sind die drei Versorgungsstrukturen, Gefäß, Faszie und neurologische Steuerung, miteinander verbunden.
- Wir brauchen nur das Fulkrum nicht zu verlieren, ansonsten können wir unsere Aufmerksamkeit auf die Veränderungen richten.

Mögliche wahrzunehmende Reaktionen im Patienten

- Die Nieren entfernen sich von der Bauch-Aorta.
- Ein Spannungsabbau breitet sich aus.
- Es entsteht ein Wärmegefühl. Die Durchblutungsverhältnisse verbessern sich.
- Die Bauch-Aorta steigt nach kranial auf.
- Die Niere folgt ihr.
- Die Niere und die Bauch-Aorta bewegen sich in gegenläufigen Bewegungen nach kranial und kaudal.
- Die Bauchatmung des Patienten verstärkt sich.
- Der ganze Prozess kann mit eine Gefühl des durchströmt Werdens einher gehen – Kontakt mit der Potency.

Das Ende der Behandlung

Verliert sich die Wahrnehmung des Fulkrums, findet kein Durchströmen mehr statt und kommt das System des Patienten zur Ruhe, ist der Behandlungsprozess abgeschlossen.

Nach Abschluss des Behandlungsprozesses empfiehlt es sich, den Eingangstest mit einer tiefen Einatmung zu wiederholen. So kann der Erfolg der Behandlung überprüft werden.

9.2 Nebennieren

Gefäße relevant für die Behandlung

Arteriell: A. phrenica inferior > Aa. suprarenalis superiores, A. suprarenalis media, A. suprarenalis inferior
Venös: V. suprarenalis

Fasziale Verbindung

Faszien der Nierenloge

Vegetative Steuerung

Sympathisch: Nerven des Grenzstrang (Nn. splanchnici) Th 10 bis 12. Achtung: Keine Verschaltung mit dem Ganglion aorticorenale!
Parasympathisch: keine Innervation durch den Parasympathikus

Symptomkomplex verursacht durch die Nebenniere

Generell bei Nebennierenstörungen

- Kopfschmerzen
- Muskelschwäche, Muskelinsuffizienz
- Verdauungsstörungen (vor allem Verstopfung, aber auch Durchfall), Bauchschmerzen
- Erhöhtes Infektionsrisiko
- Wundheilungsstörungen, „unsaubere" Haut, Hyperpigmentierung der Haut
- Ödembildung
- Zyklusstörungen

bei langsamer Strömungsdynamik der Arterien

- Müdigkeit, Abgeschlagenheit, Antriebslosigkeit (Adynamie), Erschöpfung
- Depression bzw. depressive Verstimmung, aber auch Psychosen
- Entzündungsneigung durch Cortisol Mangel

bei sehr schneller Strömungsdynamik der Arterien

- Hängenbleiben im Stress
- Unruhe
- Das Wahrnehmen von Vibrieren im Körper
- Schlafstörungen
- Das Gefühl getrieben zu sein
- Das Gefühl von Hektik
- Aggressionen
- auch Psychosen
- …

Anmerkung
Zunächst ist es ratsam, den Nieren zu einer guten Position, guten Stoffwechselsituation und guten vegetativen Regulationssituation zu verhelfen. Dies erleichtert es der Nebenniere, sich in eine dauerhaft gute Regulation zu begeben.

Psychische Komponenten des Organs

Die Nebennieren als wichtige Ebene im Stressmodulationssystem sind ein wichtiges Organ im Sinne einer ganzheitlichen Osteopathie.

Patientenposition

Rückenlage

Therapeutenposition

Für die rechte Nebenniere auf der rechten Seite des Patienten, in Höhe des Beckens sitzend, Blick nach kranial.

Für die linke Nebenniere auf der linken Seite des Patienten, in Beckenhöhe sitzend, Blick nach kranial.

Handanlage

Rechte Nebenniere

Mit dem Zeige-, Mittel- oder Ringfinger der linken Hand in Höhe des 11. oder 12. Brustwirbelkörpers eine schnelle Kreisbewegung wahrnehmen. Der Durchmesser ist klein. Die rechte Hand stützt die rechte Niere.

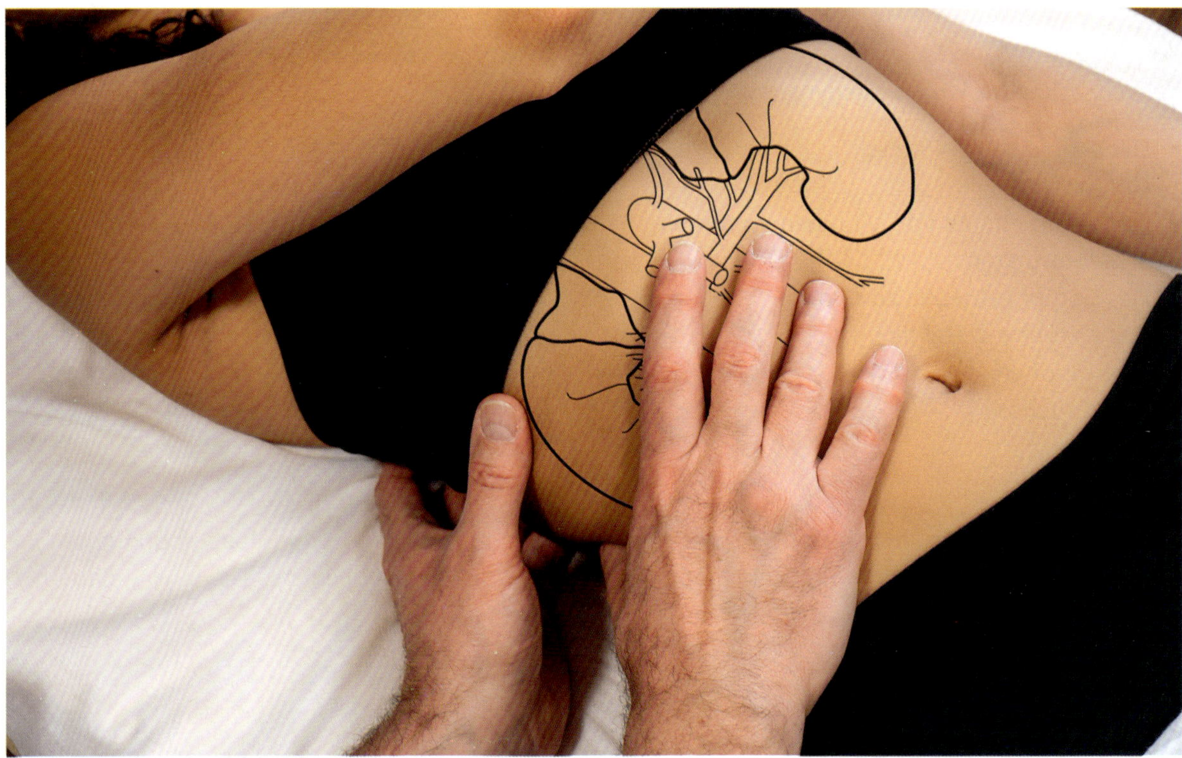

Linke Nebenniere

Mit dem Zeige-, Mittel- oder Ringfinger der rechten Hand auf Höhe des 11. bis 12. Brustwirbelkörpers ein schnelles Kreisen wahrnehmen. Der Durchmesser ist klein. Die linke Hand stützt die linke Niere. Die linke Nebenniere liegt in der Regel etwas höher als die rechte Nebenniere. Wir können uns auf unsere Wahrnehmung verlassen. Die Variabilität der menschlichen Anatomie kann dazu führen, dass das Bild, das wir in einem Anatomieatlas vorfinden, nicht zu unserem Patienten passt.

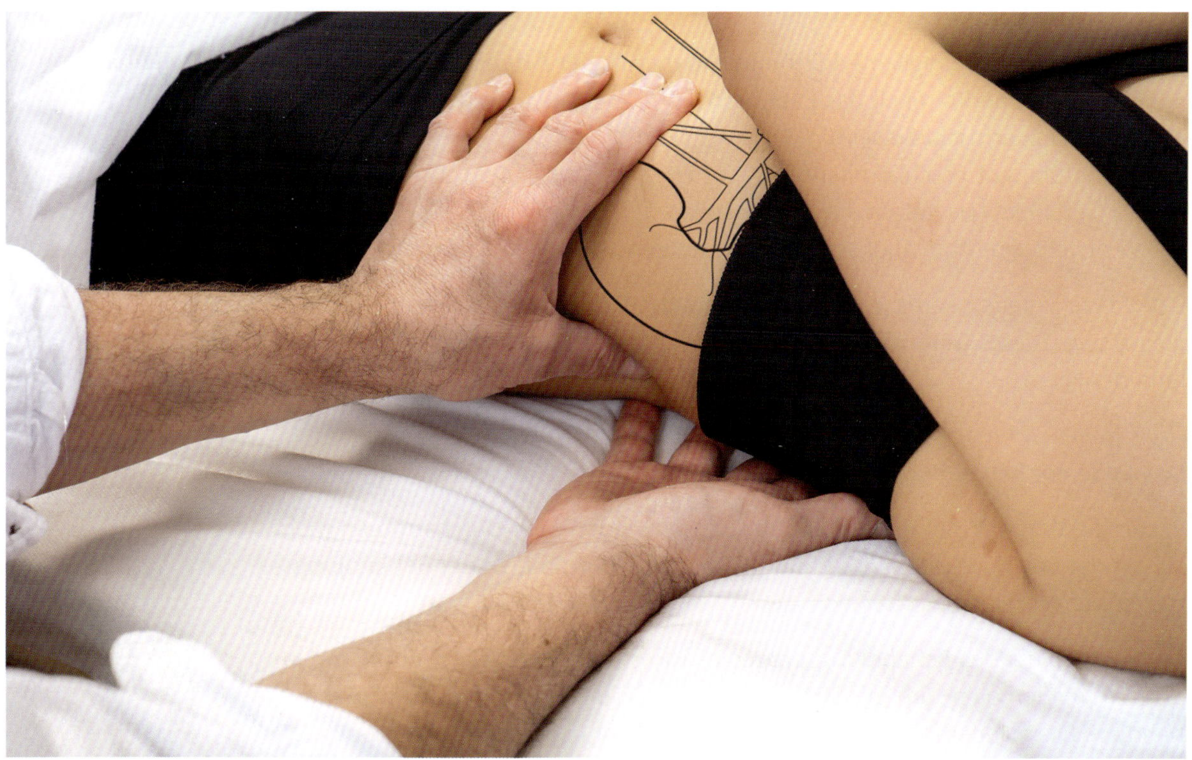

Behandlung

- Das schnelle Kreisen einer A. suprarenalis wahrnehmen.
- Dazu mental eine Verdichtung in der Nierenloge aufsuchen.
- Dies lässt ein Fulkrum entstehen. Dieses Fulkrum mit Aufmerksamkeit beachten.
- Aus diesem heraus mental Nerven des Grenzstrang (Nn. splanchnici) Th 10 bis 12 aufsuchen (keine Verschaltung im Ganglion aorticoreanal).
- Dies lässt ein neues Fulkrum entstehen.
- In diesem sind die drei Versorgungsstrukturen, Gefäß, Faszie und neurologische Steuerung, miteinander verbunden.
- Wir brauchen nur das Fulkrum nicht zu verlieren, ansonsten können wir unsere Aufmerksamkeit auf die Veränderungen richten.

Mögliche wahrzunehmende Reaktionen im Patienten

Bei Regulierung der sehr schnellen Strömungsdynamik der Arterien in eine physiologisch Dynamik:
- Globale Entspannung.
- Verstärkung der Atmung.
- Dem Patienten entweicht ein Seufzer.
- Ein Gluckern im Bauchraum ist zu vernehmen.
- Eine allgemeine Ruhe breitet sich aus.

Bei Regulierung der langsamen Strömungsdynamik der Arterien in eine physiologisch Dynamik:
- Größere Aufmerksamkeit das Patienten.
- Das Gefühl, erfrischt zu sein.
- Das Gefühl, gut geschlafen aufgewacht zu sein.
- Das Gefühl, etwas unternehmen zu wollen.
- Es entsteht ein Motivationsschub im Patienten.

Der ganze Vorgang kann von einem Gefühl des Durchströmtwerdens – Kontakt mit der Potency – begleitet sein. Dieses Gefühl ist meiner Erfahrung nach meist weniger stark ausgeprägt als bei der Behandlung der Niere.

Das Ende der Behandlung

Wenn die Wahrnehmung des Fulkrums verschwindet, kein Durchströmen mehr stattfindet und das System des Patienten zur Ruhe kommt, ist der Behandlungsprozess abgeschlossen.

Nach Abschluss des Behandlungsprozesses ist es ratsam, den Test vor dem Eingriff zu wiederholen, um die Strömungsdynamik der Aa. suprarenalis wahrzunehmen. Die Wiederholung des Eingangstests dient der Erfolgskontrolle.

Es wird empfohlen, erst dann mit der Behandlung der Nebennieren zu beginnen, wenn sich die Nieren in einer stabileren Lage befinden, wie im Buch, Kapitel 6.2 beschrieben. Die optimierte Stoffwechsellage der Nieren sollte eine bessere Ausgangssituation für den gestressten Patienten schaffen.

9.3 Leber

Gefäße relevant für die Behandlung

Arteriell: A. hepatica propria
Venös: Vv. hepaticae in V. cava inferior
Venös zuführend vom Dünndarm: V. portae hepatis

Fasziale Verbindungen

Lig. coronaria, Lig. falciforme, Zwerchfell

Vegetative Steuerung

Sympathisch: Ganglion coeliacum
Parasympathisch: N. Vagus

Symptomkomplex verursacht durch die Leber

- Unwohlsein, Übelkeit
- Kopfschmerzen
- Entgiftungsstörungen
- Hautproblem wie Akne, Juckreiz
- Ikterus, gelbe Skleren-Verfärbung
- verminderte Leistungsfähigkeit
- Müdigkeit bis zur Erschöpfung
- Benommenheit bis hin zur Bewusstlosigkeit
- Depression
- Sehstörungen
- erhöhte Reizbarkeit
- Appetitlosigkeit (insbesondere für spezielle Lebensmittel, z. B. Fleisch), Verdauungsstörungen, Gewichtsverlust
- Gelbsucht (mit dunkelgelbem Urin)
- Druckschmerz bzw. Druckempfindlichkeit der vergrößerten Leber und Konsistenzanomalie; Druck rechts oberbauchwärts, epigastral, rechts unterer Thorax, mittel-/unterer BWS
- Leberhautzeichen (Lackzunge, Palmar-/Plantarerythma, Spinnennävi, trockene, juckende Haut, Hautatrophie, weiße Nägel, Dupuytren)
- bei Frauen: Menstruationsstörungen bis hin zur Amenorrhoe
- bei Männern: Gynäkomastie, Hodenatrophie, Bauchbehaarung.
- Anzeichen von Umgehungskreisläufen (z. B. Hämorrhoiden, Splenomegalie oder Caput medusae)
- beim Foetor hepaticus (süßlicher Geruch) bei fortgeschrittener Leberschädigung
- hepatische Enzephalopathie bei fortgeschrittener Leberschädigung
- Schmerzen in der mittleren Brustwirbelsäule
- ...

Anmerkung
Bei einer Leber mit Hypertension wird empfohlen, die Hohlvene und ihre Verbindungen zur Leber zu behandeln.

Eine Leber mit Hypotension kann gut durch die Vena portae oder die Arteria hepatica communis gefüllt werden. Letztere verläuft in engem Kontakt mit der Vena portae. Dadurch können Erschöpfungszustände deutlich gebessert werden.

Bei der Behandlung der Leber immer auch die Milz in den Behandlungsplan einbeziehen. Beide Organe sind über den Blutkreislauf eng miteinander verbunden.

Zur Erinnerung: Die Venen werden nicht direkt vom vegetativen Nervensystem gesteuert. Dies geschieht über die Anpassung der Gewebespannung durch die umgebenden Faszien. Diese werden jedoch über den Sympathikus gesteuert. Siehe auch Kapitel 3.

Psychische Komponenten des Organs

Wut 38 %, Angst und Schreck 29 %, Sorge und Nachdenken 14 %, Schlafstörungen 9 %, Schläfrigkeit 5 %, Traurigkeit 5 %

Patientenposition

Rücklage

Therapeutenposition

An der rechten Seite des Patienten, auf Beckenhöhe stehend, Blick nach kranial.

Handanlage bei Hypertension der Leber

Der Daumen der rechten Hand liegt über der Vena cava inferior, die linke Hand modelliert sich von oben mit Daumen und Zeigefinger an den Unterrand der Leber an. Die übrigen Finger werden von oben auf die unteren Rippen gelegt. Alternativ kann die linke Hand mit supinierter Hand von dorsal auf dem Rippenbogen aufliegen.

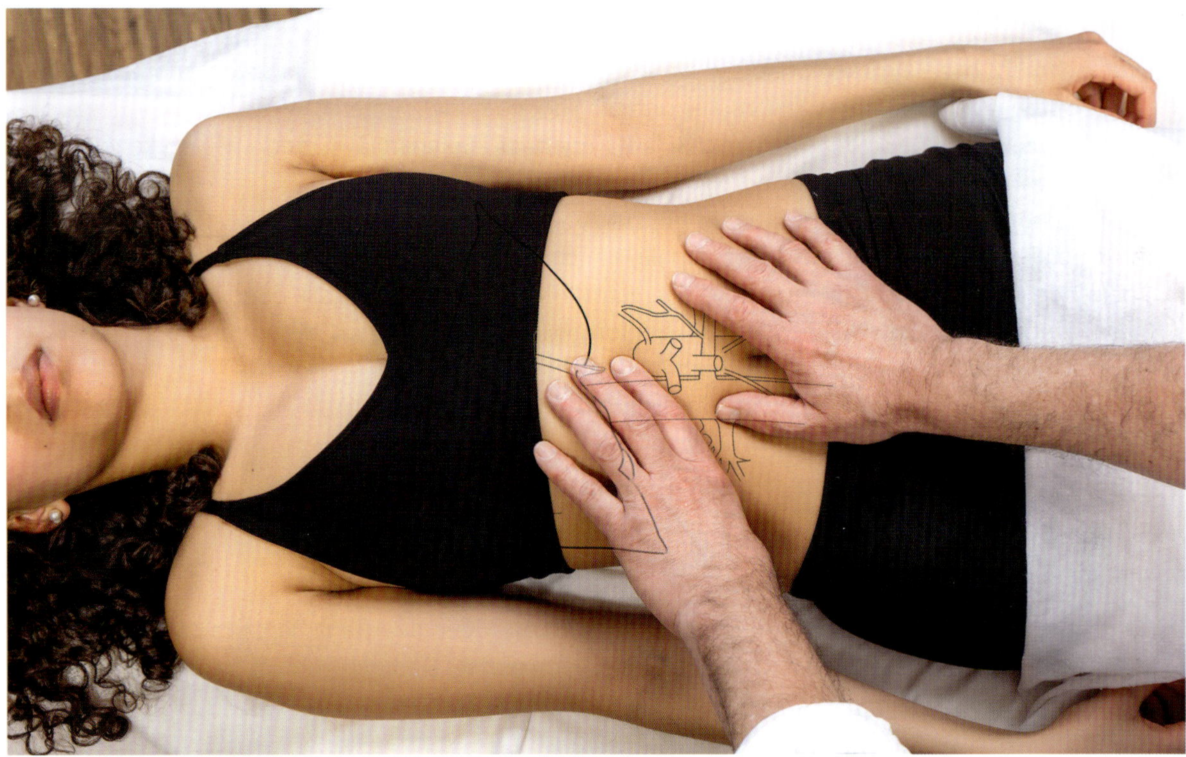

Behandlung

- Das langsam Kreisen der V. cava inferior wahrnehmen.
- Dazu mental eine Verdichtung im Ligamentum coronaria aufsuchen.
- Dies lässt ein Fulkrum entstehen. Dieses Fulkrum mit Aufmerksamkeit beachten.
- Aus diesem heraus mental das Ganglion coeliacum aufsuchen.
- Dies lässt ein neues Fulkrum entstehen.
- In diesem sind die drei Versorgungs- bzw. Entsorgungsstrukturen, Gefäß, Faszie und neurologische Steuerung, miteinander verbunden.
- Wir brauchen nur das Fulkrum nicht zu verlieren, ansonsten können wir unsere Aufmerksamkeit auf die Veränderungen richten.

Mögliche wahrzunehmende Reaktionen im Patienten

- Die V. cava inferior und die Leber lösen sich voneinander, organisieren ihren Position und ihre Eigendynamik autonom.
- Ein Spannungsabbau breitet sich aus.
- Es entsteht ein Soggefühl.
- Die V. cava inferior steigt nach kranial auf.
- Die Leber folgt ihr. Die Leber kann sich etwas aufrichten.
- Die Bauchatmung des Patienten verstärkt sich.
- Ein Gluckern der Gallenblase kann auf eine Entlastung des Gallengangs hinweisen.

Handanlage bei Hypotension der Leber

Der Zeige- oder Mittelfinger der rechten Hand liegt auf der A. hepatica propria, die linke Hand formt sich von oben mit dem Daumen und dem Zeigefinger am Unterrand der Leber. Die übrigen Finger werden von oben auf die unteren Rippen gelegt. Alternativ kann die linke Hand von dorsal auf den Rippenbogen gelegt werden.

Anmerkung

Die eng beieinanderliegenden Gefäße V. portae und A. hepatica propria sind leicht zu unterscheiden.

- Die V. portae vermittelt eine langsames Strömungsempfinden des Blutes wie die V. cava inferior, aber dazu ein expansives Gefühl. Das nährstoffreiche venöse Blut möchte seinen Inhalt abgeben.
- Die A. hepatica propria vermittelt ein schnelles Kreisen wie die Aorta abdominale mit expansivem Gefühl.

Handanlage A. hepatica propria

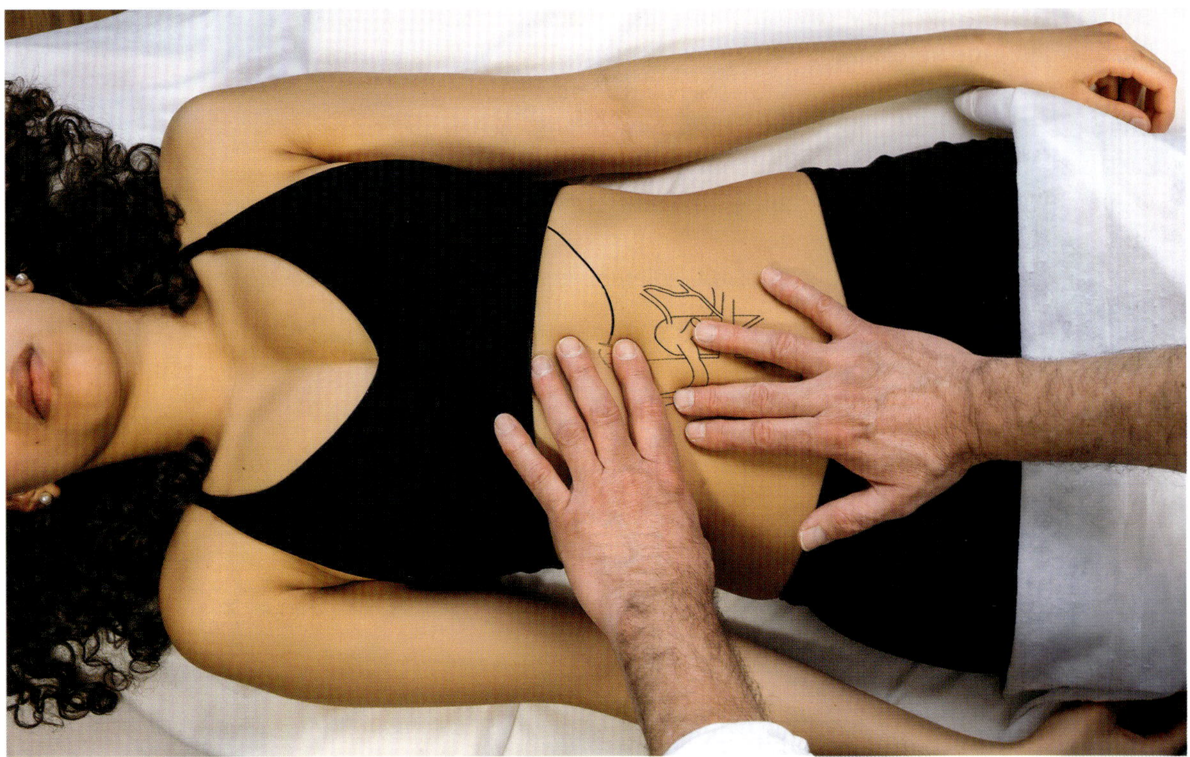

Handanlage V. portae hepatis

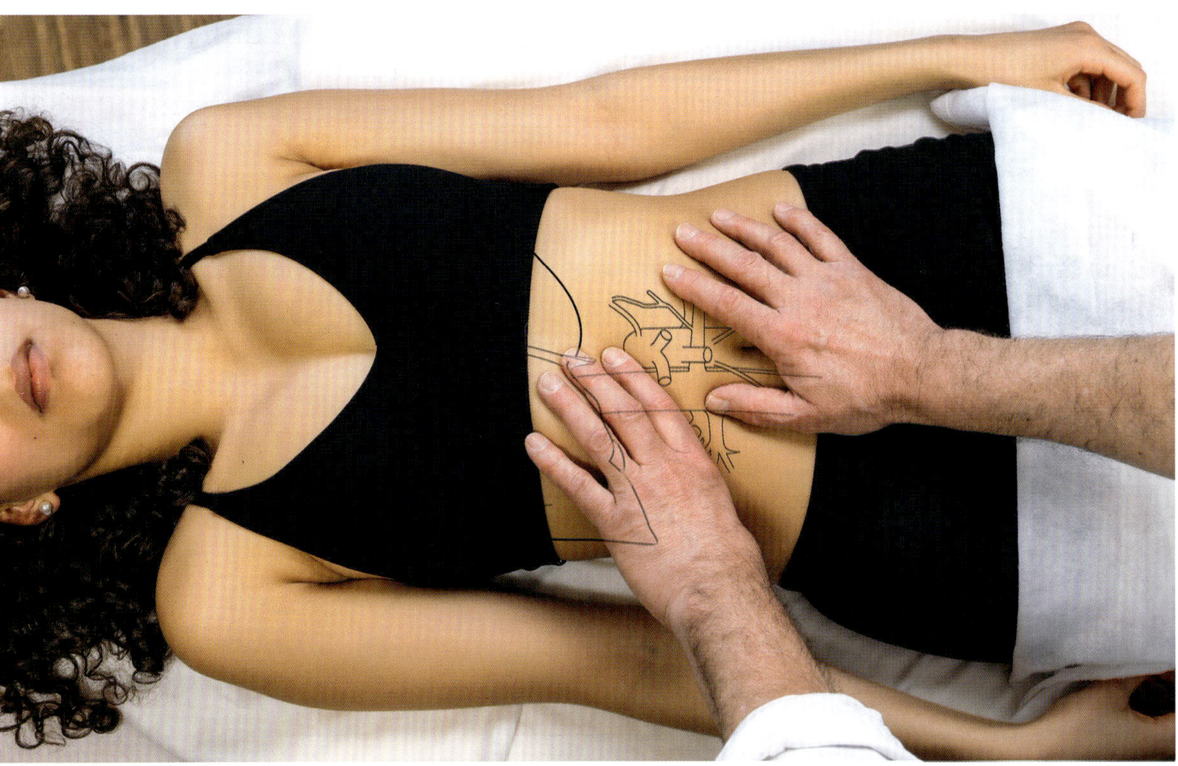

Behandlung

- Das langsame Kreisen der V. portae oder schnelle Kreisen der A. hepatica propria wahrnehmen.
- Dazu mental eine Verdichtung im Ligamentum coronaria, oder das Lig. falciforme aufsuchen. Die Intensität der Reaktion lässt uns entscheiden, welches Ligament wir verwenden.
- Dies lässt ein Fulkrum entstehen. Dieses Fulkrum mit Aufmerksamkeit beachten.
- Aus diesem heraus mental das Ganglion coeliacum aufsuchen.
- Dies lässt ein neues Fulkrum entstehen.
- In diesem sind die drei Versorgungsstrukturen, Gefäß, Faszie und neurologische Steuerung, miteinander verbunden.
- Wir brauchen nur das Fulkrum nicht zu verlieren, ansonsten können wir unsere Aufmerksamkeit auf die Veränderungen richten.

Mögliche wahrzunehmende Reaktionen im Patienten

- Die Leber füllt sich.
- Ein Spannungsabbau breitet sich aus.
- Es entsteht ein Expansionsgefühl.
- Die Leber kann sich etwas aufrichten.
- Der Patient fühlt sich erfrischt.

Das Ende der Behandlung

Wenn das Fulkrum nicht mehr wahrnehmbar ist, kein Durchfluss mehr stattfindet und das System des Patienten zur Ruhe kommt, ist der Behandlungsprozess abgeschlossen.

Nach Abschluss der Behandlung wird empfohlen, den Tensionstest wie zu Beginn der Behandlung zu wiederholen. So kann der Erfolg der Behandlung überprüft werden.

9.4 Gallenblase

Eine Stauung der Gallenblase lässt sich gut durch eine Entspannung des zweiten Zwölffingerdarmabschnitts behandeln. Die Spannung des Schließmuskels von Oddi lässt dadurch meist nach und die Galle kann wieder abfließen. Ein Spannungsausgleich des Omentum minus wirkt sich positiv auf den Gallengang aus.

Eine enge Verbindung zum Solarplexus ist ebenfalls beachtenswert.

Gefäße relevant für die Behandlung

Arteriell: A. cystica
Venös: V. cystica

Fasziale Verbindungen

Leberkapsel und Omentum minus

Vegetative Steuerung

Sympathisch: Ganglion coeliacum
Parasympathisch: N. vagus

Symptomkomplex verursacht durch die Gallenblase

- Völlegefühl im Oberbauch
- Fettverdauungsstörung, Malabsorbtion, nachfolgend Gewichtsverlust
- Schmerzen in der rechten, aber auch linken Schulter
- Schmerzen in der Brustwirbelsäule
- Flatulenz
- Bei Komplikationen von Gallensteinen, Entzündungen, Koliken
- Schmerzen im Oberbauch
- Übelkeit
- Bauchschmerzen
- Ikterus
- Schmerzen entlang des Gallenblasen-Meridians: TMG, Schläfen, Nacken, Schulter, Flanken, M. piriformis, Tractus iliotibialis, Tibia-Fibular-Gelenk, Außenknöchel, siehe auch Kapitel 7.5
- …

Anmerkung
Ob eine Abflussbehinderung vorliegt, lässt sich mit folgendem Test feststellen:
- Die Finger der linke Hand des Therapeuten liegen dorsal auf Höhe des zweiten Teils des Duodenums.
- Die Finger der rechten Hand liegen über der Gallenblase.
- Der Patient atmet tief ein.
- Es sollte sich zuerst die Gallenblase heben und anschließend erst das Duodenum nach kranial gezogen werden.
- Heben sich die Gallenblase und wird das Duodenum gleichzeitig nach oben gezogen oder wird das Duodenum zuerst nach oben gezogen und folgt das Heben der Gallenblase im Anschluss, liegt eine Abflussbehinderung vor.

Psychische Komponenten des Organs

Angst und Schreck 67 %, Wut 33 %

Patientenposition

Rückenlage

Therapeutenposition

An der rechten Seite des Patienten, auf Beckenhöhe stehend, Blick nach kranial.

Handanlage

Die Finger der linke Hand des Therapeuten liegen dorsal auf Höhe des zweiten Teils des Duodenums. Die Finger der rechten Hand liegen über der Gallenblase.

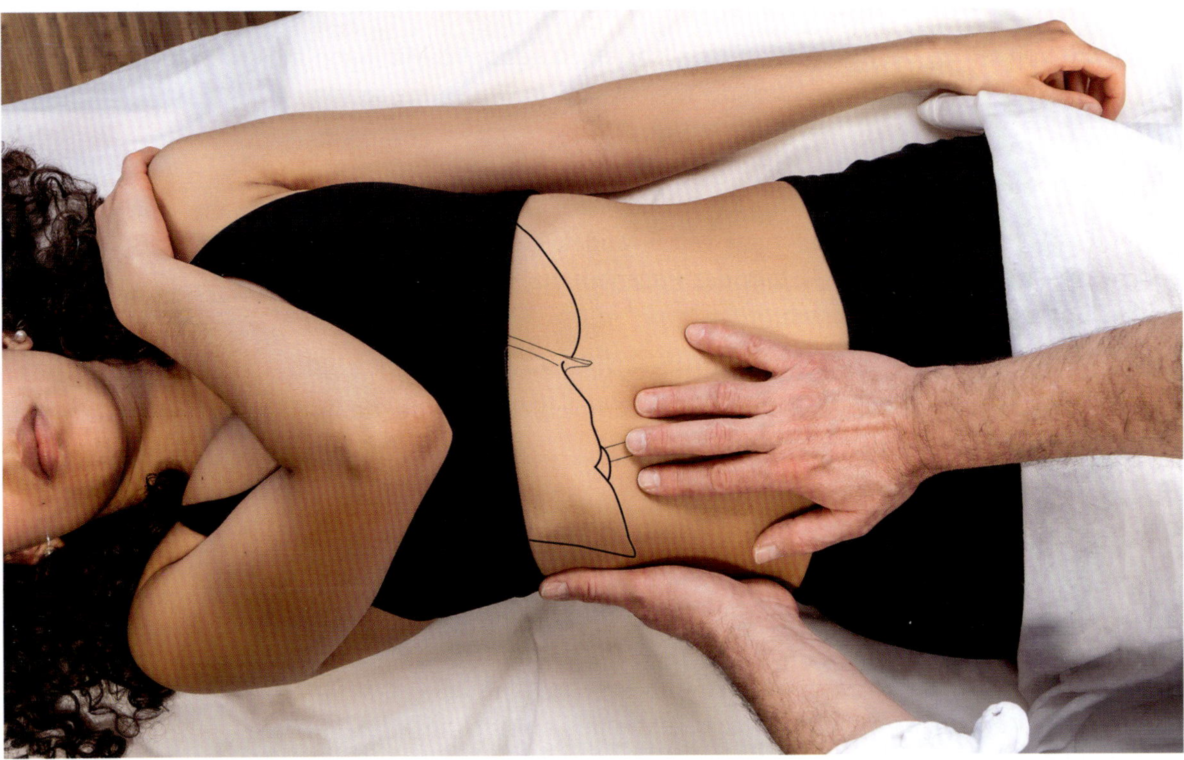

Behandlung

- Das Kreisen der A. cystica wahrnehmen.
- Dazu mental eine Verdichtung in der Leberkapsel oder dem Omentum minus aufsuchen.
- Dies lässt ein Fulkrum entstehen. Dieses Fulkrum mit Aufmerksamkeit beachten.
- Aus diesem heraus mental das Ganglion coeliacum aufsuchen.
- Dies lässt ein neues Fulkrum entstehen.
- In diesem sind die drei Versorgungsstrukturen, Gefäß, Faszie und neurologische Steuerung, miteinander verbunden.
- Wir brauchen nur das Fulkrum nicht zu verlieren, ansonsten können wir unsere Aufmerksamkeit auf die Veränderungen richten.

Mögliche wahrzunehmende Reaktionen im Patienten

- Verbesserte Beweglichkeit der Gallenblase.
- Die Entspannung des Omentum minus.
- Eine Tensionsänderung der Leber.
- Eine Aufrichtung der Gallenblase.
- Ein Gluckern der Gallenblase kann auch eine Entlastung des Gallengangs hinweisen.
- …

Achtung
Besondere Vorsicht ist bei Patienten mit Gallensteinen geboten. Mit ihnen muss besprochen werden, dass die Möglichkeit besteht, dass sich die Gallensteine in Bewegung setzen.

Das Ende der Behandlung

Wenn die Wahrnehmung des Fulkrums verschwindet, keine Spannungsreduktion mehr stattfindet und das System des Patienten zur Ruhe kommt, ist der Behandlungsprozess abgeschlossen.

Am Ende des Behandlungsprozesses empfiehlt es sich, den oben beschriebenen Atemtest wie zu Beginn der Intervention zu wiederholen. So kann der Erfolg der Maßnahme überprüft werden.

▶ Video: „Abdomen“

9.5 Magen

Gefäße relevant für die Behandlung

Arteriell: Für die kleine Kurvatur: Aa. gastrica dexter und sinister
Für die große Kurvatur: A. gastroomentalis dexter und sinister
Zusätzlich: Aa. gastricae breves und A. gastrica posterior

Venös: Für die kleine Kurvatur: V. gastrica sinistra
Für die große Kurvatur: V. gastroomentalis dexter und sinister
Zusätzlich: Vv. gastricae breves

Fasziale Verbindungen

Omentum minus, Omentum major, Lig. gastrophrenicum

Vegetative Steuerung

Sympathisch: Ganglion coeliacum
Parasympathisch: N. vagus

Symptomkomplex verursacht durch die Magen

- Völlegefühl im Oberbauch
- Schmerzen im Oberbauch
- Schmerzen in der linken Schulter
- Schmerzen in der Brustwirbelsäule
- Gastro-oesophagialer Reflux
- Magenbrennen
- Vitamin-B12-Mangel
- Anämie mit neurologischen Symptomen wie Ataxie, Paresen oder Pyramidenbahnzeichen, Parästhesien an den Extremitäten, Störungen der Reflexe und der Tiefensensibilität
- Intrinsic-Factor-Mangel
- Gastritis
- Schluckstörungen
- Verdauungsstörungen
- Übelkeit
- Singultus (Schluckauf)
- Aufstoßen
- Schlechter Geschmack im Mund
- Schleimhautbrennen im Mund und Rachen
- Husten
- Durch Blutungen Annämie, dadurch Blässe, Dyspnoe und Mundwinkelragaden
- Herzbeschwerden, Roemheld-Syndrom
- ...

Anmerkung
Bei gastroösophagealem Reflux sollte die Kontinuität zwischen dem unteren Ösophagussphinkter und dem Zwerchfell wiederhergestellt werden. Eine gute Vorbereitung auf dieses Manöver kann das Behandlungsprinzip der Stärkung der Homöostase bieten.

Psychische Komponenten des Organs

Schlafstörungen 40 %, Angst und Schreck 30 %, Schläfrigkeit 20 %, Sorge und Nachdenken 10 %

Patientenposition

Rückenlage

Therapeutenposition

An der rechten Seite des Patienten, auf Beckenhöhe stehend, Blick nach kranial.

Handanlage

Die Finger der linken Hand des Therapeuten liegen über dem Omentum minus in Richtung der inneren Kurvatur.

Der Daumen der rechten Hand liegt über dem Magenausgang. Zeige-, Mittel- und Ringfinger liegen auf dem unteren Teil des Magens in Höhe der großen Kurvatur.

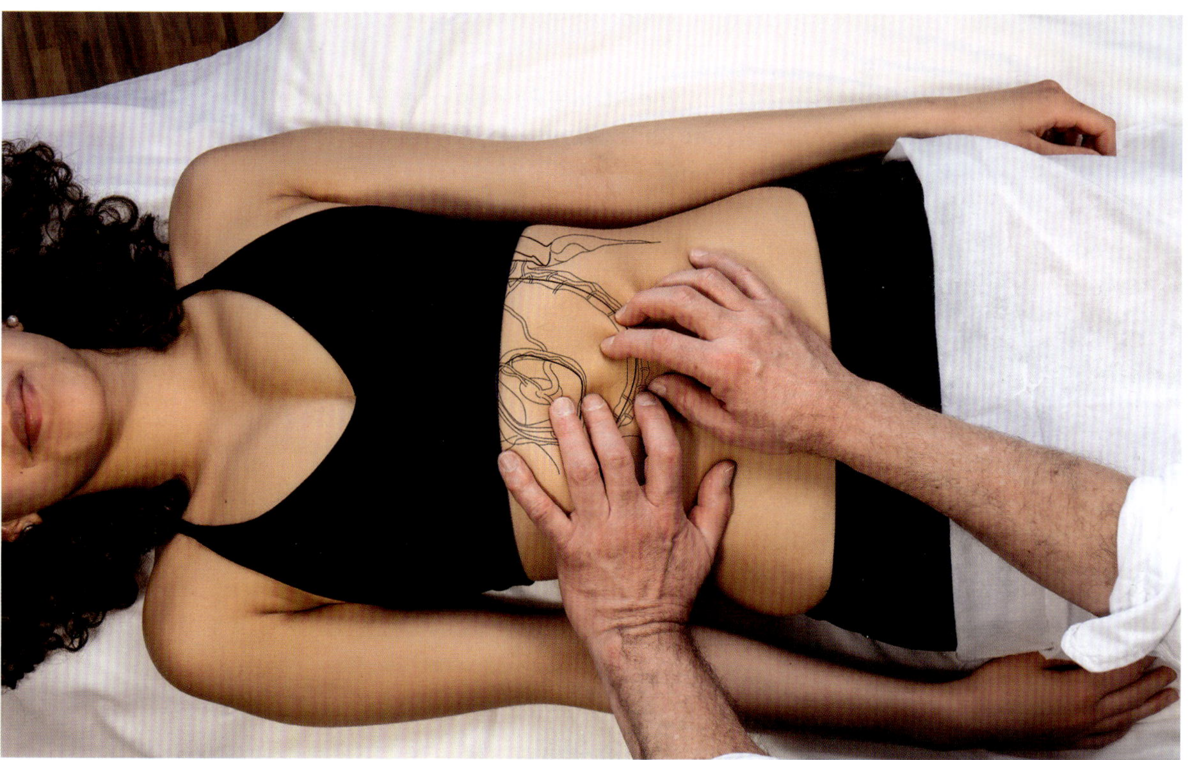

Behandlung

- Für die kleine Kurvatur: Das Kreisen Aa. gastrica dexter und sinister wahrnehmen.
- Für die große Kurvatur: Das Kreisen der A. gastroomentalis dexter und sinister wahrnehmen.
- Dazu mental eine Verdichtung im Omentum minus, Omentum majus oder das Lig. gastrophrenicum aufsuchen.
- Dies lässt ein Fulkrum entstehen. Dieses Fulkrum mit Aufmerksamkeit beachten.
- Aus diesem heraus mental das Ganglion coeliacum aufsuchen.
- Dies lässt ein neues Fulkrum entstehen.
- In diesem sind die drei Versorgungsstrukturen, Gefäß, Faszie und neurologische Steuerung, miteinander verbunden.
- Wir brauchen nur das Fulkrum nicht zu verlieren, ansonsten können wir unsere Aufmerksamkeit auf die Veränderungen richten.

Mögliche wahrzunehmende Reaktionen im Patienten

- Verbesserte Mobilität des Magens.
- Die Entspannung des Omentum minus und des Omentum majus.
- Eine Spannungsänderung des Magens.
- Eine Umpositionierung des Magens.
- Der Patient schluckt und stößt auf.
- Der Patient atmet tiefer ein.
- Ein Gluckern im Bauchraum ist zu vernehmen.
- …

Das Ende der Behandlung

Wenn die Wahrnehmung des Fulkrums verschwindet, keine Spannungsreduktion mehr stattfindet und das System des Patienten zur Ruhe kommt, ist der Behandlungsprozess abgeschlossen.

Nach Abschluss des Behandlungsprozesses empfiehlt es sich, den Eingangstest zu wiederholen. So kann der Erfolg der Behandlung überprüft werden.

▶ Video: „Abdomen"

9.6 Milz

Leider wird die Milz in der osteopathischen Praxis oft vernachlässigt. Insbesondere im Hinblick auf das Immunsystem ist die Milz von großer Bedeutung für unseren Körper. Eine schlecht durchblutete Milz kann die immunrelevanten Zellen nur unzureichend über den aktuellen Stand der notwendigen immunologischen Aktivitäten informieren. Bei Menschen, die eine Covid-19-Infektion verarbeiten, fällt häufig eine undynamische und damit unzureichend durchblutete Milz auf. Dies kann auch bei anderen Infektionen beobachtet werden. Pfeiffersches Drüsenfieber, Influenza, Borreliose gehören ebenfalls zu den Erkrankungen, die die Milz aus der Dynamik bringen. Menschen mit Immunschwäche profitieren sehr von der Wiederherstellung der Milzdynamik.

Schon aus diesem Grund sollte die Untersuchung der Milz zu jeder osteopathischen Behandlung gehören.

Gefäße relevant für die Behandlung

Arteriell: A. splenica
Venös: V. splenica

Fasziale Verbindungen

Lig. splenorenale, Lig. gastrosplenicum, Lig, phrenoicocolicum

Vegetative Steuerung

Sympathisch: Ganglion coeliacum
Parasympathisch: N. vagus

Symptomkomplex verursacht durch die Milz

- Immunschwäche, Infektanfälligkeit
- Allergien
- Druck oder Schmerzen am linken Rippenbogen, linke Flanke, linker Ober- und Mittelbauch
- Schmerzen epigastrischer Winkel
- Schmerzen linke Schulter
- Singultus (Schluckauf)
- ...

Anmerkung
Post-Covid- und Post-Vac-Syndrom-Patienten weisen häufig Milzstörungen auf. Eine gute Eigendynamik der Milz sollte eines der Behandlungsziele bei Patienten mit Immunschwäche sein.

Bis zu 40 % des Pfortaderblutes stammt aus der Milz. Patienten mit Hypotension in der Leber profitieren von einer gut durchbluteten Milz.

Andererseits sollte bei einer starren Milz an eine Hypertension der Leber gedacht werden. Über die V. splenica kann es zu einem Rückstau von der Leber in die Milz kommen.

Psychische Komponenten des Organs

Sorge und Nachdenken 43 %, Angst und Schreck 43 %, Schlafstörungen 14 %

Patientenposition

Rückenlage

Therapeutenposition

An der rechten Seite des Patienten, auf Beckenhöhe stehend, Blick nach kranial.

Handanlage

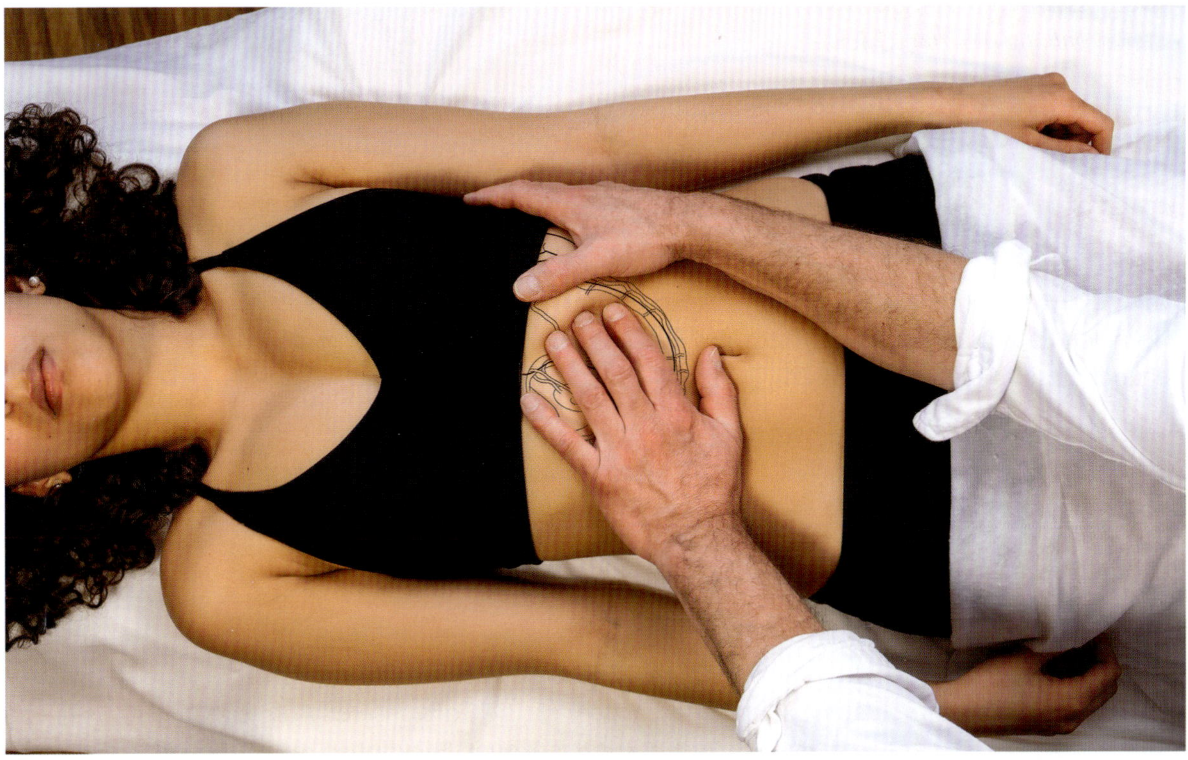

Die Finger der linke Hand des Therapeuten liegen über dem Magen und tasten sich über große Kurvatur in Richtung Milz.

Die rechte Hand hält am linken Rippenbogen leicht dagegen. Die Finger spüren die Milzdynamik.

Behandlung

- Mit einer oder mit beiden Händen die Eigendynamik der Milz wahrnehmen. Das dichte Gefäßnetz lässt das Organ sehr ausgiebig bewegen. Ein geordnetes Kreisen ist dadurch nicht zu spüren. In den Kursen verwende ich gerne den Spruch: „Die Milz mit einer guten Dynamik macht Ausdruckstanz."
- Dazu mental eine Verdichtung im Lig. splenorenale, Lig. gastrosplenicum, Lig, phrenoicocolicum aufsuchen.
- Dies lässt ein Fulkrum entstehen. Dieses Fulkrum mit Aufmerksamkeit beachten.
- Aus diesem heraus mental das Ganglion coeliacum aufsuchen.
- Dies lässt ein neues Fulkrum entstehen.
- In diesem sind die drei Versorgungsstrukturen, Gefäß, Faszie und neurologische Steuerung, miteinander verbunden.
- Wir brauchen nur das Fulkrum nicht zu verlieren, ansonsten können wir unsere Aufmerksamkeit auf die Veränderungen richten.

Mögliche wahrzunehmende Reaktionen im Patienten

- Verbesserte Mobilität der Milz.
- Entspannung des Zwerchfells.
- Tensionsänderung der Leber.
- Der Patient atmet tiefer ein.
- …

Das Ende der Behandlung

Wenn die Wahrnehmung des Fulkrums verschwindet, keine Spannungsreduktion mehr stattfindet und das System des Patienten zur Ruhe kommt, ist der Behandlungsprozess abgeschlossen.

Am Ende des Behandlungsprozesses empfiehlt es sich, wie zu Beginn der Intervention, die Eigendynamik der Milz wahrzunehmen. Damit kann der Erfolg der Intervention überprüft werden.

▶ Video: „Abdomen"

9.7 Pankreas

Die Bauchspeicheldrüse wird in der osteopathischen Praxis oft vernachlässigt. Durch ihre schwer zugängliche Lage im retroperetonealen Raum entzieht sie sich oft unserer Aufmerksamkeit. Dennoch lohnt es sich, sich ihr zu nähern. Ihre exokrinen und endokrinen Funktionen machen sie zu einem wichtigen Organ im Zusammenspiel der Verdauungsorgane und des Stoffwechsels.

Gefäße relevant für die Behandlung

Arteriell: aus dem Truncus coeliacus: A. pancreatico-duodenalis superior, A. pancreatica magna, A. caudae pancreatis
Aus der A. mesenterica superior: A. duodenalis inferior
Venös: Vv. pancreaticae und Vv. pancreatico-duodenales

Fasziale Verbindungen

Duodenum, Mesocolon transversum, Faszie von Treitz, Lig. gastrospneicum

Vegetative Steuerung

Sympathisch: Ganglion coeliacum, Ganglion mesentericum superior
Parasympathisch: N. vagus

Symptomkomplex verursacht durch die Bauchspeicheldrüse

- Bauchschmerzen (gürtelförmig, epigastral, rechts- und linksseitige Oberbauch-beschwerden)
- Thorakale Schmerzen
- Appetitlosigkeit, Unverträglichkeiten, Völlegefühl,
- Durchfall
- Übelkeit bis zum Erbrechen
- Intensiver Stuhlgeruch
- (stinkende) Flatulenz
- Blutzuckerschwankungen
- Ikterus durch Gallenabflussstörung, verursacht durch ein vergrößertes Pankreas
- Müdigkeit

Anmerkung
Bei anhaltenden gürtelförmigen Schmerzen an eine bösartige Erkrankung der Bauchspeicheldrüse denken!

Eine Kursteilnehmerin, die seit langem an insulinpflichtigem Diabetes (Typ 1) litt und einen Blutzuckersensor trug, wurde von mir während des Kurses am Vormittag mit dem Behandlungsprinzip *Stärkung der Homöostase* am Pankreas behandelt. Im Laufe des Vormittags sank der Blutzucker sehr deutlich. Sie musste sehr bald nach der Behandlung etwas essen. Es scheint, dass die noch vorhandenen Inselzellen aktiviert wurden.

Psychische Komponenten des Organs

Findet in der Studie von Wan-Ling Lin keine gesonderte Beachtung. Meiner Erfahrung nach sind es ähnliche Gefühle wie bei der Milz.

Sorge und Nachdenklichkeit, Angst und Schrecken, Schlafstörungen, Schuldgefühle.

Patientenposition

Rückenlage

Therapeutenposition

An der rechten Seite des Patienten, auf Beckenhöhe stehend, Blick nach kranial.

Handanlage

Die Finger der linke Hand des Therapeuten liegen über dem 2. Teil des Duodenums auf Höhe des Sphinkters von Oddi.

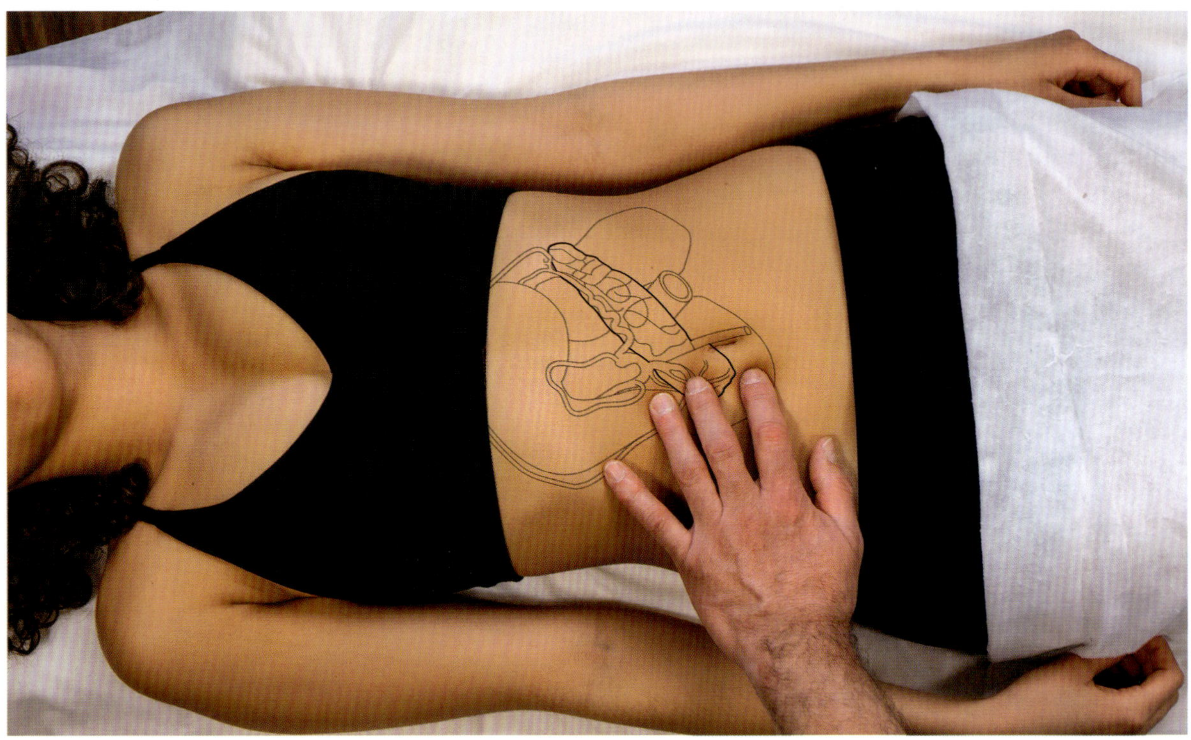

Die Finger rechte Hand liegen im Verlauf des Pankreas in Richtung der Milz.

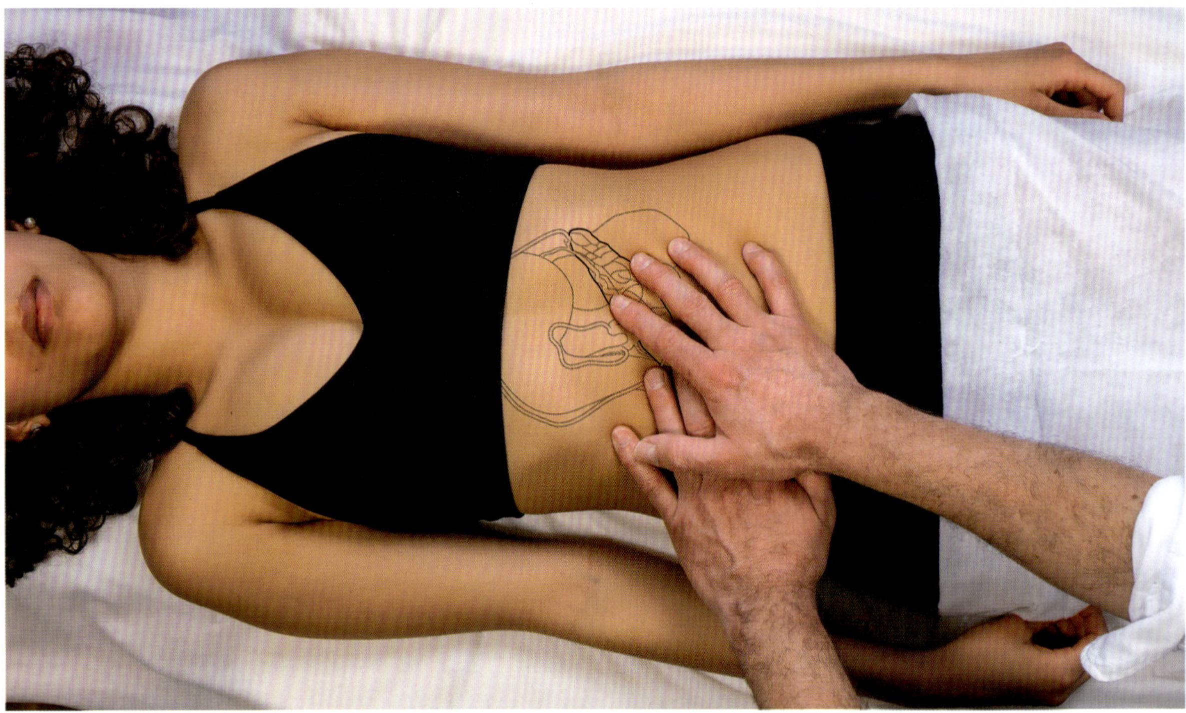

Behandlung

- Das Kreisen einer Pankreasarterie wahrnehmen.
- Dazu mental eine Verdichtung in der Pankreas-Umgebung aufsuchen.
- Dies lässt ein Fulkrum entstehen. Dieses Fulkrum mit Aufmerksamkeit beachten.
- Aus diesem heraus das Ganglion coeliacum oder das Ganglion mesentericum superior aufsuchen.
- Dies lässt ein neues Fulkrum entstehen.
- In diesem sind die drei Versorgungsstrukturen, Gefäß, Faszie und neurologische Steuerung, miteinander verbunden.
- Wir brauchen nur das Fulkrum nicht zu verlieren, ansonsten können wir unsere Aufmerksamkeit auf die Veränderungen richten.

Mögliche wahrzunehmende Reaktionen im Patienten

- Verbesserte Mobilität der Pankreas.
- Der Pankreas richtet sich auf.
- Tensionsänderung des Pankreas.
- Eine Entspannung am Duodenum.
- Der Patient atmet tiefer ein.
- …

Das Ende der Behandlung

Verliert sich die Wahrnehmung des Fulkrums, findet keine Veränderung der Dynamik statt und kommt das System des Patienten zur Ruhe, ist der Behandlungsprozess abgeschlossen. Die Eigendynamik des Pankreas ist deutlich spürbar. Kopf und Schwanz des Pankreas rotieren gegenläufig um die Längsachse.

Am Ende des Behandlungsprozesses empfiehlt es sich, wie zu Beginn der Intervention, die Eigendynamik und Tension des Pankreas wahrzunehmen. Damit kann der Erfolg der Intervention überprüft werden.

9.8 Dünndarm

Gefäße relevant für die Behandlung

Arteriell: A. mesenterica superior
Venös: V. mesenterica superior in die V. portae

Fasziale Verbindungen

Radix mesenterii

Vegetative Steuerung

Sympathisch: Ganglion mesentericum superior
Parasympathisch: N. vagus

Symptomkomplex verursacht durch den Dünndarm

- Neigung zu Nahrungsunverträglichkeiten
- Allergieneigung
- Mangel an fettlöslichen Vitaminen
- Durchfall
- Flatulenz
- Fettstühle
- Blasendruck, über den Spannungsverlust des Dünndarms bringt dieser Druck auf die Blase
- Spannungsgefühl über dem Bauchnabel und im Oberbauch
- Eisenmangel
- Zug oder Druckgefühl im Thorax, epigastral, in der Flanke, im Becken
- Reizdarmsyndrom
- …

Anmerkung
In der TCM wird der Dünndarm in den gemeinsamen Funktionskreis mit dem Herz gestellt. Der Dünndarm nährt uns stofflich, so wie das Herz uns emotional nährt.

Psychische Komponenten des Organs

Er trennt das Gute vom Bösen, auch emotional. Es trennt das Reine vom Unreinen, sowohl physisch als auch psychisch. Das Unreine wird über den Dickdarm ausgeschieden, das Reine über das Herz.

Patientenposition

Rückenlage

Therapeutenposition

An der rechten Seite des Patienten, auf Höhe des Thorax stehend, Blick nach kaudal.

Handanlage

Mit dem Mittelfinger der linken Hand palpieren wir über dem Bauchnabel die Arteriendynamik der A. mesenterica superior.

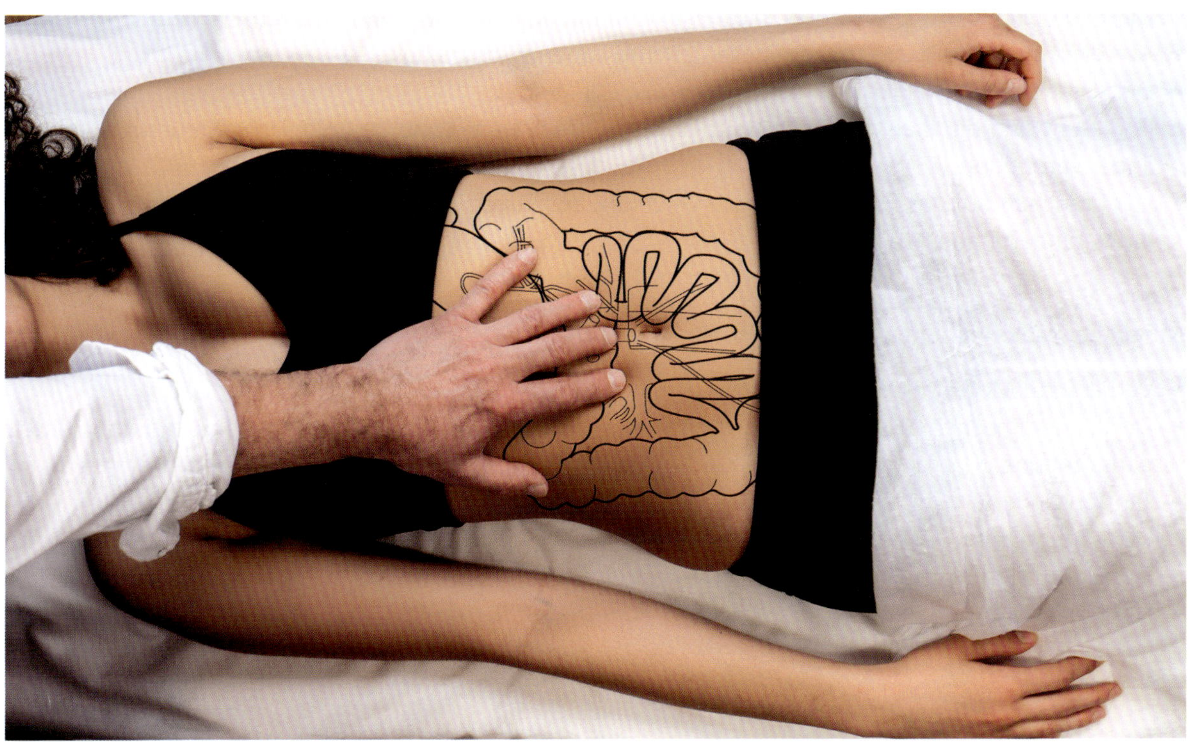

Mir den Fingern der re. Hand nehmen wir Kontakt mit dem Dünndarm auf.

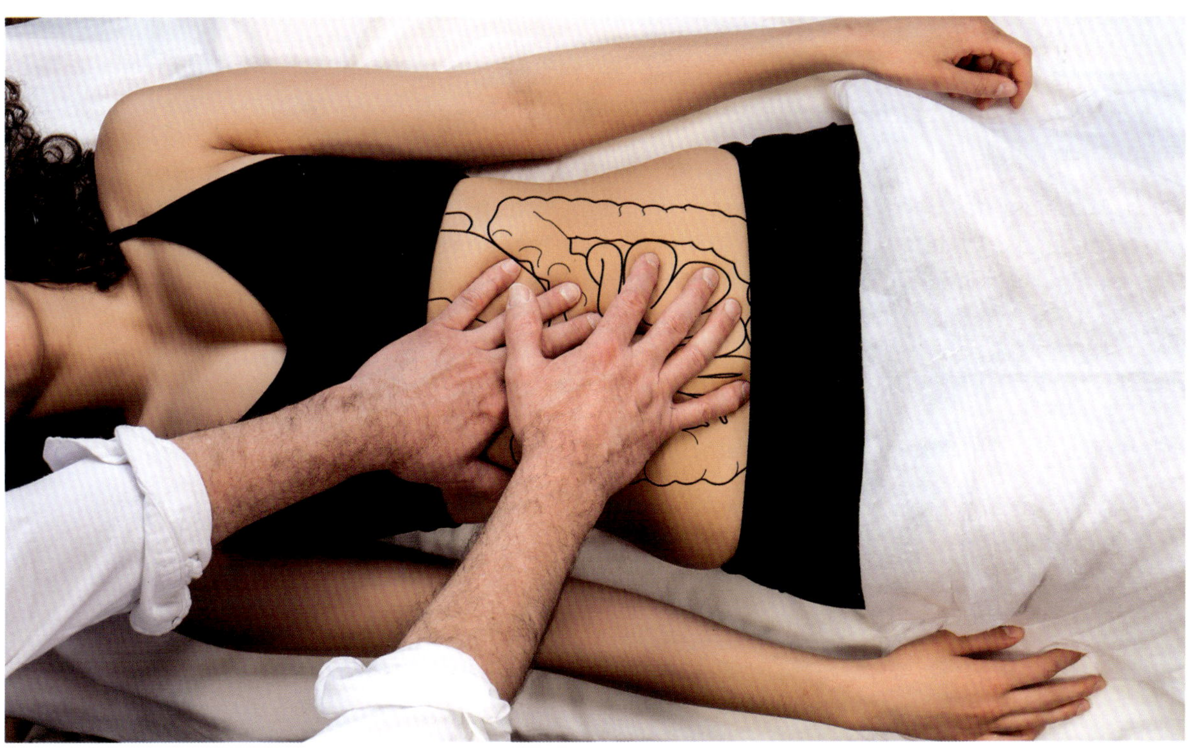

Behandlung

- Das Kreisen der A. mesenterica superior wahrnehmen.
- Dazu mental eine Verdichtung Radix mesenterii aufsuchen.
- Dies lässt ein Fulkrum entstehen. Diese Fulkrum mit Aufmerksamkeit beachten.
- Aus diesem heraus das Ganglion mesentericum superior aufsuchen.
- Dies lässt ein neues Fulkrum entstehen.
- In diesem sind die drei Versorgungsstrukturen, Gefäß, Faszie und neurologische Steuerung, miteinander verbunden.
- Wir brauchen nur das Fulkrum nicht zu verlieren, ansonsten können wir unsere Aufmerksamkeit auf die Veränderungen richten.

Mögliche wahrzunehmende Reaktionen im Patienten

- Verbesserte Mobilität des Dünndarms.
- Der Dünndarm richtet sich auf und dreht nach links, in Erinnerung an die embryologische Mitteldarmdrehung.
- Tensionsänderung des Dünndarms.
- Entspannung am Duodenum.
- Entlastungsgefühl im Thorax.
- Der Patient atmet tiefer ein.
- …

Das Ende der Behandlung

Verliert sich die Wahrnehmung des Fulkrums, findet keine Veränderung in der Dynamik statt und kommt das System des Patienten zur Ruhe ist der Behandlungsprozess abgeschlossen. Die Eigendynamik des Dünndarms ist deutlich zu spüren. Der Dünndarmfächer öffnet und schließt sich deutlich unter den Fingern der rechten Hand

Nach Abschluss des Behandlungsprozesses empfiehlt sich, wie zu Beginn der Intervention, das Wahrnehmen der Eigendynamik und Tension des Dünndarms. Dies ermöglicht den Erfolg der Intervention zu überprüfen.

9.9 Dickdarm

Wir betrachten die einzelnen Dickdarmabschnitte im Detail. Diese sind:

- Zäkum
- Colon ascendens
- Colon transversum
- Colon descendens
- Colon sigmoideum

Anmerkung

Das Reizdarmsyndrom kann ein Zeichen von Überlastung sein und auf eine unbefriedigende Lebenssituation hinweisen. Es lohnt sich immer, Patienten mit Reizdarmsyndrom zu fragen, ob sie mit ihrer derzeitigen Lebenssituation zufrieden sind. Dies gilt auch für Patienten mit Morbus Crohn und Colitis ulcerosa.

Psychische Komponenten des Organs

Wurde in der TCM-Studie von Wan-Ling Lin et al. nicht gesondert untersucht. Der gemeinsame Funktionskreis von Dickdarm und Lunge lässt vermuten, dass der Dickdarm ähnliche psychische Komponenten besitzt wie die Lunge:

Wut 39 %, Sorge und Nachdenken 22 %, Glück 11 %, Angst und Schreck 11 %, Schlafstörungen 6 %, Vergesslichkeit 6 %, Traurigkeit 5 %.

Zäkum

Gefäße relevant für die Behandlung

Arteriell: A. mesenterica superior > A. colica dexter > A. iliocolica > A. caecalis ant. u. post. und A. appendicularis
Venös: V. colica dextra, V. ileocolica, Vv. caecales ant. u. post. > V. ileocolica und V. appendicularis Alle münden in die A. mesenterica superior und diese in die V. portae.

Fasziale Verbindungen

Faszie von Toldt, Radix mesenterii

Vegetative Steuerung

Sympathisch: Ganglion mesentericum superior
Parasympathisch: N. vagus

Symptomkomplex verursacht durch das Zäkum

- Obstipation
- Diarrhoe
- Flatulenz, Meteorismus
- Darmgeräusche
- Schmerzen in der rechten Leiste und im rechten Bein
- Schmerzen in die Genitalien
- Gewichtsabnahme durch Verdauungs- oder Resorptionsstörungen
- …

Anmerkung
Das Zäkum und die Ileozäkalklappe als erster Abschnitt des Dickdarms sind eine Art Wächter. Sie sorgen dafür, dass der Darminhalt nicht aus dem Dünndarm zurückgedrückt wird. Steht die Ileozäkalklappe aufgrund einer hohen sympathischen Nervenaktivität unter hoher Spannung, ist dies deutlich zu spüren und kann auf eine belastende Lebenssituation hinweisen. Die Betroffenen leiden häufig unter Verstopfung und Blähungen.

Patientenposition

Rückenlage

Therapeutenposition

An der rechten Seite des Patienten, auf Beckenhöhe stehend, Blick nach kranial.

Handanlage

Die Finger der linken Hand befinden sich über der Innenseite des Zäkums am iliozäkalen Übergang. Die rechte Hand befindet sich über dem Dünndarm.

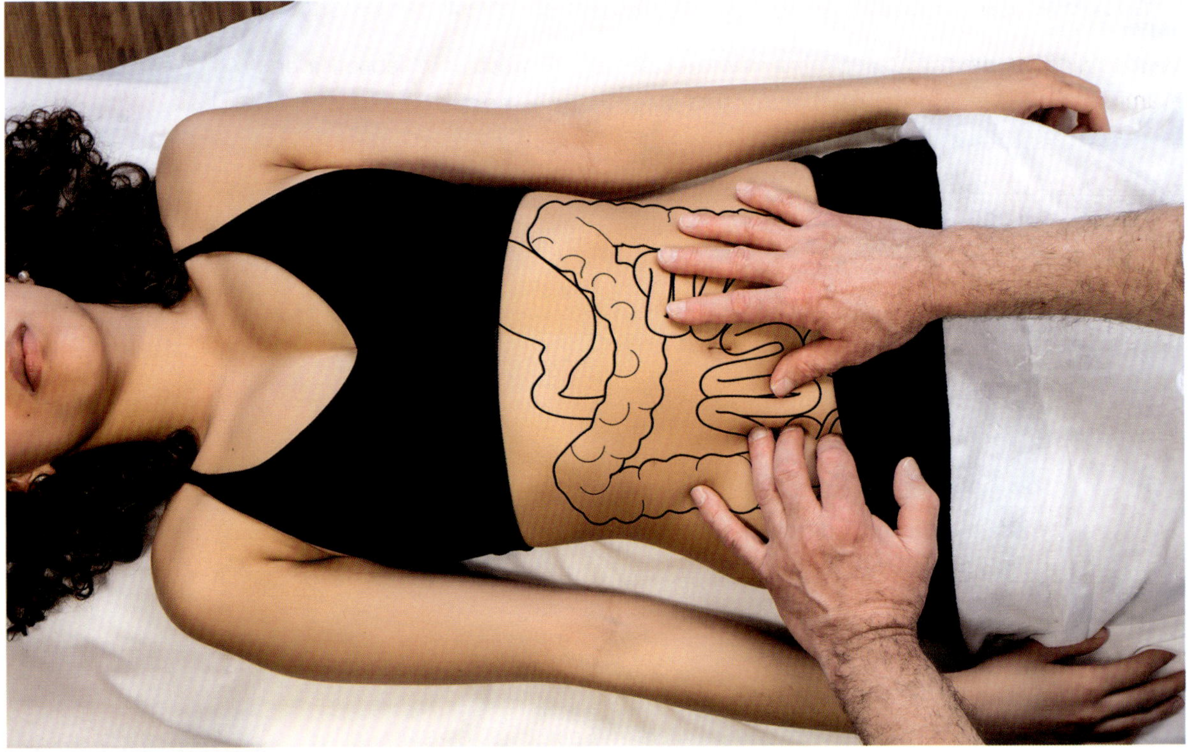

Behandlung

- Das Kreisen der A. iliocolica wahrnehmen.
- Dazu mental eine Verdichtung in der Radix mesenterii aufsuchen.

- Dies lässt ein Fulkrum entstehen. Dieses Fulkrum mit Aufmerksamkeit beachten.
- Aus diesem heraus das Ganglion mesentericum superior aufsuchen.
- Dies lässt ein neues Fulkrum entstehen.
- In diesem sind die drei Versorgungsstrukturen, Gefäß, Faszie und neurologische Steuerung, miteinander verbunden.
- Wir brauchen nur das Fulkrum nicht zu verlieren, ansonsten können wir unsere Aufmerksamkeit auf die Veränderung richten.

Mögliche wahrzunehmende Reaktionen im Patienten

- Verbesserte Mobilität des Zäkums.
- Tensionsänderung des Zäkums.
- Entspannung am Colon ascendens.
- Spannungsänderung am Dünndarm
- Entlastungsgefühl im Becken.
- Der Patient atmet tiefer ein.
- Durch das Entspannen der Ileozäkalklappe ist ein Gluckern zu hören.
- …

Das Ende der Behandlung

Verliert sich die Wahrnehmung des Fulkrums, findet keine Veränderung der Dynamik statt und kommt das System des Patienten zur Ruhe, ist der Behandlungsprozess abgeschlossen. Die Eigendynamik des Zäkums ist deutlich spürbar.

▶ Video: „Abdomen"

Am Ende des Behandlungsprozesses empfiehlt es sich, wie zu Beginn der Intervention, der Eigendynamik und Tension des Zäkums und die Spannungsverhältnisse zwischen Zäkum und Dünndarm zu überprüfen. Damit kann der Erfolg der Intervention überprüft werden.

Colon ascendens

Gefäße relevant für die Behandlung

Arteriell: A. mesenterica superior > A. colica dextra
Venös: V. colica dextra > V. mesenterica superior > V. portae

Fasziale Verbindungen

Mesocolon ascendens

Vegetative Steuerung

Sympathisch: Sympathisch: Ganglion mesentericum superior
Parasympathisch: N. vagus

Symptomkomplex verursacht durch den Colon ascendens

- Obstipation
- Diarrhöe
- Druckgefühl und Schmerzen im Bauchraum
- Flatulenz, Meteorismus
- Darmgeräusche
- Gewichtsabnahme durch Verdauungs- oder Resorptionsstörungen
- …

Patientenposition

Rückenlage

Therapeutenposition

An der rechten Seite des Patienten, auf Beckenhöhe stehend, Blick nach kranial.

Handanlage

Die Finger der linken Hand befinden sich über dem Colon ascendens. Die rechte Hand befindet sich über der Innenseite des Dünndarms.

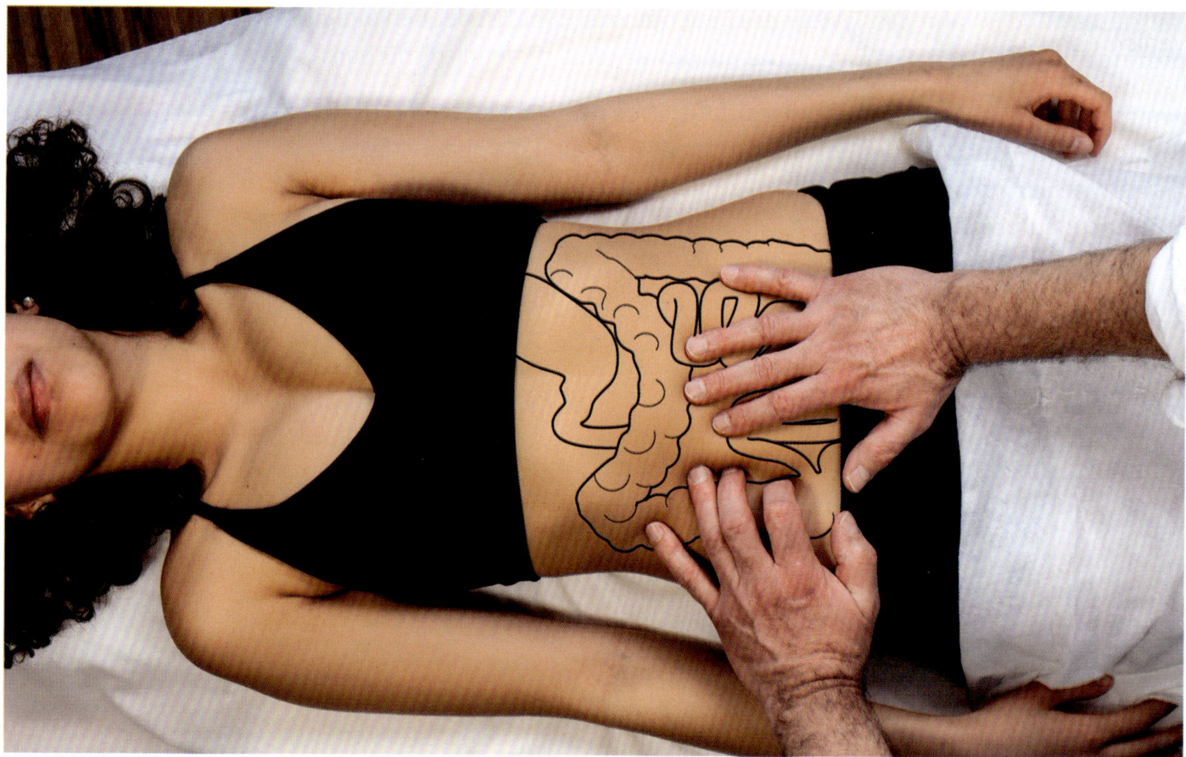

Behandlung

- Das Kreisen der A. colica dextra wahrnehmen.
- Dazu mental eine Verdichtung Mesocolon ascendens aufsuchen.
- Dies lässt ein Fulkrum entstehen. Diese Fulkrum mit Aufmerksamkeit beachten.
- Aus diesem heraus das Ganglion mesentericum superior aufsuchen.
- Dies lässt ein neues Fulkrum entstehen.
- In diesem sind die drei Versorgungsstrukturen, Gefäß, Faszie und neurologische Steuerung, miteinander verbunden.
- Wir brauchen nur das Fulkrum nicht zu verlieren, ansonsten können wir unsere Aufmerksamkeit auf die Veränderung richten.

Mögliche wahrzunehmende Reaktionen im Patienten

- Verbesserte Mobilität des Colon ascendens.
- Tensionsänderung des Colon ascendens.
- Spannungsänderung am Colon transversum.
- Der Patient atmet tiefer ein.
- Entlastungsgefühl im Bauchraum.
- …

Das Ende der Behandlung

Verliert sich die Wahrnehmung des Fulkrums, findet keine Veränderung der Dynamik statt und kommt das System des Patienten zur Ruhe, ist der Behandlungsprozess abgeschlossen. Die Eigendynamik des Colon ascendens ist deutlich spürbar.

Am Ende des Behandlungsprozesses empfiehlt es sich, wie zu Beginn der Intervention, die Eigendynamik und die Tension des Colon ascendens wahrzunehmen. Damit kann der Erfolg der Intervention überprüft werden.

Colon transversum

Gefäße relevant für die Behandlung

Arteriell: Für das ersten zwei Drittel die A. mesenterica superior > A. colica media
Für das letzte Drittel die A. mesenterica inferior > A. colica sinistra
Venös: V. colica media > V. mesenterica superior > V. portae

Fasziale Verbindungen

Mesocolon transversum

Vegetative Steuerung

Sympathisch: Die ersten zwei Drittel das Ganglion mesentericum superior.
Das letzte Drittel das Ganglion mesentericum inferior.
Parasympathisch: Die ersten zwei Drittel der N. vagus.
Das letzte Drittel Nerven des sakrale Parasympathikus aus dem Plexus hypogastricus inferior.

Symptomkomplex verursacht durch die

- Obstipation
- Diarrhöe
- Flatulenz
- Bauchgeräusche
- Druckgefühl und Schmerzen im Bauchraum
- Flatulenz, Meteorismus
- Darmgeräusche
- Gewichtsabnahme durch Verdauungs- oder Resorptionsstörungen
- …

Patientenposition

Rückenlage

Therapeutenposition

An der rechten Seite des Patienten, auf Beckenhöhe stehend, Blick nach kranial.

Handanlage

Der Zeigefinger der linken Hand befindet sich über dem oberen Rand des Colon transversum. Die Finger der rechten Hand unterhalb des Colon transversum.

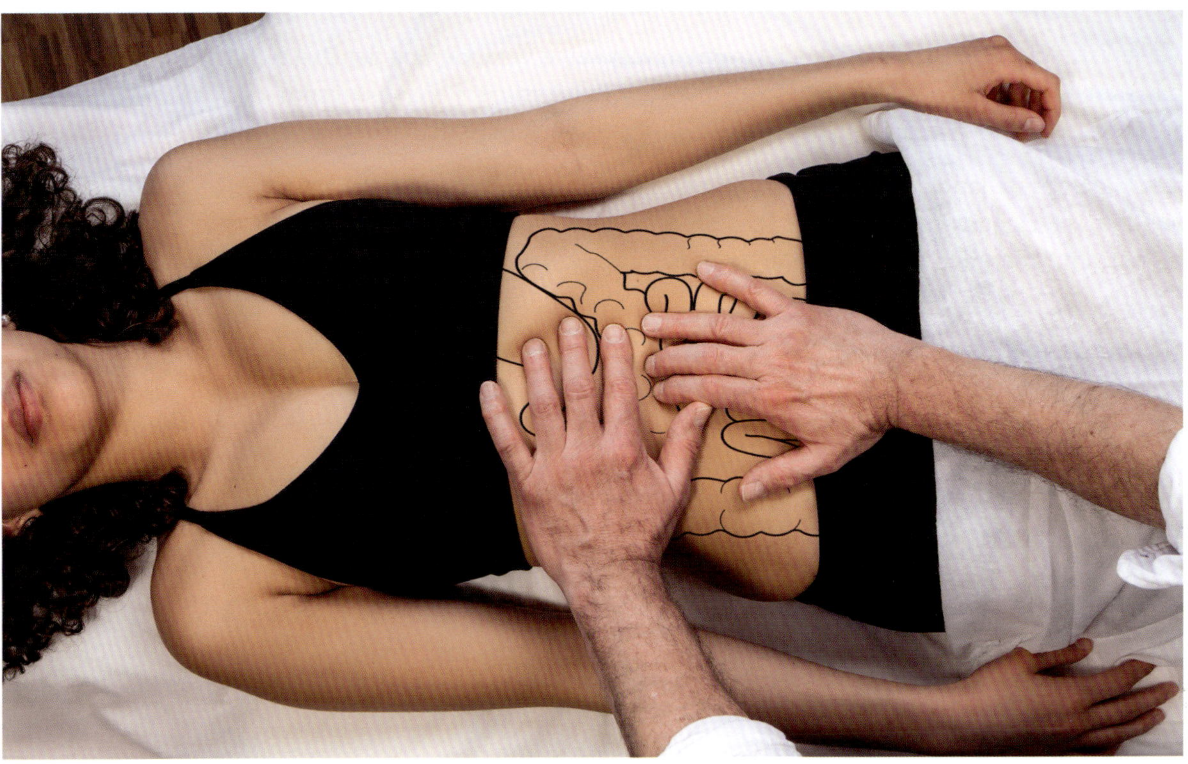

Behandlung

- Für die ersten zwei Drittel das Kreisen der A. colica media und für das zweite Drittel das Kreisen der A. colica sinistra wahrnehmen.
- Dazu mental eine Verdichtung Mesocolon transversum aufsuchen.
- Dies lässt ein Fulkrum entstehen. Dieses Fulkrum mit Aufmerksamkeit beachten.
- Für die ersten zwei Drittel aus diesem heraus das Ganglion mesentericum superior und für das letzte Drittel das Ganglion mesentericum inferior aufsuchen.
- Dies lässt ein neues Fulkrum entstehen.
- In diesem sind die drei Versorgungsstrukturen, Gefäß, Faszie und neurologische Steuerung, miteinander verbunden.
- Wir brauchen nur das Fulkrum nicht zu verlieren, ansonsten können wir unsere Aufmerksamkeit auf die Veränderung richten.

Mögliche wahrzunehmende Reaktionen im Patienten

- Verbesserte Mobilität des Colon transversum.
- Spannungsänderung am Colon transversum.
- Spannungsänderung des Colon ascendens und Colon descendens.
- Der Patient atmet tiefer ein.

- Entlastungsgefühl im Bauchraum.
- …

Das Ende der Behandlung

Verliert sich die Wahrnehmung des Fulkrums, findet keine Veränderung der Dynamik statt und kommt das System des Patienten zur Ruhe, ist der Behandlungsprozess abgeschlossen. Die Eigendynamik des Colon transversum ist deutlich spürbar.

Am Ende des Behandlungsprozesses empfiehlt es sich, wie zu Beginn der Intervention, die Eigendynamik und die Tension des Colon transversum wahrzunehmen. Damit kann der Erfolg der Intervention überprüft werden.

Colon descendens

Gefäße relevant für die Behandlung

Arteriell: A. mesenterica inferior > A. colica sinistra
Venös: V. colica sinistra > V. mesenterica inferior

Fasziale Verbindungen

Mesocolon descendens

Vegetative Steuerung

Sympathisch: Ganglion mesentericum inferior
Parasympathisch: Nerven des sakrale Parasympathikus aus dem Plexus hypogastricus inferior, ab hier nicht mehr der N. vagus!

Symptomkomplex verursacht durch den Colon descendens

- Obstipation
- Diarrhöe
- Flatulenz
- Bauchgeräusche
- Druckgefühl und Schmerzen im Bauchraum.
- …

Patientenposition

Rückenlage

Therapeutenposition

An der rechten Seite des Patienten, auf Beckenhöhe stehend, Blick nach lateral.

Handanlage

Die Fingern der rechten Hand neben dem medialen Rand des Colon transversum.

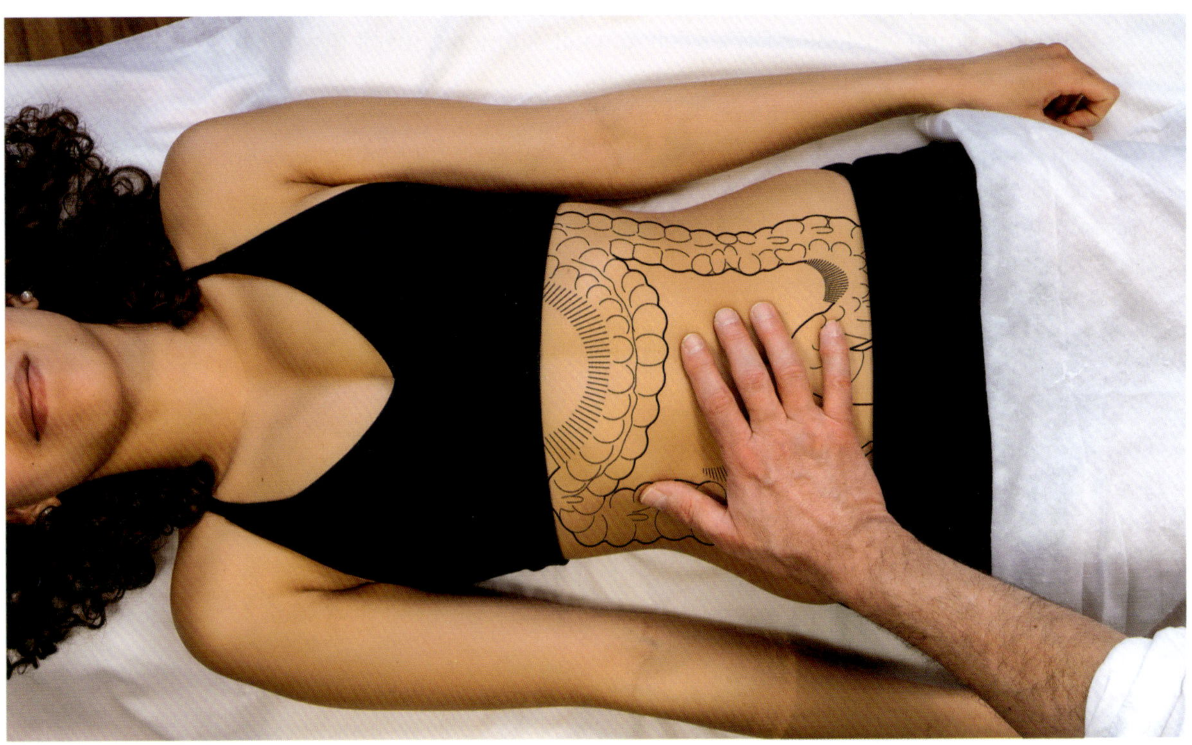

Die Finger der linken Hand über den Fingern der rechten Hand am lateralen Rand des Colon transversum.

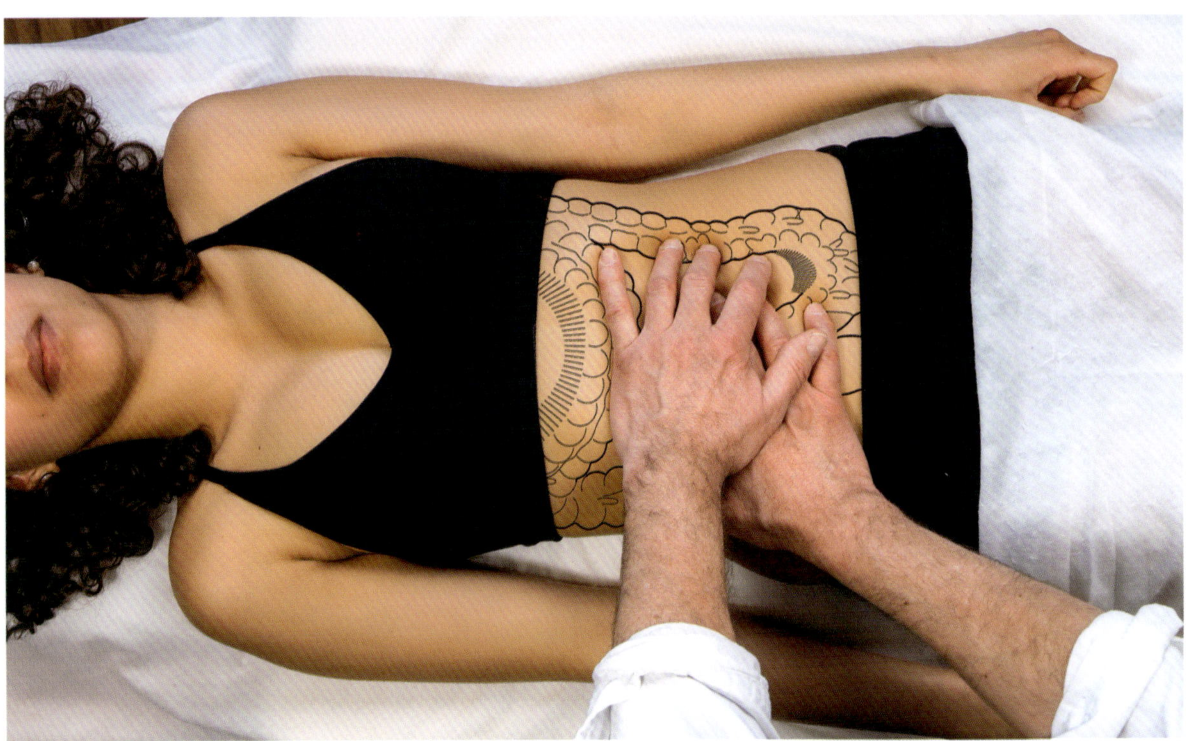

Behandlung

- Das Kreisen der A. colica sinistra wahrnehmen.
- Dazu mental eine Verdichtung Mesocolon descendens.
- Dies lässt ein Fulkrum entstehen. Dieses Fulkrum mit Aufmerksamkeit beachten.
- Das Ganglion mesentericum inferior aufsuchen.
- Dies lässt ein neues Fulkrum entstehen.
- In diesem sind die drei Versorgungsstrukturen, Gefäß, Faszie und neurologische Steuerung, miteinander verbunden.
- Wir brauchen nur das Fulkrum nicht zu verlieren, ansonsten können wir unsere Aufmerksamkeit auf die Veränderung richten.

Mögliche wahrzunehmende Reaktionen im Patienten

- Verbesserte Mobilität des Colon descendens.
- Spannungsänderung am Colon descendens.
- Spannungsänderung des Colon transversum und Colon sigmoideum.
- Entlastungsgefühl im Becken.
- Entlastungsgefühl im Bauchraum.
- Der Patient atmet tiefer ein.
- ...

Das Ende der Behandlung

Verliert sich die Wahrnehmung des Fulkrums, findet keine Veränderung der Dynamik statt und kommt das System des Patienten zur Ruhe, ist der Behandlungsprozess abgeschlossen. Die Eigendynamik des Colon descendens ist deutlich spürbar.

Am Ende des Behandlungsprozesses empfiehlt es sich, wie zu Beginn der Intervention, die Eigendynamik und die Tension des Colon descendens wahrzunehmen. Damit kann der Erfolg der Intervention überprüft werden.

Colon sigmoideum

Gefäße relevant für die Behandlung

Arteriell: A. mesenterica inferior > Aa. sigmoideae
Venös: Vv. sigmoideae > V. mesenterica inferior > V. splenica > V. portae

Fasziale Verbindungen

Mesocolon sigmoideum

Vegetative Steuerung

Sympathisch: Ganglion mesentericum inferior
Parasympathisch: Nerven des sakrale Parasympathikus aus dem Plexus hypogastricus inferior.

Symptomkomplex verursacht durch Colon sigmoideum

- Obstipation
- Diarrhöe
- Flatulenz
- Bauchgeräusche
- Druckgefühl und Schmerzen im Bauchraum
- Beckentorsion
- Druck und Schmerz in der linken Leiste
- …

Anmerkung
Mit zunehmendem Alter entwickeln sich in diesem Darmabschnitt Divertikel. Bei Entzündungsneigung ist darauf zu achten, dass die Spannungsverhältnisse im linken Unterbauch physiologisch sein sollten. Eine häufige Spannungsquelle sind die Nieren. Die linke Niere häufiger als die rechte.

Patientenposition

Rückenlage

Therapeutenposition

An der rechten Seite des Patienten, auf Beckenhöhe stehend, Blick nach lateral.

Handanlage

Die Fingern der linken Hand über dem Mesocolon sigmoideum.

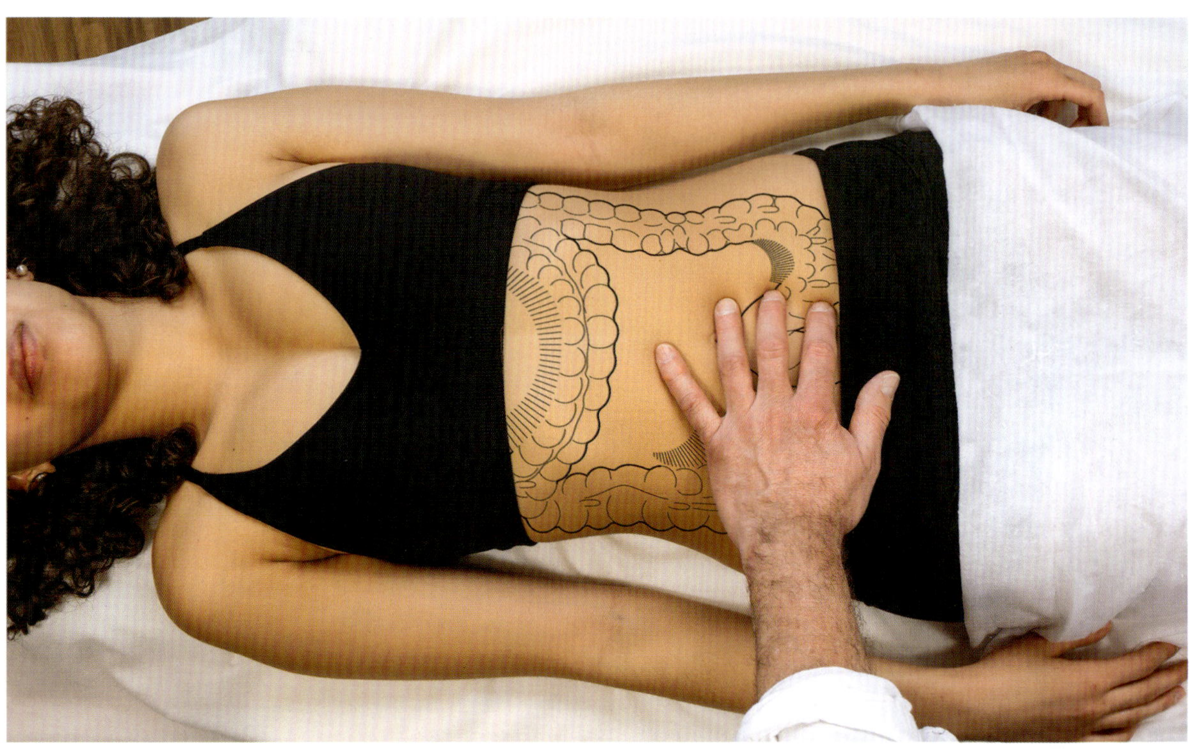

Die Finger der rechten Hand liegen über dem Colon sigmoideum und über den Fingern der linken Hand.

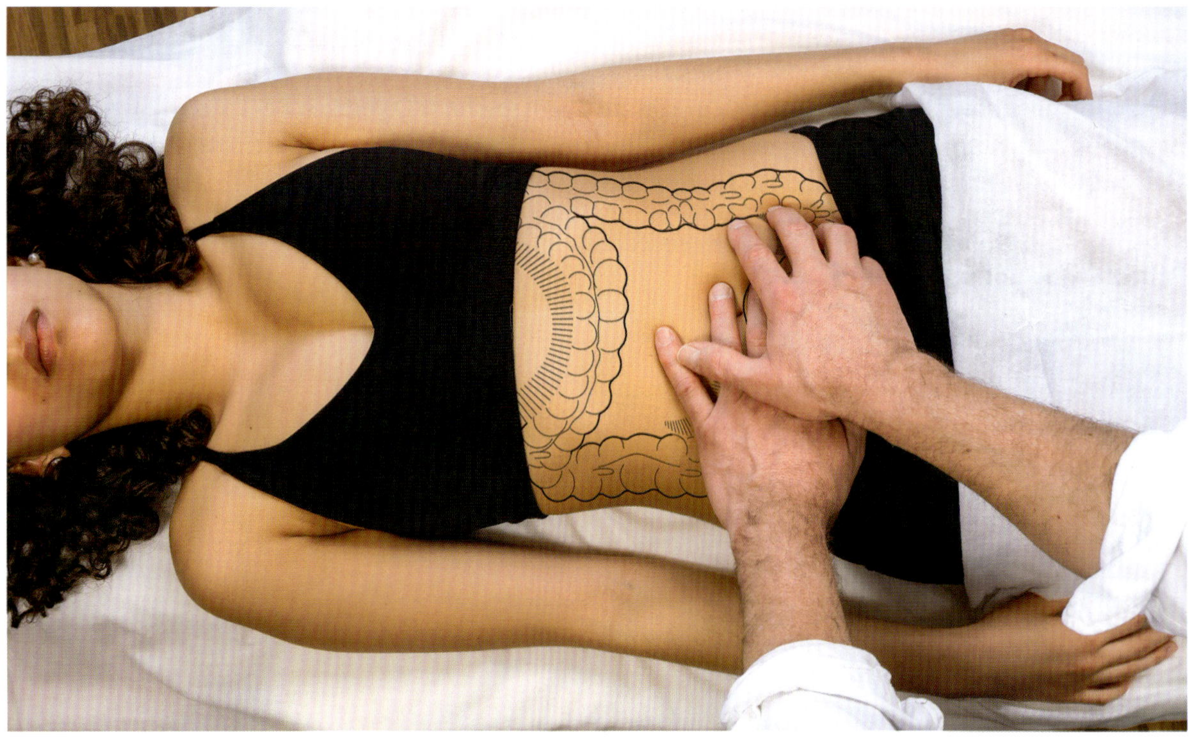

Behandlung

- Das Kreisen der Aa. sigmoideae wahrnehmen.
- Dazu mental eine Verdichtung Mesocolon sigmoideum.
- Dies lässt ein Fulkrum entstehen. Diese Fulkrum mit Aufmerksamkeit beachten.
- Das Ganglion mesentericum inferior aufsuchen.
- Dies lässt ein neues Fulkrum entstehen.
- In diesem sind die drei Versorgungsstrukturen, Gefäß, Faszie und neurologische Steuerung, miteinander verbunden.
- Wir brauchen nur das Fulkrum nicht zu verlieren, ansonsten können wir unsere Aufmerksamkeit auf die Veränderung richten.

Mögliche wahrzunehmende Reaktionen im Patienten

- Verbesserte Mobilität des Colon sigmoideum.
- Spannungsänderung am Colon sigmoideum.
- Spannungsänderung des Colon descendens und Rectum.
- Entlastungsgefühl im Becken.
- Entlastungsgefühl im Bauchraum.
- Der Patient atmet tiefer ein.
- …

Das Ende der Behandlung

Verliert sich die Wahrnehmung des Fulkrums, findet keine Veränderung der Dynamik statt und kommt das System des Patienten zur Ruhe, ist der Behandlungsprozess abgeschlossen. Die Eigendynamik des Colon sigmoideum ist deutlich spürbar.

Am Ende des Behandlungsprozesses empfiehlt es sich, wie zu Beginn der Intervention, die Eigendynamik und die Tension des Colon sigmoideum wahrzunehmen. Damit kann der Erfolg der Intervention überprüft werden.

▶ Video: „Abdomen"

9.10 Herz

Das Herz wird auch „Mutter der Organe" genannt. Dies macht deutlich, welche tragende Rolle es für unser Organsystem, im Grunde genommen für unseren gesamten Körper spielt.

Test

Der Patient liegt in Rückenlage. Wir legen die linke Hand unter die obere BWS und die rechte Hand auf das Sternum. Der Mittelfinger weist in Richtung linke Hüfte des Patienten.

- Der Mittelhandknochen des Zeigefingers und der Zeigefinger sollten eine leichte Expansionskraft spüren. Dies liegt an der Expansionswirkung im arteriellen Blutes.
- Der Mittelhandknochen des Ringfinger und der Ringfinger sollten einen leichten Sog spüren. Dies liegt an der Sogwirkung im venösen Blutes.

- Der Mittelhandknochen des Mittelfingers und der Mittelfinger kommen über dem Septum intraventrikulare zu liegen.
- So können wir die Lage des Herzes bestimmen.
- Wir lassen den Patienten tief einatmen. Befindet sich das Herz in einer neutralen Spannungssituation, macht die rechte Hand durch die Atembewegung eine passive Supinationsbewegung.
- Steht das Herz unter ungünstiger Spannung, so entstehen andere Bewegungen wie z. B. Wischbewegungen, Pronation, Starre, …

Gefäßversorgung

Arteriell: Ventriculus sinister > Aorta ascendens
Aorta ascendens > A. coronaria dextra > R. interventricularis posterior
Aorta ascendens > A. coronaria sinistra > R. interventricularis anterior und R. circumflexus
Venös: V. cardiaca parva > Sinus coronarius, V. cardiaca media > Sinus coronarius, V. cardiaca magna > Sinus coronarius, V. interventricularis anterior, V. ventriculi sinistri posterior > V. cardiaca magna > Sinus coronarius, V. ventriculi sinistri > Sinus coronarius

Relevant für die Behandlung

Rechtes und linkes Herz (siehe unten)

Fasziale Verbindungen

Perikard

Vegetative Steuerung

Sympathisch: Truncus sympathicus, Ganglion stellatum
Parasympathisch: N. vagus

Symptomkomplex verursacht durch das Herz

- Herzklopfen, Herzstolpern, Herzrasen
- Ödembildung
- Luftnot, Kurzatmigkeit
- Schwindel
- Konzentrations- und Denkstörungen
- Verminderte Leistungsfähigkeit
- Schmerzausstrahlung linker Arm, sehr selten auch in rechten Arm bei Männern
- Rückenschmerzen, retrosternale und epigastrale Schmerzen, auch im gesamten Bauchraum bei Frauen
- Druckschmerz im Thorax
- Unruhe
- Ängste
- Spannungsgefühl in Halsregion
- Kopfschmerzen
- Übelkeit

- Synkopen
- …

Anmerkung
Das Herz nährt uns emotional, der Dünndarm materiell.
Beide Organe stehen in engem Kontakt mit den Gefäßen. So kann der Zug der Aorta, der durch die Spannung der Nieren entsteht, die Dynamik des Herzens einschränken.

Psychische Komponenten des Organs

Wut 26 %, Angst und Schreck 22 %, Traurigkeit 14 %, Sorge und Nachdenken 12 %, Glück 10 %, Vergesslichkeit 10 %, Schläfrigkeit 2 %, Schlafstörungen 2 %, Halluzinationen 2 %

Patientenposition

Rückenlage

Therapeutenposition

Am Kopfende sitzend mit Blick nach kaudal. Alternativ an der linken Seite des Patienten mit Blick nach kranial. Die Annäherung an das Herz erfordert besondere Umsicht und Vorsicht. Dieser Bereich des Menschen ist einer der empfindlichsten. Insbesondere bei Patientinnen ist zu prüfen, ob die Handanlage für sie in Ordnung ist.

Handanlage

Die linke Hand liegt unter der oberen BWS.

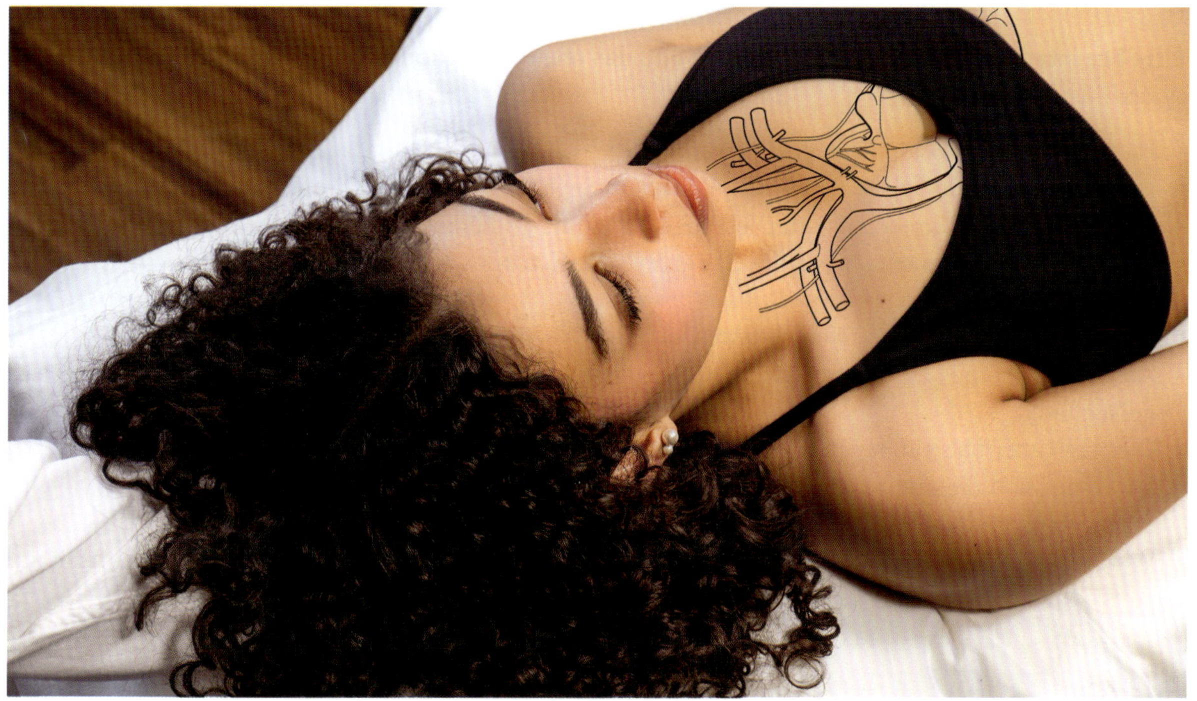

Die rechte Hand platziert sich über dem Herz.

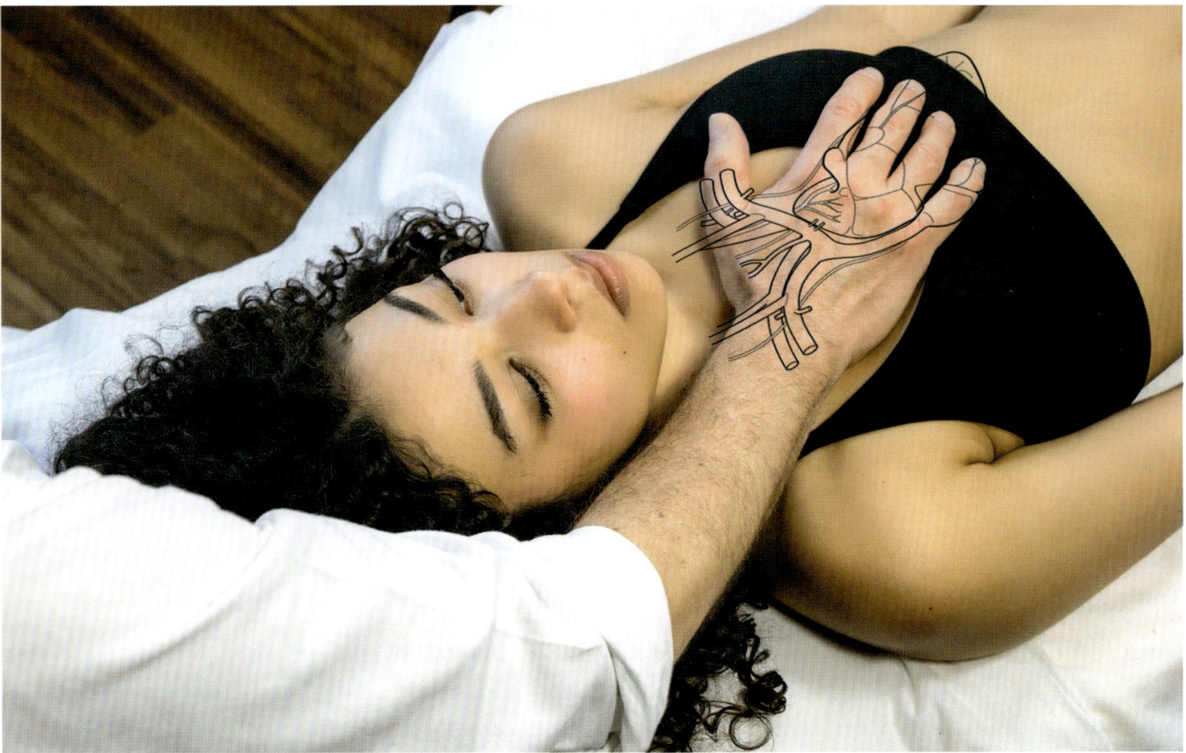

Behandlung

Für den Beginn der Behandlung wählen wir nicht die Koronararterien, sondern das Blut des rechten und linken Herzes. Als fasziale Struktur wählen wir das Septum intraventriculare und als nervale Komponente das Ganglion stellatum.

Bitte beachten: Am Herz kommen das linke und das rechte Ganglion oder der linke und rechte Truncus sympathicus zum Einsatz.

- Handanlage und Position wie beim Test.
- Wahrnehmung von Sog und Expansion mit dem Septum intraventrikulare verbinden.
- Dies lässt ein Fulkrum entstehen. Dieses Fulkrum mit Aufmerksamkeit beachten.
- Aus diesem heraus mental das linke Ganglion Stellatum oder links die Nerven des Truncus sympathicus aufsuchen.
- Dies lässt ein neues Fulkrum entstehen.
- Aus diesem heraus das rechte Ganglion Stellatum oder rechts die Nerven des Truncus sympathicus aufsuchen.
- Dies lässt abermals ein neues Fulkrum entstehen.
- In diesem sind die drei Versorgungsstrukturen, Gefäß, Faszie und neurologische Steuerung, miteinander verbunden.
- Wir brauchen nur das Fulkrum nicht zu verlieren, ansonsten können wir unsere Aufmerksamkeit auf die Veränderungen richten.

Mögliche wahrzunehmende Reaktionen im Patienten

- Verbesserte Mobilität des Herzes.
- Der Herz löst sich und steigt auf.
- Entspannung im Thorax.
- Entlastungsgefühl im Thorax.
- Spannungsänderung an der Brust- und Halswirbelsäule.
- Der Patient atmet tiefer ein.
- Der Patient schluckt.
- Es können Emotionen frei werden.
- Entspannungsgefühl in den Armen.
- Entspannungsgefühl im Kopf.
- Entspannungsgefühl im gesamten Körper.
- …

Das Ende der Behandlung

Verliert sich die Wahrnehmung des Fulkrums, findet keine Veränderung der Dynamik statt und kommt das System des Patienten zur Ruhe, ist der Behandlungsprozess abgeschlossen. Die Eigendynamik des Herzes ist deutlich spürbar. Es wiegt sich unter der rechten Hand.

Am Ende des Behandlungsprozesses empfiehlt es sich, wie zu Beginn der Intervention, die Eigendynamik des Herzens wahrzunehmen. So kann der Erfolg der Intervention überprüft werden.

Hinweis
Findet ein deutliches Aufsteigen des Herzes statt und der Patient kann dies wahrnehmen, verwende ich gerne den Hinweis, dass ihm womöglich sein Herz in die Hose gerutscht ist. Das ist natürlich nicht wörtlich zu nehmen, hilft aber, den Vorgang zu erklären. Nach meiner Erfahrung sind für Zugbelastungen, die sich am Herzen bemerkbar machen, häufig die Nieren verantwortlich. Diese verlieren ihre Position und bringen über die A. renales, die Aorta abdominalis und den Aortenbogen Spannung in das Herz. Zuerst sind also die Nieren betroffen, dann das Herz.
Eine leicht verständliche Metapher hilft dem Patienten, mit belastenden Symptomen entspannter umzugehen.

Selbstverständlich sollte das Herz bei deutlichen Beschwerden von einem Kardiologen abgeklärt werden.

▶ Video: „Thorax"

Alternative Handanlage

Patientenposition

Rückenlage

Therapeutenposition

An der linken Seite des Patienten, auf Höhe des Thorax sitzen, Blick nach lateral.

Handanlage

Die rechte Hand liegt auf der oberen Brustwirbelsäule.

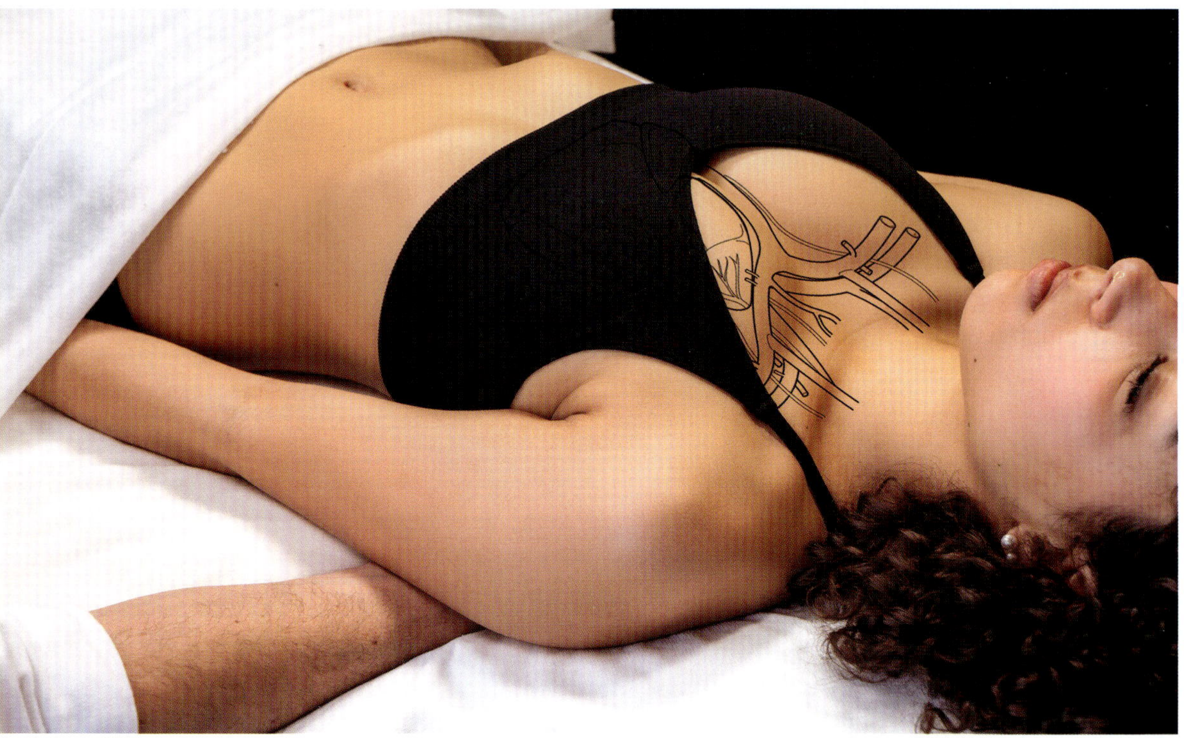

Die linke Hand platziert sich von unten über dem Herz.

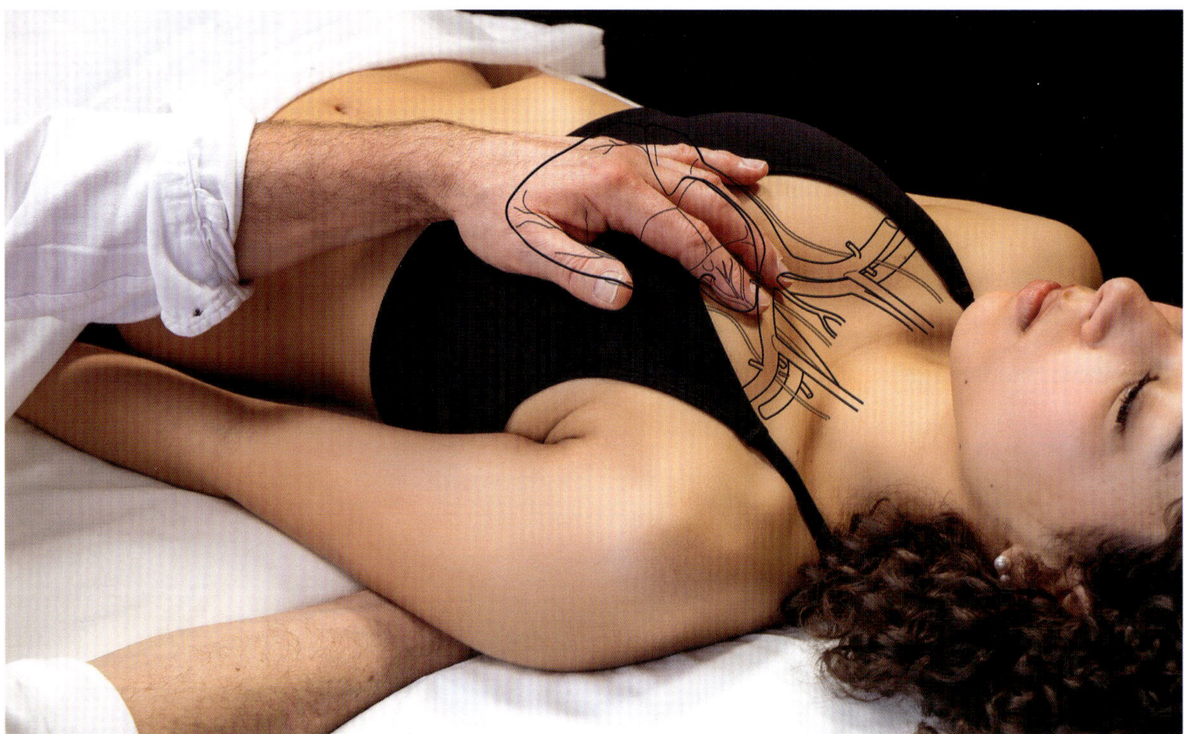

Behandlung

Wie vorher beschrieben.

9.11 Lunge

Gefäße relevant für die Behandlung

Arteriell: Truncus pulmonalis > A. pulmonalis dexter und sinister
Aorta thoracica > Rr. bronchiales
Venös: Vv. pulmonales dextrae und sinistrae > Truncus pulmonalis
Vv. bronchiales > V. azygos > V. cava superior

Fasziale Verbindungen

Faszien des Lungenhilus, die Fissuren der Lunge, fasziale Umgebung der Bronchien

Vegetative Steuerung

Sympathisch: Ganglion stellatum
Parasympathisch: N. vagus

Symptomkomplex verursacht durch die

- Dyspnoe (bei Belastung, in Ruhe)
- Zyanose
- Tachypnoe
- Stridor
- Husten (trocken, produktiv, akut, chronisch)
- Schleimproduktion (akut, chronisch), durch Entzündung oder vegetativ bedingt
- Schmerzen im Thorax
- Blockierungen (BWS, Rippen, Schlüsselbein, Schulterblatt, HWS)
- Schmerzausstrahlungen und in die oberen Extremitäten
- ...

Anmerkung
Vor allem nach Atemwegsinfektionen ist die Elastizität der Lunge herabgesetzt. Dies führt häufig zu anhaltender Kurzatmigkeit.

Dies lässt sich mit einem einfachen Test überprüfen. Mit den Händen auf dem Brustkorb wird der Patient aufgefordert, tief einzuatmen. Häufig fällt eine Asymmetrie im Bewegungsumfang auf. Ein zweites tiefes Einatmen verdeutlicht die Einschränkungen.

Mit dem unten beschriebenen Behandlungskonzept kann der Körper einen Spannungsausgleich zwischen Bronchien und Lunge organisieren. Meist haben die Bronchien zu viel Spannung und die Lunge zu wenig. Die Folge sind verengte Bronchien.

Zu Beginn der COVID-19-Infektionswelle führte der Verlust der internen Strömungsdynamik der Lungen- und Bronchialarterien zu diesem Ungleichgewicht. Siehe Kapitel 5.5 Gefäße und COVID-19. Die Dyspnoe nach der Infektion verschwand in der Regel nach einigen Behandlungen. Eine im Krankenhaus tätige Physiotherapeutin wandte das Behandlungsprinzip auch bei beatmeten Patienten auf der Intensivstation an. Beim Monitoring der Patienten konnte eine nachhaltige Verbesserung der Sauerstoffsättigung festgestellt werden. Leider wurde eine von mir angebotene Fortbildung wegen der hohen Corona-Inzidenz des Krankenhauspersonals abgesagt.

Psychische Komponenten des Organs

Wut 39 %, Sorge und Nachdenken 22 %, Glück 11 %, Angst und Schreck 11 %, Schlafstörungen 6 %, Vergesslichkeit 6 %, Traurigkeit 5 %

Patientenposition

Rückenlage

Therapeutenposition

Behandlung der linken Lunge: auf der rechten Seite des Patienten stehend.
Behandlung der rechten Lunge: auf der linken Seite des Patienten stehend.

Handanlage

Für die linke Lunge: Die linke Hand liegt ventral auf den oberen Rippen des linken Thorax, die rechte Hand ventral auf den unteren Rippen des linken Thorax. Besonders bei Patientinnen ist es geboten nachzufragen, ob die Handanlage für sie in Ordnung ist.

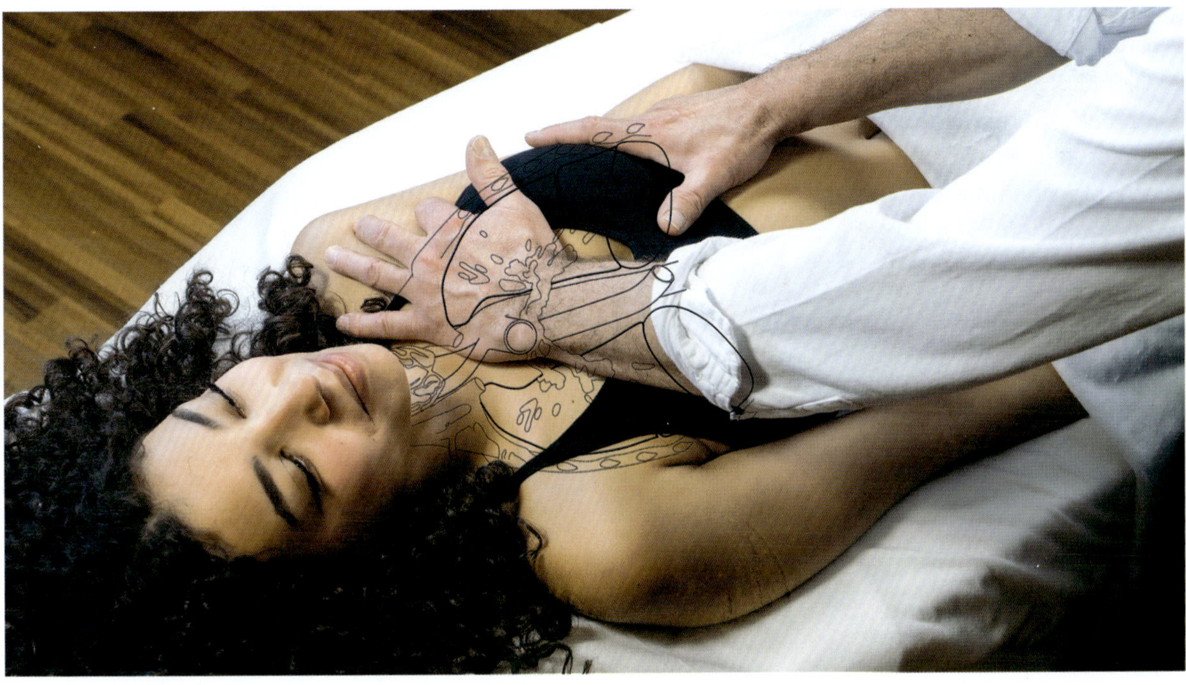

Für die rechte Lunge: Die rechte Hand liegt ventral auf den oberen Rippen des rechten Thorax, die linke Hand ventral auf den unteren Rippen des linken Thorax. Besonders bei Patientinnen ist es geboten nachzufragen, ob die Handanlage für sie in Ordnung ist.

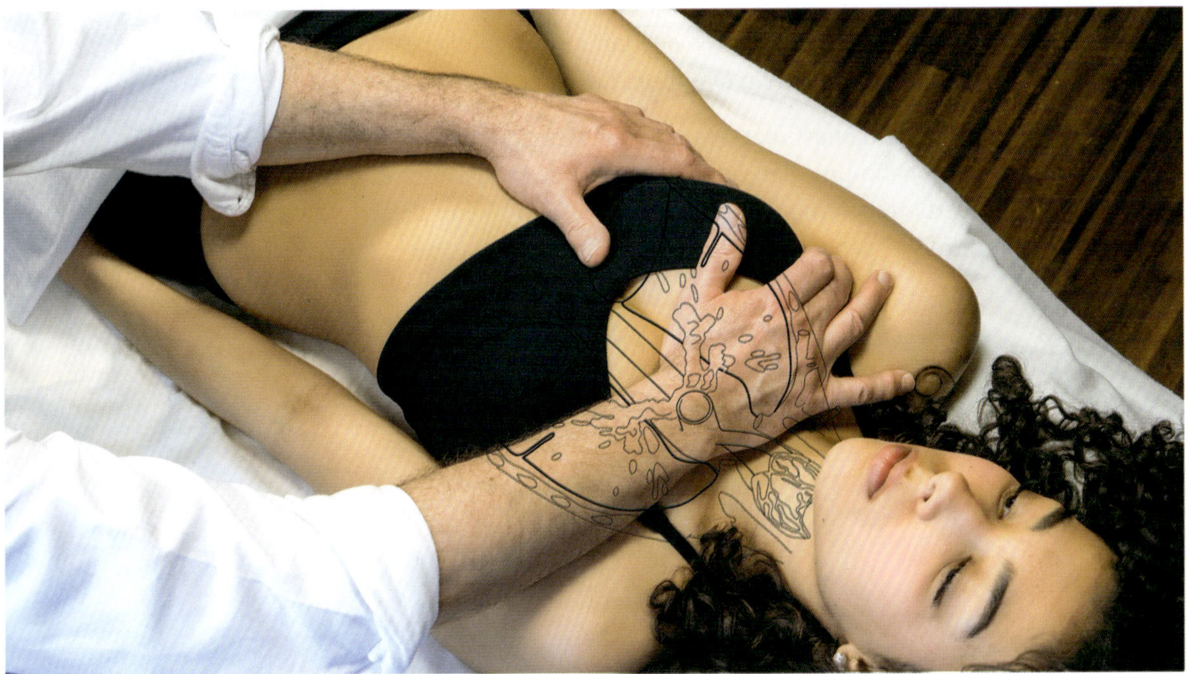

Behandlung

- Das Kreisen der A. pulmonalis oder A. bronchiales wahrnehmen.
- Dazu mental eine Verdichtung in den Faszien des Lungenhilus, in den Fissuren oder in der faszialen Umgebung der Bronchien aufsuchen.
- Dies lässt ein Fulkrum entstehen. Dieses Fulkrum mit Aufmerksamkeit beachten.
- Aus diesem heraus das Ganglion stellatum aufsuchen.
- Dies lässt ein neues Fulkrum entstehen.
- In diesem sind die drei Versorgungsstrukturen, Gefäß, Faszie und neurologische Steuerung, miteinander verbunden.
- Wir brauchen nur das Fulkrum nicht zu verlieren, ansonsten können wir unsere Aufmerksamkeit auf die Veränderungen richten.

Mögliche wahrzunehmende Reaktionen im Patienten

- Verbesserte Mobilität der Lunge.
- Die Lunge ändert ihre Spannungsverhältnisse.
- Tensionsänderung der Lunge und der Bronchien.
- Entspannung im Mediastinum.
- Der Patient atmet tiefer ein.
- Entlastungsgefühl im Thorax.
- Vertiefte Ruheatmung
- …

Das Ende der Behandlung

Verliert sich die Wahrnehmung des Fulkrums, findet keine Veränderung der Dynamik statt und kommt das System des Patienten zur Ruhe, ist der Behandlungsprozess abgeschlossen. Die Eigendynamik der Lunge ist deutlich spürbar. Sie verwindet und entwindet sich mit dem Drehpunkt am Lungenhilus.

▶ Video: „Thorax"

Nach Abschluss des Behandlungsprozesses empfiehlt es sich, wie zu Beginn der Intervention, die Wahrnehmung der Eigendynamik der Lunge und das Bewegungsausmaß der vertieften Atmung zu überprüfen. Damit kann der Erfolg der Intervention überprüft werden.

9.12 Thymus

Gefäße relevant für die Behandlung

Arteriell: A. thoracica interna > Rr. thymici
Venös: Vv. thymicae > V. brachiocephalica dextra und sinistra > V. cava superior

Fasziale Verbindungen

Innerhalb des Mediastinums auf dem Pericard

Vegetative Steuerung

Sympathisch: Ganglion stellatum
Parasympathisch: N. vagus

Symptomkomplex verursacht durch den Thymus

- Infektschwäche
- Autoimmunerkrankungen
- Bei Kindern Kleinwüchsigkeit.
- Halsdruck
- ...

Anmerkung
Stress bei Kindern kann zu einer Thymusstörung führen. Dies äußert sich in einer angespannten Halsfaszie und einem undynamischen Mediastinum.

Patientenposition

Rückenlage

Therapeutenposition

Am Kopfende sitzend mit Blick nach kaudal. Eine Annäherung an den Thymus verlangt besondere Um- und Vorsicht. Dieser Bereich des Menschen gehört zu seinen sensibelsten. Besonders bei Patientinnen ist es geboten nachzufragen, ob die Handanlage für sie in Ordnung ist.

Handanlage

Die linke Hand liegt unter der oberen BWS.

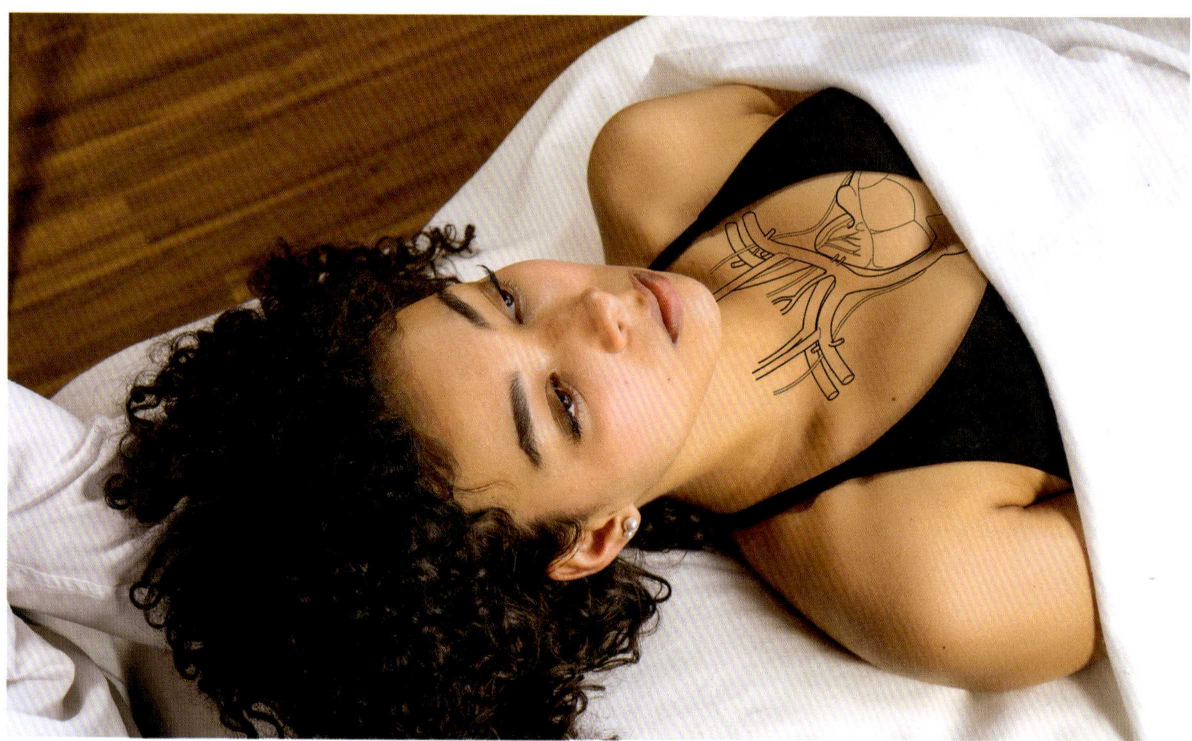

Die rechte Hand platziert sich über dem Thymus.

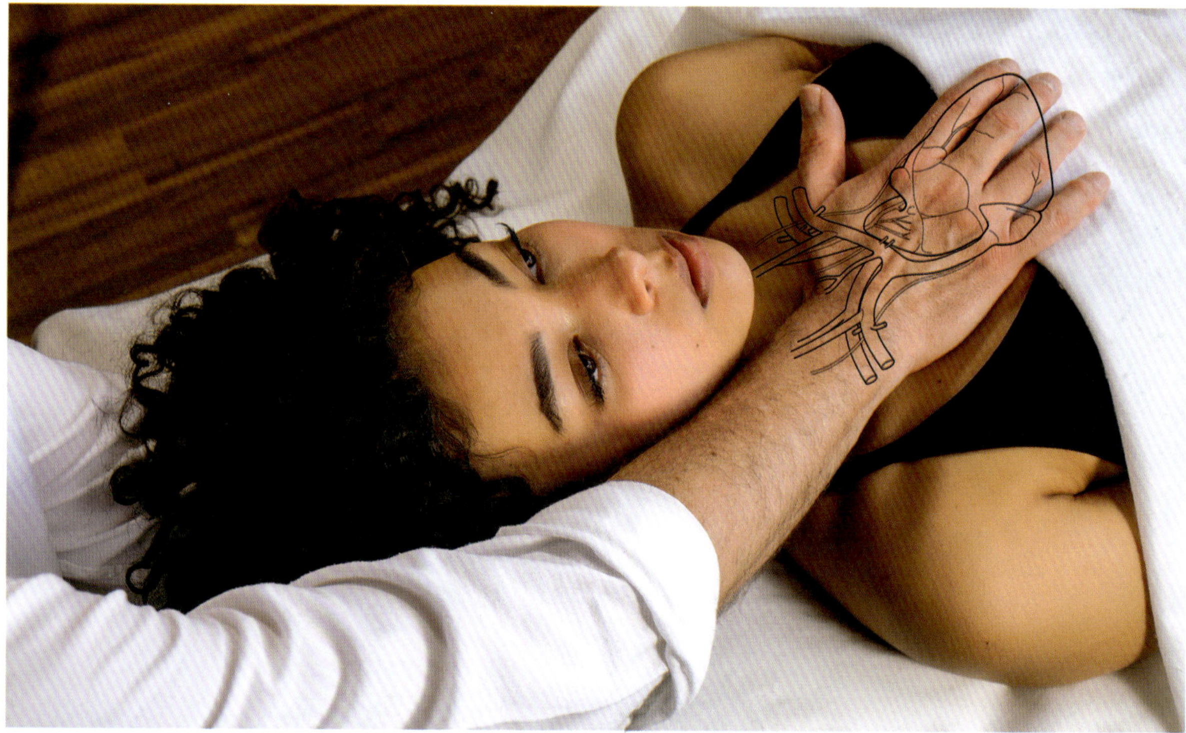

Behandlung

- Das Kreisen einer A. thymici wahrnehmen.
- Dazu mental eine Verdichtung im Mediastinum aufsuchen.
- Dies lässt ein Fulkrum entstehen. Dieses Fulkrum mit Aufmerksamkeit beachten.
- Aus diesem heraus das Ganglion stellatum aufsuchen.
- Dies lässt ein neues Fulkrum entstehen.
- In diesem sind die drei Versorgungsstrukturen, Gefäß, Faszie und neurologische Steuerung, miteinander verbunden.
- Wir brauchen nur das Fulkrum nicht zu verlieren, ansonsten können wir unsere Aufmerksamkeit auf die Veränderungen richten.

Mögliche wahrzunehmende Reaktionen im Patienten

- Entspannung im Mediastinum
- Entspannung im Thorax.
- Entlastungsgefühl im Thorax.
- Spannungsänderung an der Brust- und Halswirbelsäule.
- Der Patient atmet tiefer ein.
- Entspannung in den Halsfaszien.
- Der Patient schluckt.
- ...

Das Ende der Behandlung

Verliert sich die Wahrnehmung des Fulkrums, findet keine Veränderung der Dynamik statt und kommt das System des Patienten zur Ruhe, ist der Behandlungsprozess abgeschlossen. Die Eigendynamik des Thymus ist spürbar.

Am Ende des Behandlungsprozesses empfiehlt es sich, wie zu Beginn der Intervention, die Eigendynamik des Thymus wahrzunehmen. So kann der Erfolg der Intervention überprüft werden.

▶ Video: „Thorax"

9.13 Schilddrüse

Gefäße relevant für die Behandlung

Arteriell: A. thyroidea superior und inferior
Venös: V. thyroidea superior und inferior > V. jugularis interna

Fasziale Verbindungen

Halsfaszien

Vegetative Steuerung

Sympathisch: Ganglion stellatum
Parasympathisch: N. vagus

Symptomkomplex verursacht durch die Schilddrüse

Bei Überfunktion

- Unruhe
- Tremor
- Aggressivität
- Vermehrtes Schwitzen
- Tachykardien
- Tachyarrhythmie
- Hoher Blutdruck
- Schlafstörungen
- Muskelschwäche
- Wärmeintoleranz
- Gewichtsverlust trotz großer Kalorienzufuhr
- Häufiger Stuhlgang
- …

Bei Unterfunktion

- Bradykardie
- Geistiger Leistungsabfall
- Körperliche Leistungsabfall
- Schläfrigkeit
- Desinteresse
- Depression
- Obstipation
- Myxödem
- Teigige Haut
- Trockenes, brüchiges Haar
- …

Generell

- Halsdruck, Engegefühl im Hals
- Schluckstörungen
- Räuspern (-zwang)
- Rezidivierende, wechselnde muskuläre und fasziale Dysfunktionen im Bereich der Halswirbelsäule
- …

Anmerkung
Das Behandlungskonzept Stärkung der Homöostase ermöglicht die Anwendung der gleichen Behandlungstechnik bei Hyperthyreose und Hypothyreose. Die Regulierung erfolgt von der Hyperaktivität zur Physiologie und von der Hypoaktivität zur Physiologie.

Psychische Komponenten des Organs

Siehe Symptomkomplex.

Patientenposition

Rückenlage

Therapeutenposition

Am Kopfende sitzend mit Blick nach kaudal.

Handanlage

Die Annäherung an die Schilddrüse erfordert besondere Umsicht und Vorsicht. Der Halsbereich ist sehr empfindlich.

Zeige- und Mittelfinger werden von kranial-lateral an den Rand der „Flügel" der Schilddrüse gelegt.

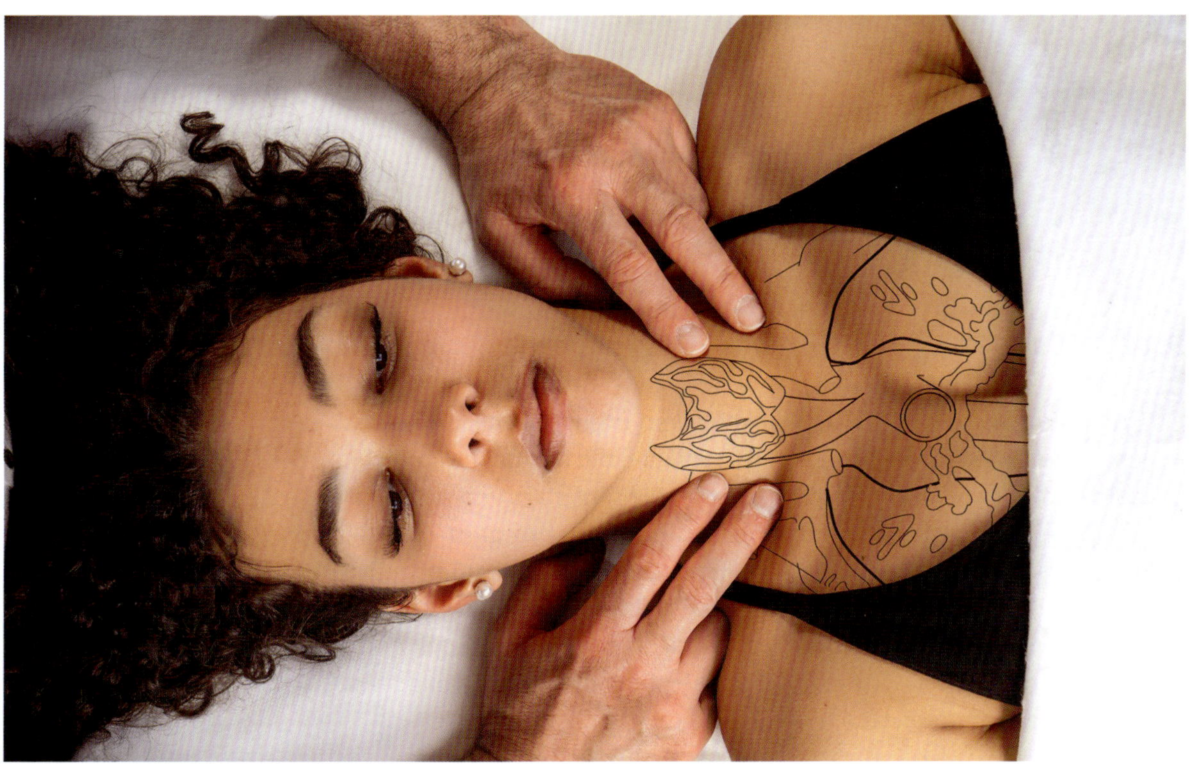

Behandlung

- Das Kreisen einer A. thyroidea superior oder inferior wahrnehmen.
- Dazu mental eine Verdichtung in der Halsfaszie aufsuchen.
- Dies lässt ein Fulkrum entstehen. Dieses Fulkrum mit Aufmerksamkeit beachten.
- Aus diesem heraus das Ganglion stellatum aufsuchen.
- Dies lässt ein neues Fulkrum entstehen.
- In diesem sind die drei Versorgungsstrukturen, Gefäß, Faszie und neurologische Steuerung, miteinander verbunden.
- Wir brauchen nur das Fulkrum nicht zu verlieren, ansonsten können wir unsere Aufmerksamkeit auf die Veränderungen richten.

Mögliche wahrzunehmende Reaktionen im Patienten

- Entspannung der Halsfaszien.
- Entspannung im Körper.
- Entlastungsgefühl im Thorax.
- Spannungsänderung an der Brust- und Halswirbelsäule.
- Der Patient atmet tiefer ein.
- Der Patient schluckt.
- …

Das Ende der Behandlung

Verliert sich die Wahrnehmung des Fulkrums, findet keine Veränderung der Dynamik mehr statt und kommt das System des Patienten zur Ruhe, ist der Behandlungsprozess abgeschlossen. Die Eigendynamik der Schilddrüse ist spürbar.

Am Ende des Behandlungsprozesses empfiehlt es sich, wie zu Beginn der Intervention, die Eigendynamik der Schilddrüse wahrzunehmen. So kann der Erfolg der Intervention überprüft werden.

▶ Video: „Halsgefäße und Gehirn"

9.14 Halsgefäße

Ein guter Stoffwechsel ist für das Funktionieren unseres Gehirns unerlässlich. In den fast 20 Jahren, in denen ich Patienten osteopathische Hilfe anbiete, bin ich mehr und mehr zu der Überzeugung gelangt, dass eine wirksame und nachhaltige Behandlung sehr stark von den Stoffwechselbedingungen der einzelnen Systeme des Menschen abhängt. Im Grunde ist es ganz einfach. Wenn eine gute Versorgung vorhanden ist, kann Veränderung stattfinden und Regeneration beginnen. Das war schon für A.T. Still von großer Bedeutung. Das Blut muss natürlich auch seine Aufgabe erfüllen können. Wenn im Blut nichts Vernünftiges vorhanden ist, passiert nichts oder wenig in Richtung Regeneration. Für den Inhalt kann der Mensch selbst sorgen, unter anderem durch eine gute und ausgewogene Ernährung. Die Verteilung können wir unterstützen.

Eine physiologische Stoffwechselsituation ist also eine wichtige Voraussetzung, um das Gehirn in eine gute Regenerationssituation zu versetzen. Bei einem Überangebot an Blut ist eine Entstauung über den venösen Schenkel des Kreislaufsystems sinnvoll. Umgekehrt ist bei einer Mangelsituation des Stoffwechsels eine arterielle Unterstützung notwendig.

- Die V. jugularis interna eignet sich gut, um die venösen Sinusse zu unterstützen, um bei einem „Überdruck" zu entstauen.
- Die A. carotis communis und die A. vertebralis, um ein „leeres" Gehirn bei seinen Bestrebungen zu unterstützen, wieder einen guten Füllzustand zu erlangen.

Gefäße relevant für die Behandlung

Venös: V. jugularis interna
Arteriell: A. carotis communis, A. carotis interna und A. vertebralis

Symptomkomplex durch Durchblutungsstörungen im Gehirn

- Kopfschmerzen
- Konzentrationsstörungen
- Gedächtnisminderung und -verlust
- Motorische und sensible Störungen
- Schwindel
- Müdigkeit
- Eingeschränkte Dynamik im Kranium
- Brain Fog (Hirnnebel)
- Bei Hirnnervenstörungen: Nystagmus, Schluckstörungen, Ataxie, vegetative Begleitsymptome, Bewusstseinsstörungen, Synkopen, Drop Atacks, Krampfanfälle
- Psychologische und psychiatrische Erscheinungen (depressive Verstimmungen, Psychosen)
- Tinnitus
- …

V. jugularis interna

Fasziale Verbindungen

Die reziproke Spannungsmembran, Tentorium cerebelli, Falx cerebri oder die Halsfaszien

Vegetative Steuerung

Sympathisch: Ganglion stellatum für das umliegende Fasziengewebe
Parasympathisch: keine

Symptomkomplex verursacht durch die V. jugularis

Siehe Symptomkomplex durch Durchblutungsstörung im Gehirn.

Patientenposition

Rückenlage

Therapeutenposition

Am Kopfende sitzend mit Blick nach kaudal.

Handanlage

Die Finger der rechte und der linken Hand befinden sich lateral am Hals. Können wir ein langsames Kreisen mit einem leichten Soggefühl wahrnehmen, befinden wir uns auf der V. jugularis interna. Wie auf dem Foto zu sehen ist, ist der Kontakt zu ihr aufzunehmen leichter, wenn der M. sternocleidomastoideus leicht nach dorsal verschoben wird.

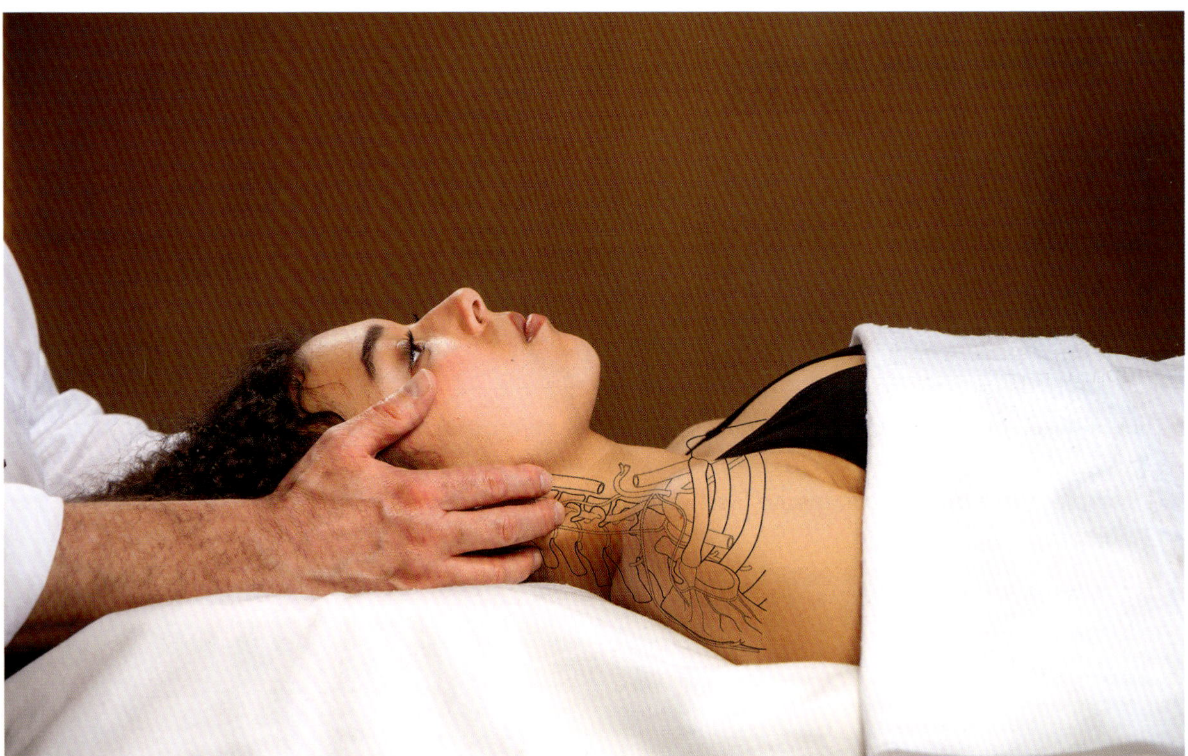

Behandlung

- Das Kreisen der beiden Vv. jugularis interna wahrnehmen. Wir entscheiden uns für die Seite, auf der das Kreisen weniger spürbar ist.
- Dazu mental eine Verdichtung in der Halsfaszie oder, wenn es uns gelingt, eine Verdichtung in der reziproken Spannungsmembran aufsuchen.
- Dies lässt ein Fulkrum entstehen. Dieses Fulkrum mit Aufmerksamkeit beachten.
- Aus diesem heraus das Ganglion stellatum aufsuchen.
- Dies lässt ein neues Fulkrum entstehen.

- In diesem sind die drei Versorgungsstrukturen, Gefäß, Faszie und neurologische Steuerung, miteinander verbunden.
- Wir brauchen nur das Fulkrum nicht zu verlieren, ansonsten können wir unsere Aufmerksamkeit auf die Veränderungen richten.

Mögliche wahrzunehmende Reaktionen im Patienten

- Die Dynamik des Blutes in der V. jugularis interna verstärkt sich.
- Der Dynamikunterschied gleicht sich aus.
- Eine verstärkte Sogwirkung nach kaudal entsteht, sowohl im Hals als auch im Kranium.
- Der Patient entspannt sich.
- Der Patient atmet tiefer ein.
- Die kraniale Dynamik verbessert sich.
- …

Das Ende der Behandlung

Verliert sich die Wahrnehmung des Fulkrums, findet keine Veränderung der Dynamik mehr statt und kommt das System des Patienten zur Ruhe, ist der Behandlungsprozess abgeschlossen. Die Dynamik des Blutes in den beiden Vv. jugularis interna ist ausgeglichen. Das Druckgefühl im Schädel ist nicht mehr vorhanden. Die kraniale Dynamik ist deutlich spürbar.

▶ Video: „Halsgefäße und Gehirn"

Am Ende des Behandlungsprozesses empfiehlt es sich, wie zu Beginn der Intervention, die Dynamik des Blutes in den Vv. jugularis interna wahrzunehmen. Damit kann der Erfolg der Behandlung überprüft werden.

A. carotis communis oder A. carotis interna

Fasziale Verbindungen

Die reziproke Spannungsmembran, Tentorium cerebelli, Falx cerebri oder die Halsfaszien

Vegetative Steuerung

Sympathisch: Ganglion stellatum für das umliegende Fasziengewebe
Parasympathisch: keine

Symptomkomplex verursacht durch die A. carotis communis oder A. carotis interna

- Kopfschmerzen
- Schwindel
- Müdigkeit
- Eingeschränkte Dynamik im Kranium
- Migräneneigung

- Bewegungseinschränkung der HWS-Beweglichkeit
- HWS-Blockierungen, Blockierungen der 1. Rippe
- Rigor
- Tremor
- Ataxie
- Blick-Paresen, Nystagmus
- Hörminderung
- Schwindel
- Bei Störungen des 7. Hirnnerven (Störung der mimischen Muskulatur)
- Bei Störung des 9. Hirnnervs (Pharynxlähmungen, Schluckstörungen, ...)
- Bei Störungen des 10. Hirnnerven (Heiserkeit, Tachykardie, Verdauungsverzögerungen ...)
- Bei Störung des 12. Hirnnerven (Störungen der Zungenmotorik)
- Brainfog
- Migräneneigung, bei abrupten Abfall der Sympatikus-Aktivität bei Weiterbestand hoher Parasympathikus-Aktivität (Wochenende, Urlaubsbeginn)
- Konzentrationsstörungen
- Tinitus
- ...

Anmerkung
Meiner Erfahrung nach verlieren Migränepatienten in regelmäßigen Abständen die innere Strömungsdynamik in den Halsarterien. Das könnte eine der Ursachen für einen Migräneanfall sein. Die Erklärung:

Die beiden gegenläufigen spiralförmigen Dynamiken reduzieren die Gefäßwandspannung, da sich die Spiralkräfte gegenseitig aufheben bzw. die Zugkräfte auf die Arterienwand abnehmen. Wenn die innere Spirale verloren geht, steigt die Spannung in der Arterienwand. Diese kann sich auf die Hirnarterien übertragen. Die erhöhte Arterienwandspannung wird vom Nervus Trigeminus wahrgenommen. Dieser gibt diese Information nicht im Flüsterton weiter, sondern meldet sie laut und deutlich. Wer schon einmal Zahnschmerzen oder gar eine Trigeminusneuralgie hatte, kann davon ein Lied singen.

Psychische Komponenten des Organs

Siehe Symptomkomplex durch Durchblutungsstörung im Gehirn.

Patientenposition

Rückenlage

Therapeutenposition

Am Kopfende sitzend mit Blick nach kaudal.

Handanlage

Die Finger der rechten und der linken Hand befinden sich lateral am Hals. Können wir ein schnelles Kreisen mit einem leichten Expansionsgefühl wahrnehmen, befinden wir uns auf der A. carotis communis oder A. carotis interna. Wie auf dem Foto zu sehen ist, ist der Kontakt zu ihr aufzunehmen leichter, wenn der M. sternocleidomastoideus leicht nach dorsal verschoben wird.

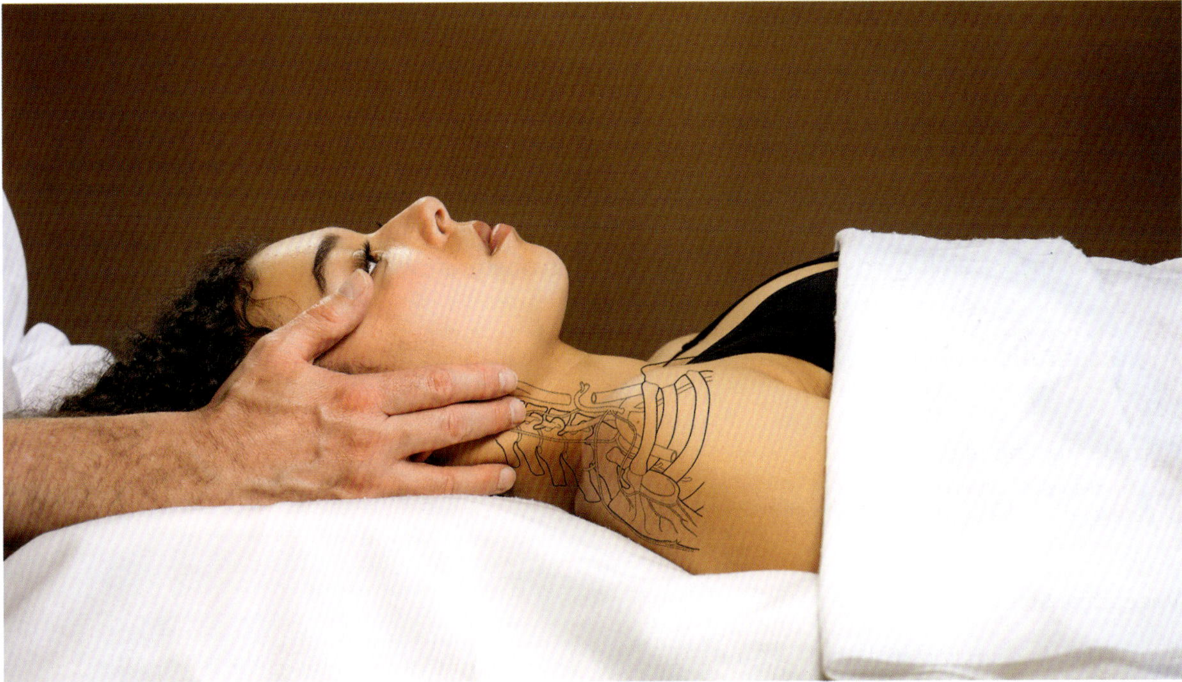

Behandlung

- Das Kreisen der beiden Aa. carotis communis oder Aa. carotis interna wahrnehmen. Wir entscheiden uns für die Seite, auf der das Kreisen weniger spürbar ist.
- Dazu mental eine Verdichtung in der Halsfaszie oder, wenn es uns gelingt, eine Verdichtung in der reziproken Spannungsmembran aufsuchen.
- Dies lässt ein Fulkrum entstehen. Dieses Fulkrum mit Aufmerksamkeit beachten.
- Aus diesem heraus das Ganglion stellatum aufsuchen.
- Dies lässt ein neues Fulkrum entstehen.
- In diesem sind die drei Versorgungsstrukturen, Gefäß, Faszie und neurologische Steuerung, miteinander verbunden.
- Wir brauchen nur das Fulkrum nicht zu verlieren, ansonsten können wir unsere Aufmerksamkeit auf die Veränderungen richten.

Mögliche wahrzunehmende Reaktionen im Patienten

- Die Dynamik des Blutes in der A. carotis communis oder A. carotis interna verstärkt sich.
- Der Dynamikunterschied gleicht sich aus.
- Eine Expansionskraft entsteht, sowohl im Hals als auch im Kranium.
- Der Patient entspannt sich.
- Der Patient atmet tiefer ein.
- Die kraniale Dynamik verbessert sich.
- …

Das Ende der Behandlung

Verliert sich die Wahrnehmung des Fulkrums, findet keine Veränderung der Dynamik mehr statt und kommt das System des Patienten zur Ruhe, ist der Behandlungsprozess abgeschlossen. Die Dynamik des Blutes in beiden Aa. carotis communis oder Aa. carotis interna ist ausgeglichen. Das Kompressionsgefühl im Schädel ist nicht mehr vorhanden. Die kraniale Dynamik ist deutlich spürbar.

▶ Video: „Halsgefäße und Gehirn"

Am Ende des Behandlungsprozesses empfiehlt es sich, wie zu Beginn der Intervention, die Blutdynamik in der A. carotis communis oder A. carotis interna wahrzunehmen. Damit kann der Erfolg der Intervention überprüft werden.

A. vertebralis – HWS-Behandlung

Fasziale Verbindungen

Halsfaszien, Facettengelenke der Halswirbelsäule

Vegetative Steuerung

Sympathisch: Ganglion stellatum
Parasympathisch: keine

Symptomkomplex verursacht durch die A. vertebralis

- Kopfschmerzen
- Schwindel
- Müdigkeit
- Eingeschränkte Dynamik im Kranium
- Migräneneigung
- Bewegungseinschränkung der HWS-Beweglichkeit
- HWS-Blockierungen, Blockierungen der 1. Rippe
- Rigor
- Tremor
- Ataxie
- Blick-Paresen, Nystagmus
- Hörminderung
- Schwindel
- Bei Störungen des 7. Hirnnerven (Störung der mimischen Muskulatur)
- Bei Störung des 9. Hirnnervs (Pharynxlähmungen, Schluckstörungen, ...)
- Bei Störungen des 10. Hirnnerven (Heiserkeit, Tachykardie, Verdauungsverzögerungen ...)
- Bei Störung des 12. Hirnnerven (Störungen der Zungenmotorik)
- Brainfog
- Migräneneigung, bei abrupten Abfall der Sympatikus-Aktivität bei Weiterbestand hoher Parasympathikus-Aktivität (Wochenende, Urlaubsbeginn)

- Konzentrationsstörungen
- Tinitus
- ...

Anmerkung
Die Behandlung der A. vertebralis führt häufig zu einer Entspannung der Nackenmuskulatur und zu einer Verbesserung der Beweglichkeit der Halswirbelsäule.

Psychische Komponenten des Organs

Siehe Symptomkomplex durch Durchblutungsstörung im Gehirn.

Patientenposition

Rückenlage

Therapeutenposition

Am Kopfende sitzend mit Blick nach kaudal.

Handanlage

Die Finger der rechten und der linken Hand befinden sich lateral am Hals. Der Zeigefinger befinden sich auf den Processus transversus, vor der A. vertebrales. Der Mittelfinger auf dem Processus articularis hinter der A. vertebralis. Können wir ein schnelles Kreisen mit einem leichten Expansionsgefühl wahrnehmen, befinden wir uns in dem Dynamikfeld der A. vertebralis.

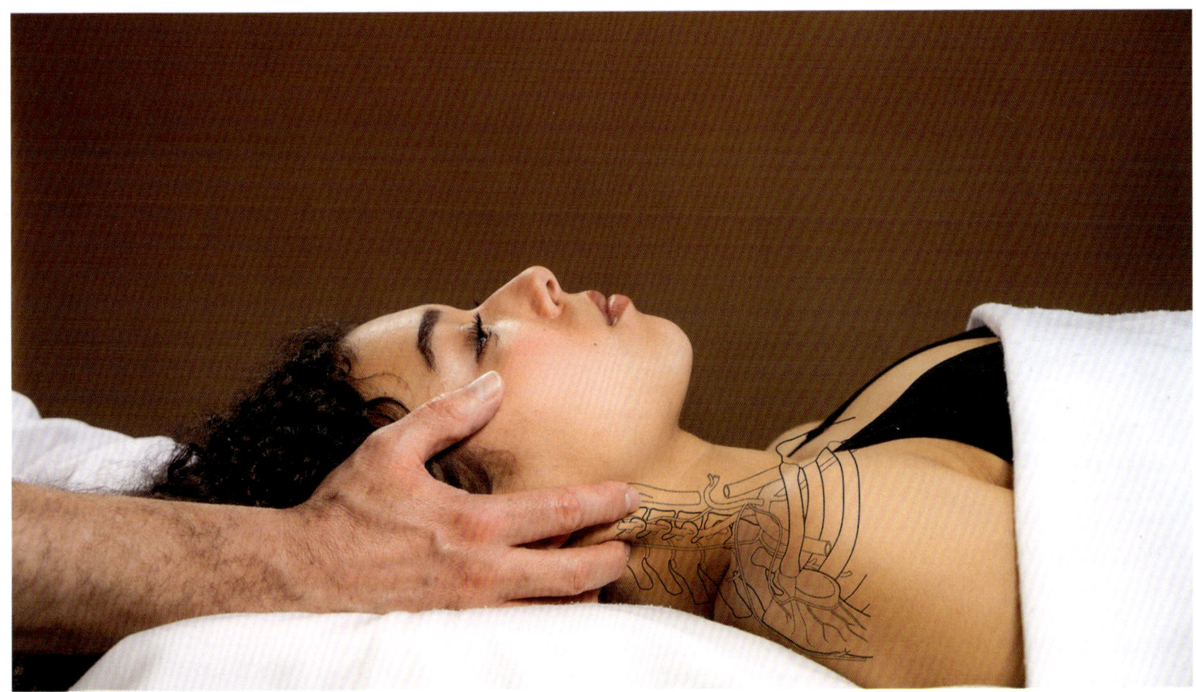

Behandlung

- Das Kreisen der beiden Aa. vertebralis wahrnehmen. Wir entscheiden uns für die Seite, auf der das Kreisen weniger spürbar ist oder ein Facettengelenk eine Unbeweglichkeit aufweist.
- Dazu mental eine Verdichtung in der Halsfaszie oder eines Facettengelenkes aufsuchen.
- Dies lässt ein Fulkrum entstehen. Dieses Fulkrum mit Aufmerksamkeit beachten.
- Aus diesem heraus das Ganglion stellatum aufsuchen.
- Dies lässt ein neues Fulkrum entstehen.
- In diesem sind die drei Versorgungsstrukturen, Gefäß, Faszie und neurologische Steuerung, miteinander verbunden.
- Wir brauchen nur das Fulkrum nicht zu verlieren, ansonsten können wir unsere Aufmerksamkeit auf die Veränderungen richten.

Mögliche wahrzunehmende Reaktionen im Patienten

- Die Dynamik des Blutes in der A. vertebralis verstärkt sich.
- Der Dynamikunterschied gleicht sich aus.
- Eine Expansionskraft entsteht, sowohl im Hals als auch im Kranium.
- Das blockierte Facettengelenk löst sich.
- Der Patient entspannt sich.
- Der Patient atmet tiefer ein.
- …

Das Ende der Behandlung

Verliert sich die Wahrnehmung des Fulkrums, findet keine Veränderung der Dynamik mehr statt und kommt das System des Patienten zur Ruhe, ist der Behandlungsprozess abgeschlossen. Die Dynamik des Blutes in den beiden Aa. vertebralis ist ausgeglichen. Die Bewegungseinschränkung in der Halswirbelsäule ist beseitigt oder zumindest reduziert.

▶ Video: „Halsgefäße und Gehirn"

Am Ende des Behandlungsprozesses empfiehlt es sich, wie zu Beginn der Intervention, die Dynamik des Blutes in den Aa. vertebrales wahrzunehmen. Dadurch kann der Erfolg der Intervention überprüft werden. Ein Beweglichkeitstest der Halswirbelsäule kann den Behandlungserfolg bestätigen.

9.15 Gehirn

Gefäße relevant für die Behandlung

Arteriell: A. basilaris
Venös: Kraniale Sinus

Fasziale Verbindungen

Tentorium cerebelli und Falx cerebri

Vegetative Steuerung

Sympathisch: Ganglion stellatum, Ganglion cervicale superior und inferior
Parasympathisch: N. vagus

Symptomkomplex verursacht durch das Gehirn

- Kopfschmerzen
- Schwindel
- Müdigkeit
- Eingeschränkte Dynamik im Kranium
- Migräneneigung
- Depression
- Burnout
- Ängste
- Schlafstörungen
- Fatigue
- Aggression
- Gedankenkreisen
- Prokrastination
- Lernschwäche
- Sehstörungen
- Tinnitus, Hörminderung
- ADS, ADHS
- Bewusstseinsstörungen
- Orientierungsstörungen
- Gedächtnis Störungen
- Stimmungen und Antriebsstörungen
- Störungen der Hirnnerven
- Störungen der Motorik
- Störungen der Koordination
- Störungen der Sensibilität
- Siehe auch Symptomkomplex verursacht durch Durchblutungsstörung des Gehirns, die A. carotis communis oder A. carotis interna, die A. vertebralis
- …

Anmerkung
Eine schlechte Stoffwechsellage, gekoppelt mit ungünstigen Spannungsverhältnissen und einer schlechten vegetativen Steuerung wird früher oder später zu kognitiven Beeinträchtigungen führen. Emotionale Instabilität ist in vielen Fällen damit verbunden.

Psychische Komponenten des Organs

sind sehr vielschichtig. Siehe oben im Symptomkomplex.

Patientenposition

Rückenlagen

Therapeutenposition

Am Kopfende sitzend mit Blick nach kaudal.

Handanlage

Grundsätzlich spielt die Handanlage eine untergeordnete Rolle. Sie sollte einen guten Zugang zur A. basilaris ermöglichen und für den Patienten so angenehm wie möglich sein. Mein bevorzugter Zugang ist die Calvarien-Annäherung.

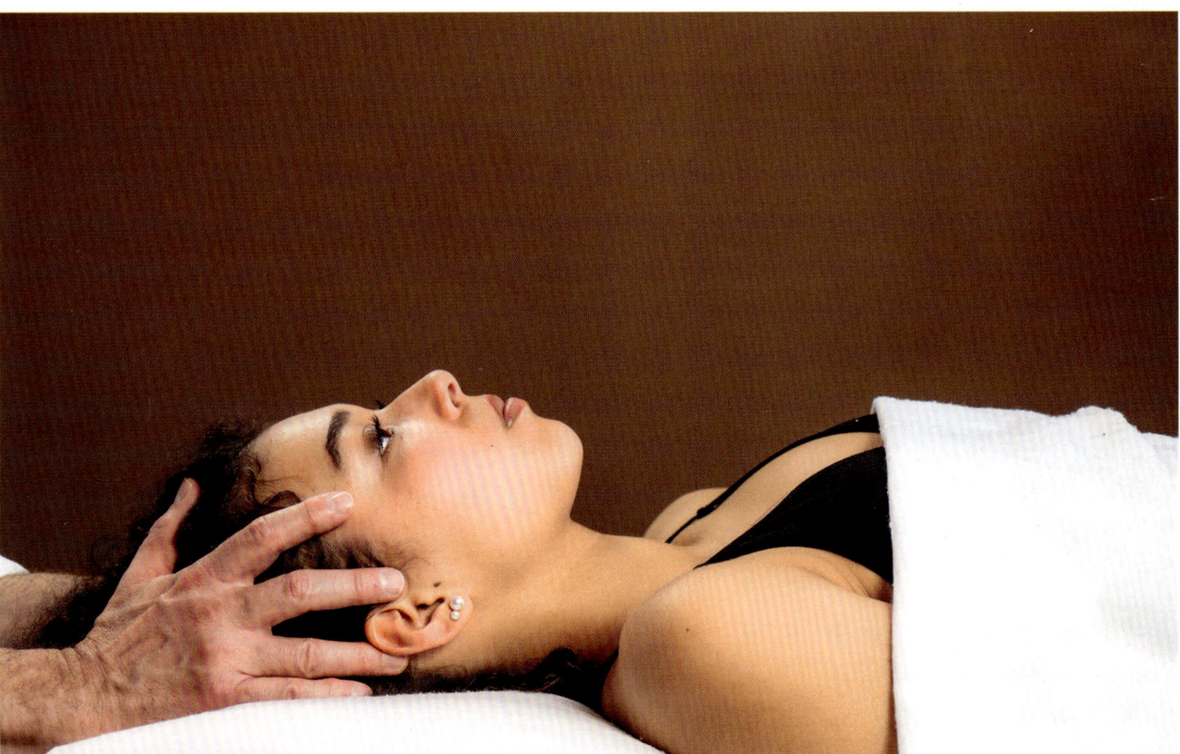

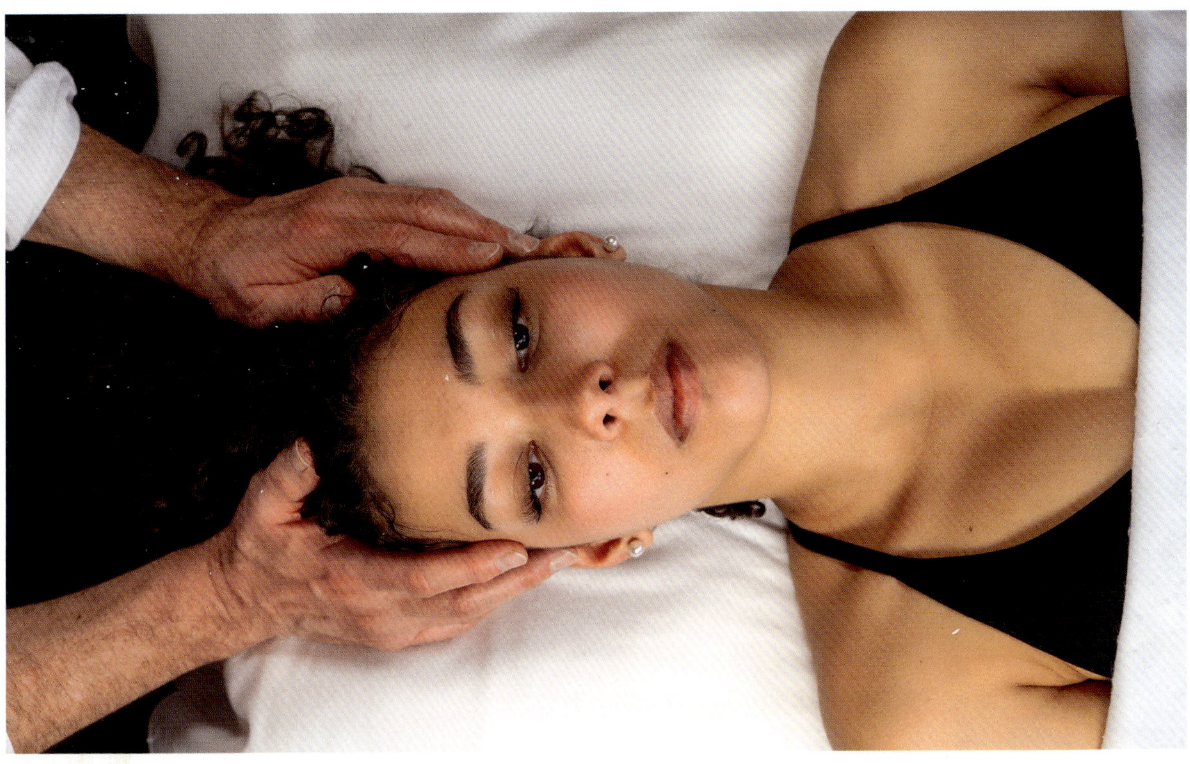

Oder eine occipitale Annäherung.

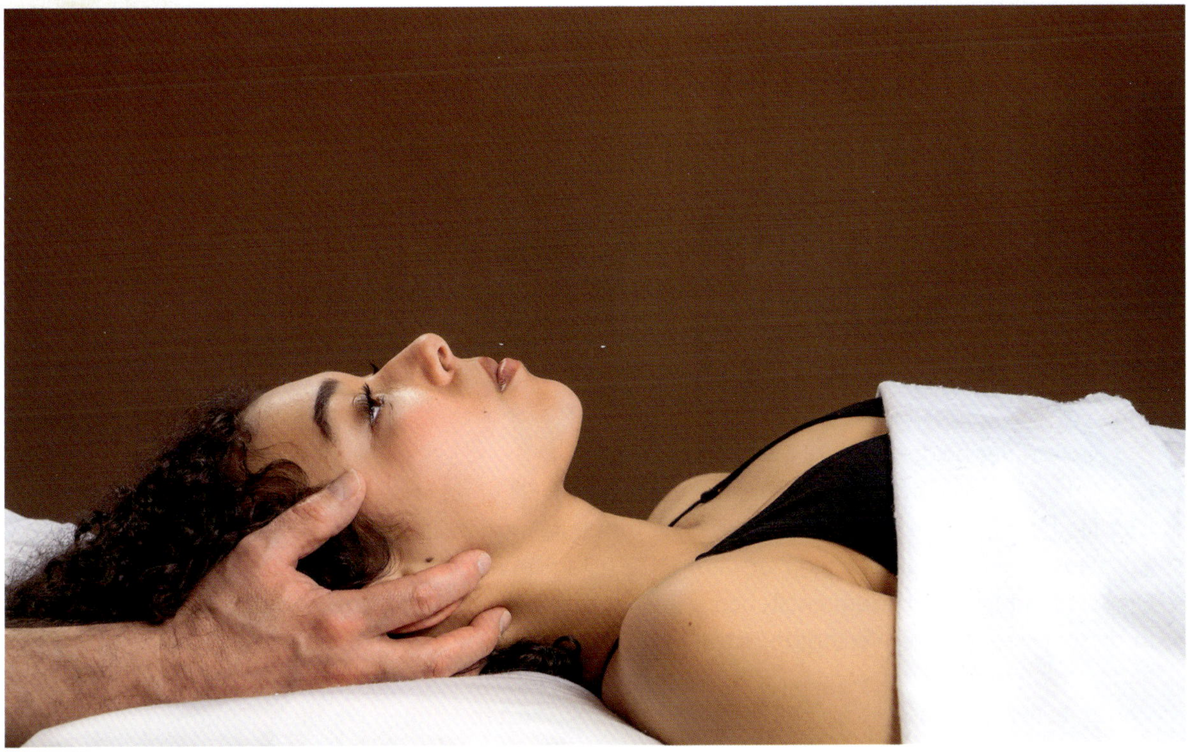

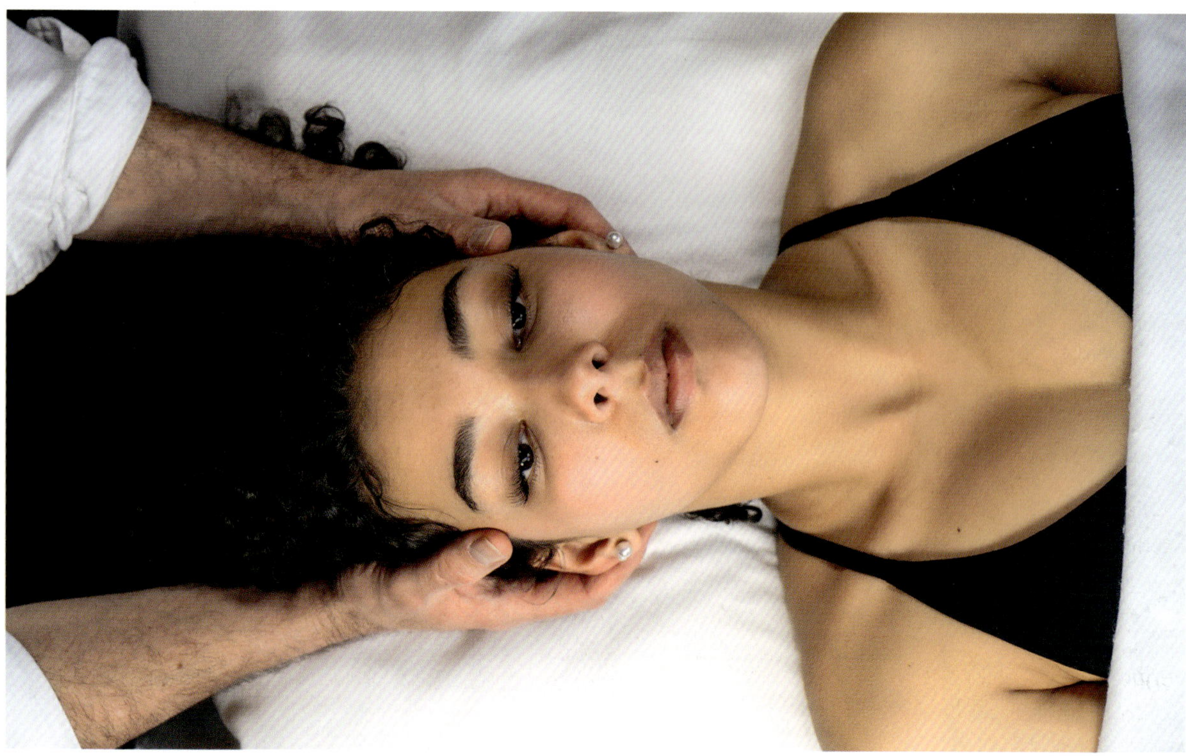

Zur besseren Orientierung, mit welcher Struktur wir die Behandlung beginnen, hier eine Grafik (von kranial auf die Schädelbasis) der Arteria basilaris, den Circulus arteriosus cerebri und abgehende Arterien.

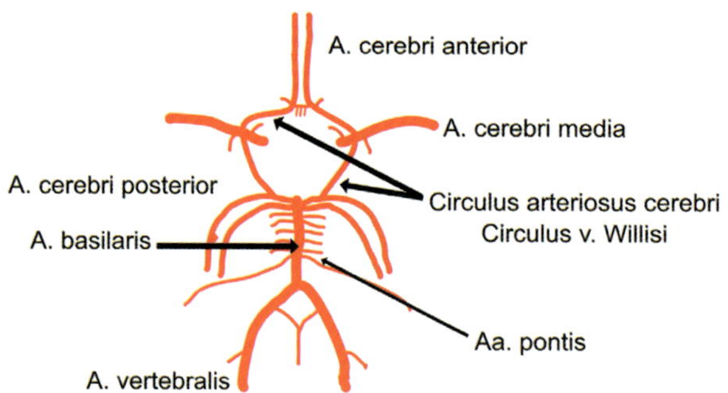

Behandlung

- Das Kreisen der beiden A. basilaris wahrnehmen.
- Dazu mental eine Verdichtung in der Tentorium cerebelli und Falx cerebri aufsuchen.
- Dies lässt ein Fulkrum entstehen. Dieses Fulkrum mit Aufmerksamkeit beachten.
- Aus diesem heraus das Ganglion stellatum, Ganglion cervicale superior oder inferior aufsuchen.
- Dies lässt ein neues Fulkrum entstehen.
- In diesem sind die drei Versorgungsstrukturen, Gefäß, Faszie und neurologische Steuerung, miteinander verbunden.
- Wir brauchen nur das Fulkrum nicht zu verlieren, ansonsten können wir unsere Aufmerksamkeit auf die Veränderungen richten.

Mögliche wahrzunehmende Reaktionen im Patienten

- Spannungsänderungen im Gehirn
- Der Patient entspannt sich.
- Der Patient atmet tiefer ein.
- Die kraniale Dynamik verbessert sich.
- Das Ventrikel System füllt und dynamisiert sich.
- Der Patient wird aufmerksamer.
- Die Gesichtsfarbe ändert sich. Die Durchblutung der Gesichtshaut verstärkt sich.
- …

Das Ende der Behandlung

Verliert sich die Wahrnehmung des Fulkrums, findet keine Veränderung der Dynamik statt und kommt das System des Patienten zur Ruhe, ist der Behandlungsprozess abgeschlossen. Die Eigendynamik des Gehirns ist spürbar.

Am Ende des Behandlungsprozesses empfiehlt es sich, wie zu Beginn der Intervention, die Eigendynamik des Gehirns wahrzunehmen. Damit kann der Erfolg der Intervention überprüft werden.

▶ Video: „Halsgefäße und Gehirn"

9.16 Harnblase

Gefäße relevant für die Behandlung

Arteriell: A. iliaca interna > A. umbilicalis > Aa. vesicales superiores
A. iliaca interna > A. vesicalis inferior
Venös: Plexus venosus vesicalis > Vv. vesicales > V. iliaca interna

Fasziale Verbindungen

Paracysticum, Beckenboden, Peritoneum

Vegetative Steuerung

Sympathisch: Ganglion mesentericum inferior
Parasympathisch: Nerven des sakrale Parasympathikus aus dem Plexus hypogastricus inferior.

Symptomkomplex verursacht durch die Blase

- Rezidivierende Blasenentzündungen
- Reizblase
- Lumbalgien
- ISG-Dysfunktionen
- Schmerzen, Druckgefühl und Spannungsgefühl im Unterbauch
- Polyurie, Pollakisurie, Dysurie, Nykturie

- Störung des Harnreservoirs (z. B. Überlaufblase, oder zu geringes Fassungsvermögen)
- Störung des Blasenverschlusses (z. B. Inkontinenz)
- Störung der Blasenentleerung (z. B. nicht komplette Entleerung, erschwerte Entleerung, und anderes)
- ...

Anmerkung

Häufig besteht eine sehr enger Verbindung zwischen den Spannungsverhältnissen der Nieren und der der Blase. Um eine effektive und nachhaltige Veränderung der Blase und deren Umgebung zu ermöglichen, sollten sich die Nieren in einer guten Spannungssituation befinden.

Psychische Komponenten des Organs

Die Blase weint „nicht geweinte Tränen".

Patientenposition

Rückenlage

Therapeutenposition

Auf der rechten Seite des Patienten, mit Blick nach kranial.

Handanlage

Mit den Fingern der linken Hand auf der Fascia thoracolumbalis auf Höhe des Iliums und Sakrums. Die Handfläche der rechten Hand liegen auf dem Unterbauch über der Blase.

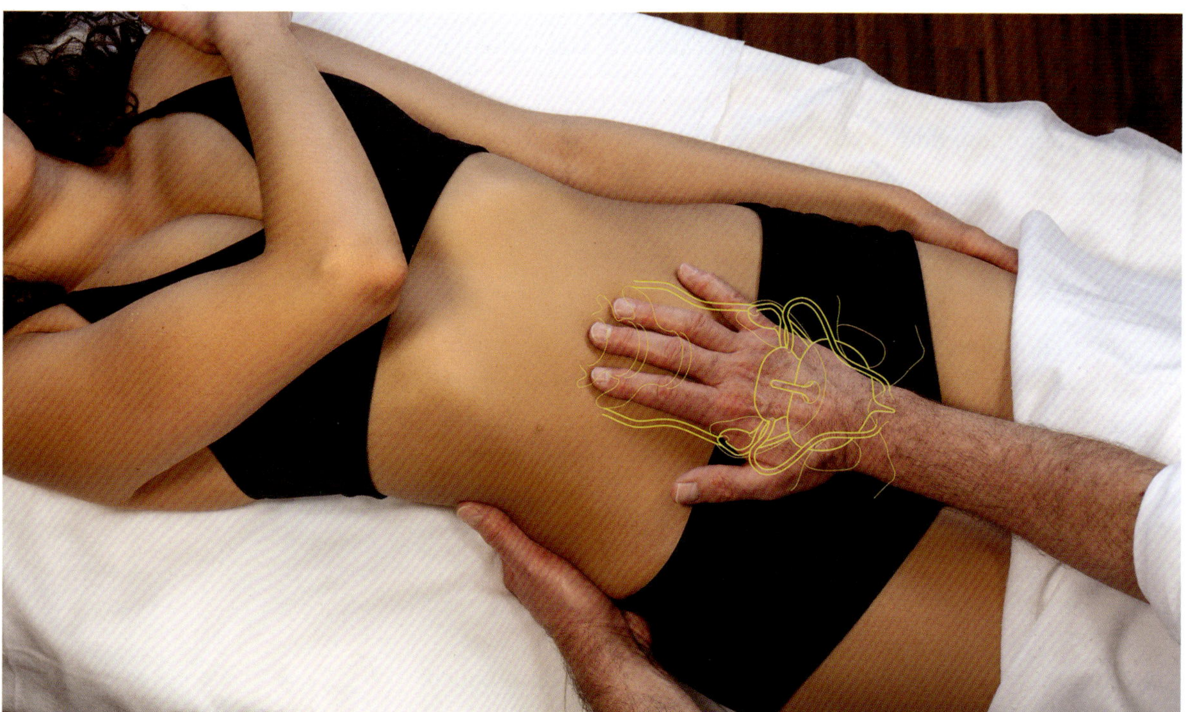

Behandlung

- Das Kreisen der A. iliaca interna, A. umbilicalis oder A. vesicalis inferior wahrnehmen.
- Dazu mental eine Verdichtung im Paracysticum, Beckenboden oder Peritoneum wahrnehmen.
- Dies lässt ein Fulkrum entstehen. Dieses Fulkrum mit Aufmerksamkeit beachten.
- Das Ganglion mesentericum inferior aufsuchen.
- Dies lässt ein neues Fulkrum entstehen.
- In diesem sind die drei Versorgungsstrukturen, Gefäß, Faszie und neurologische Steuerung, miteinander verbunden.
- Wir brauchen nur das Fulkrum nicht zu verlieren, ansonsten können wir unsere Aufmerksamkeit auf die Veränderung richten.

Mögliche wahrzunehmende Reaktionen im Patienten

- Verbesserte Mobilität der Blase.
- Spannungsänderung der Blase.
- Spannungsänderung der Fascia thoracolumbalis.
- Entlastungsgefühl im Becken.
- Entlastungsgefühl im Bauchraum.
- Der Patient atmet tiefer ein.
- …

Das Ende der Behandlung

Verliert sich die Wahrnehmung des Fulkrums, findet keine Veränderung der Dynamik statt und kommt das System des Patienten zur Ruhe, ist der Behandlungsprozess abgeschlossen. Die Eigendynamik der Blase ist deutlich spürbar.

Am Ende des Behandlungsprozesses empfiehlt es sich, wie zu Beginn der Intervention, die Eigendynamik und die Spannung der Blase wahrzunehmen. So kann der Erfolg der Intervention überprüft werden.

9.17 Uterus

Gefäßversorgung

Arteriell: A. iliaca interna > A. uterina
A. iliaca interna > A. uterina > R. tubarius
Venös: Plexus venosus uterinus > V. uterina > V. iliaca interna

Fasziale Verbindungen

Faszien des Uterus

Vegetative Steuerung

Sympathisch: Ganglion mesentericum inferior
Parasympathisch: Nerven des sakrale Parasympathikus aus dem Plexus hypogastricus inferior.

Symptomkomplex verursacht durch den Uterus

- Dysmenorrhoe, Zwischenblutungen, Amenorrhoe, Oligomenorrhoe, Hypomenorrhoe, Hypermenorrhoe, Metrorrhagie, Brachymenorrhoe
- Unerfüllter Kinderwunsch
- Lumbalgien
- ISG-Dysfunktionen
- Unterbauchschmerzen (auch Zug und Druck)
- Vaginaler Ausfluss
- Störung der Sexualität
- …

Psychische Komponenten des Organs

Stimmungsschwankungen

Patientenposition

Rückenlage

Therapeutenposition

Auf der rechten Seite des Patienten, mit Blick nach kranial.

Handanlage

Mit den Fingern der linken Hand auf der Fascia thoracolumbalis auf Höhe des Iliums und Sakrums. Die Handfläche der rechten Hand liegen auf dem Unterbauch über dem Uterus.

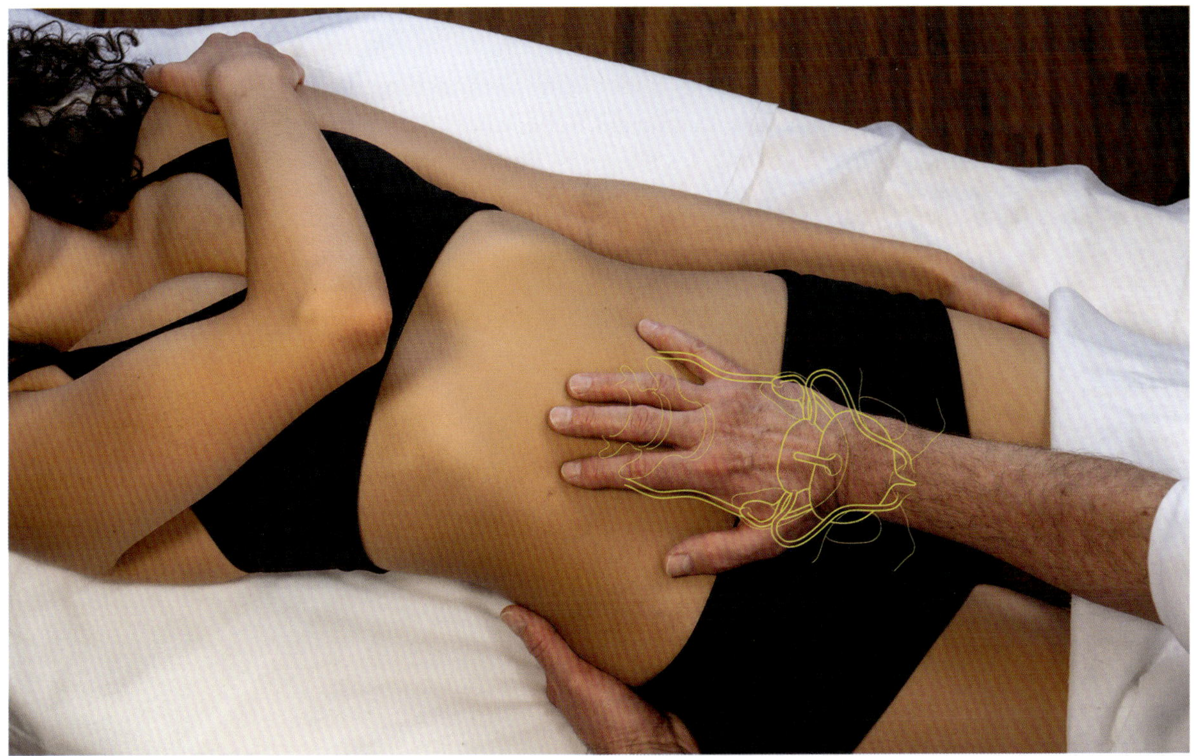

Behandlung

- Das Kreisen der A. iliaca interna, A. uterina oder des R. tubarius wahrnehmen.
- Dazu mental eine Verdichtung Faszien des Uterus wahrnehmen.
- Dies lässt ein Fulkrum entstehen. Dieses Fulkrum mit Aufmerksamkeit beachten.
- Das Ganglion mesentericum inferior aufsuchen.
- Dies lässt ein neues Fulkrum entstehen.
- In diesem sind die drei Versorgungsstrukturen, Gefäß, Faszie und neurologische Steuerung, miteinander verbunden.
- Wir brauchen nur das Fulkrum nicht zu verlieren, ansonsten können wir unsere Aufmerksamkeit auf die Veränderung richten.

Mögliche wahrzunehmende Reaktionen im Patienten

- Verbesserte Mobilität des Uterus.
- Spannungsänderung des Uterus.
- Spannungsänderung der Fascia thoracolumbalis.
- Entlastungsgefühl im Becken.
- Entlastungsgefühl im Bauchraum.
- Der Patient atmet tiefer ein.
- …

Das Ende der Behandlung

Verliert sich die Wahrnehmung des Fulkrums, findet keine Veränderung der Dynamik statt und kommt das System der Patientin zur Ruhe, ist der Behandlungsprozess abgeschlossen. Die Eigendynamik des Uterus ist deutlich spürbar.

▶ Video: „Organe des Beckens"

Am Ende des Behandlungsprozesses empfiehlt es sich, wie zu Beginn der Intervention, die Eigendynamik und die Spannung des Uterus wahrzunehmen. So kann der Erfolg der Intervention überprüft werden.

9.18 Ovar

Gefäßversorgung

Arteriell: A. iliaca interna > A. uterina > R. ovaricus
A. iliaca interna > A. uterina > R. tubarius
A. ovarica > R. tubarius
Venös: links Plexus venosus ovaricus > V. ovarica > V. renalis sinistra > V. cava inferior
rechts Plexus venosus ovaricus > V. ovarica > V. cava inferior

Fasziale Verbindungen

Faszien der Ovarien

Vegetative Steuerung

Sympathisch: Ganglion mesentericum superior > Plexus ovaricus
Parasympathisch: N. vagus und Nerven des sakrale Parasympathikus aus dem Plexus hypogastricus inferior.

Symptomkomplex verursacht durch die Ovare.

- Dysmenorrhoe, Zwischenblutungen, Amenorrhoe, Oligomenorrhoe, Hypomenorrhoe, Hypermenorrhoe, Metrorrhagie, Brachymenorrhoe
- Unerfüllter Kinderwunsch
- Lumbalgien
- ISG-Dysfunktionen
- Unterbauchschmerzen (auch Zug und Druck)
- Schmerzen
- Vaginaler Ausfluss
- Störungen der Sexualität
- …

Psychische Komponenten des Organs

Stimmungsschwankungen

Patientenposition

Rückenlage

Therapeutenposition

Auf der rechten Seite des Patienten, mit Blick nach kranial.

Handanlage

Mit den Fingern der linken Hand auf der Fascia thoracolumbalis auf Höhe des Iliums und Sakrums. Mit einem Finger der rechten Hand auf dem Unterbach über dem Ovar.

Handanlage rechtes Ovar

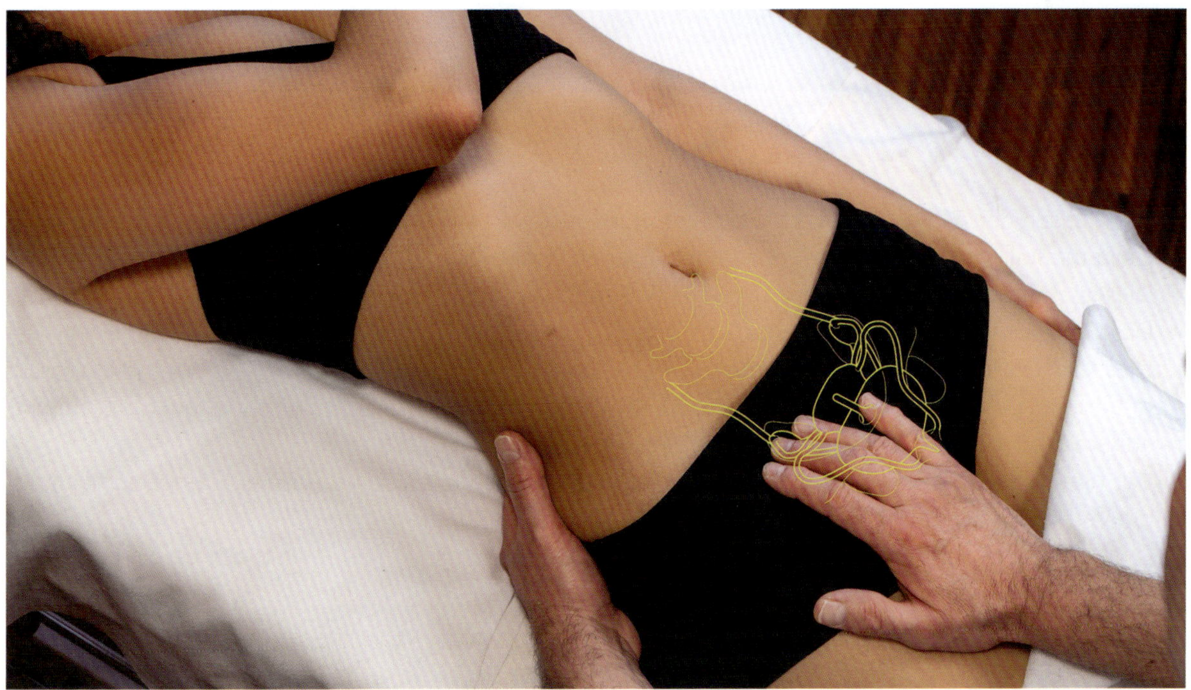

Handanlage linkes Ovar

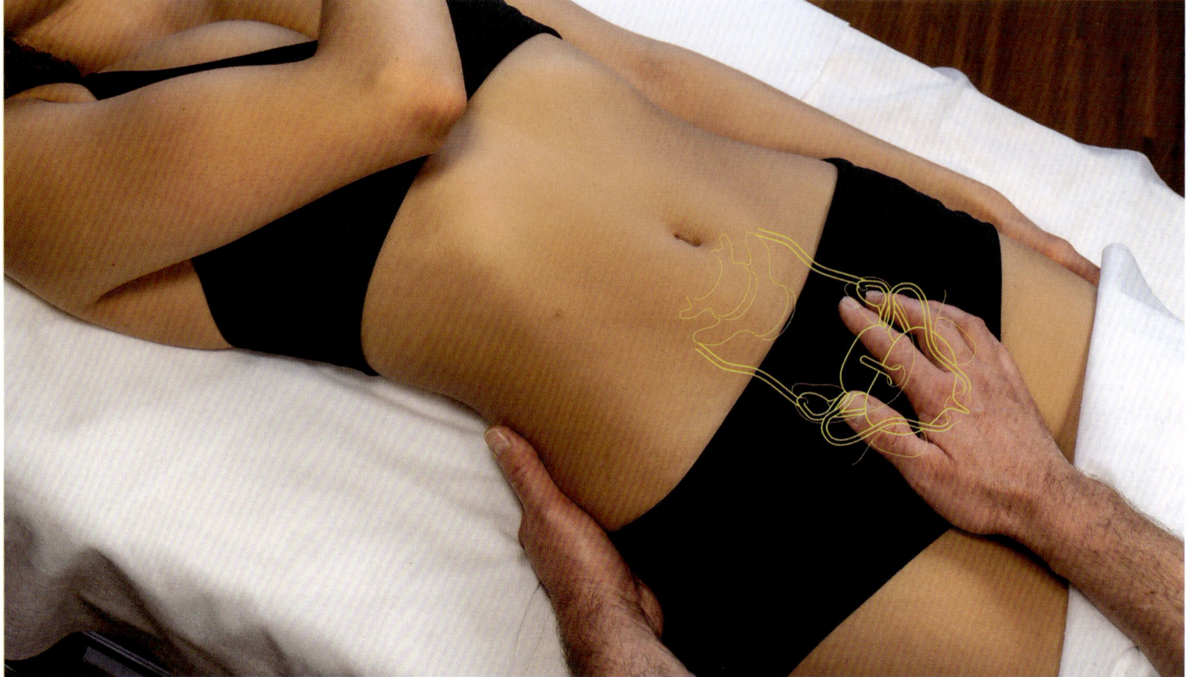

Behandlung

- Das Kreisen der A. iliaca interna, A. uterina, R. ovaricus, R. tubarius oder A. ovarica wahrnehmen.
- Dazu mental eine Verdichtung Faszien der Ovarien wahrnehmen.
- Dies lässt ein Fulkrum entstehen. Dieses Fulkrum mit Aufmerksamkeit beachten.
- Das Ganglion mesentericum inferior aufsuchen.
- Dies lässt ein neues Fulkrum entstehen.
- In diesem sind die drei Versorgungsstrukturen, Gefäß, Faszie und neurologische Steuerung, miteinander verbunden.
- Wir brauchen nur das Fulkrum nicht zu verlieren, ansonsten können wir unsere Aufmerksamkeit auf die Veränderung richten.

Mögliche wahrzunehmende Reaktionen im Patienten

- Verbesserte Mobilität des Ovars.
- Spannungsänderung des Ovars.
- Spannungsänderung der Fascia thoracolumbalis.
- Entlastungsgefühl im Becken.
- Entlastungsgefühl im Bauchraum.
- Der Patient atmet tiefer ein.
- …

Das Ende der Behandlung

Verliert sich die Wahrnehmung des Fulkrums, findet keine Veränderung der Dynamik statt und kommt das System des Patienten zur Ruhe, ist der Behandlungsprozess abgeschlossen. Die Eigendynamik des Fulkrums ist deutlich spürbar.

▶ Video: „Organe des Beckens“

Am Ende des Behandlungsprozesses empfiehlt es sich, wie zu Beginn der Intervention, die Eigendynamik und die Spannung der Ovarien wahrzunehmen. So kann der Erfolg der Intervention überprüft werden.

9.19 Prostata

Gefäßversorgung

Arteriell: A. iliaca interna > A. vesicalis inferior > Rr. prostatici
Venös: Plexus venosus prostaticus > Plexus venosus vesicalis > Vv. vesicales > V. iliaca interna
Plexus venosus prostaticus > Plexus venosus vertebralis > Vv. lumbales ascendentes > V. azygos/hemiazygos

Fasziale Verbindungen

Faszien der Prostata, Beckenboden

Vegetative Steuerung

Sympathisch: Ganglion mesentericum inferior.
Parasympathisch: Nerven des sakrale Parasympathikus aus dem Plexus hypogastricus inferior.

Symptomkomplex verursacht durch die Prostata

- Lumbalgien
- ISG-Dysfunktionen
- Unterbauchschmerzen und -druck
- Miktionsstörungen (abgeschwächter Harnstrahl, Pressen bei der Miktion nötig, verlängerte Miktion, Nachträufeln, Dysurie, Pollakisurie, Nykturie, imperativer Harndrang
- Leistenschmerzen
- Hüftschmerzen
- Schmerzen beim Stuhlgang
- Hypertonie des Beckenbodens
- Störung der Sexualfunktion (Erektionsstörungen, Ejakulationsstörungen, nachlassende Libido)
- Zeugungsunfähigkeit
- …

Patientenposition

Rückenlage

Therapeutenposition

Auf der rechten Seite des Patienten, mit Blick nach kranial.

Handanlage

Mit den Fingern der linken Hand auf der Fascia thoracolumbalis auf Höhe des Iliums und Sakrums. Die Handfläche der rechten Hand liegt auf dem Unterbauch über der Prostata.

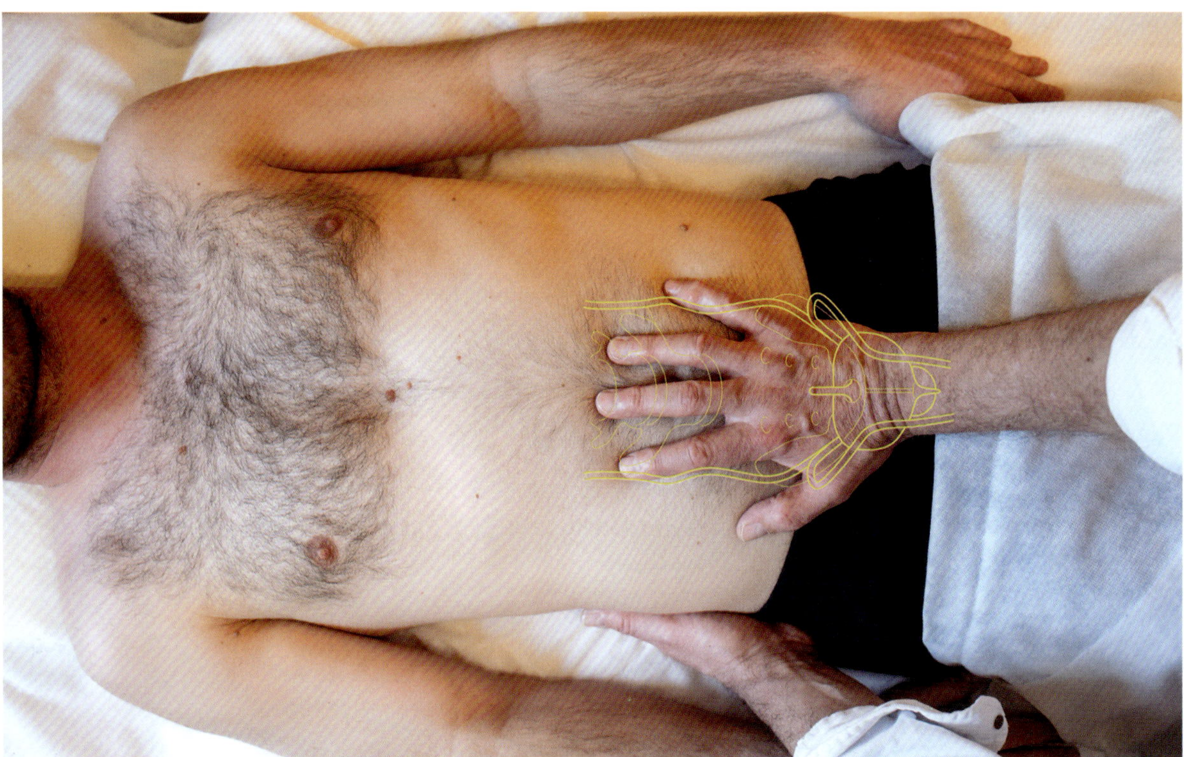

Behandlung

- Das Kreisen der A. iliaca interna, A. vesicalis inferior, Rr. prostatici wahrnehmen.
- Dazu mental eine Verdichtung Faszien der Prostata wahrnehmen.
- Dies lässt ein Fulkrum entstehen. Diese Fulkrum mit Aufmerksamkeit beachten.
- Das Ganglion mesentericum inferior aufsuchen.
- Dies lässt ein neues Fulkrum entstehen.
- In diesem sind die drei Versorgungsstrukturen, Gefäß, Faszie und neurologische Steuerung, miteinander verbunden.
- Wir brauchen nur das Fulkrum nicht zu verlieren, ansonsten können wir unsere Aufmerksamkeit auf die Veränderung richten.

Mögliche wahrzunehmende Reaktionen im Patienten

- Verbesserte Mobilität der Prostata.
- Spannungsänderung der Prostata.
- Spannungsänderung der Fascia thoracolumbalis.
- Entlastungsgefühl im Becken und im Beckenboden.
- Entlastungsgefühl im Bauchraum.
- Der Patient atmet tiefer ein.

Das Ende der Behandlung

Verliert sich die Wahrnehmung des Fulkrums, findet keine Veränderung der Dynamik statt und kommt das System des Patienten zur Ruhe, ist der Behandlungsprozess abgeschlossen. Die Eigendynamik der Prostata ist deutlich spürbar.

Am Ende des Behandlungsprozesses empfiehlt es sich, wie zu Beginn der Intervention, die Eigendynamik und die Spannung der Prostata wahrzunehmen. So kann der Erfolg der Intervention überprüft werden.

▶ Video: „Organe des Beckens"

10 Aus dem Leben

Kurz vor dem Ende dieses Buches möchte ich über eine persönliche Erfahrung mit einem sehr belastenden Ereignis berichten. Ich bezeichne es als Wendepunkt/Stillpoint in meinem Leben. Es gibt ein Davor und ein Danach, in der Zeit dazwischen befand ich mich in einem Stillpoint. Der folgende Text wurde bereits in der Zeitschrift Osteopathische Medizin[71] veröffentlicht.

Die Geschichte soll helfen, die Situation und die Gefühle eines Menschen zu verstehen, der aus seiner Mitte gerissen wurde. Mein damaliger Zustand, eingezeichnet in das Belastungsdiagramm, dürfte wie folgt ausgesehen haben:

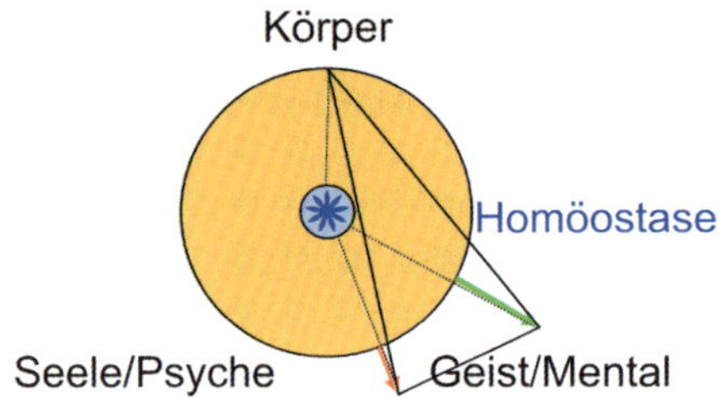

Meine Homöostase konnte meine Trinität von Körper, Geist und Seele nicht mehr zufriedenstellend unterstützen.

Glücklicherweise hat sich dieser Zustand nicht nachhaltig auf meinen Gesundheitszustand ausgewirkt. Dies ist wahrscheinlich auch auf die Unterstützung zurückzuführen, die ich von meiner Familie und meinen Kollegen erhalten habe.

10.1 Ein Davor – ein Danach – dazwischen ein Stillpoint

Der plötzliche Tod meines Freundes und die darauffolgende Zeit der Trauer prägten mich als angehenden Osteopathen. Ich erlebte, wie es sich anfühlt, von außen in einen Stillpoint gerissen zu werden, aus der Mitte zu sein und den inneren Rhythmus verloren zu haben. Diese Selbsterfahrungen halfen mir, Vorgänge im kraniosakralen System einzuordnen und Erklärungsmodelle zu entwickeln.

Heute nutze ich meine Erfahrungen, um Menschen zu unterstützen und zu begleiten, die sich am Rand ihrer Belastungsgrenzen befinden oder diese bereits überschritten haben. Als Musiker und Hobbyfotograph verband ich mein biodynamisches Verständnis mit Musik und visueller Unterstützung. Dies ist auf YouTube unter Innerer Rhythmus „Der Film" zu finden.

Es ist laut – Rockkonzert! Ein 40. Geburtstag. Das Publikum steht ganz dicht vor der Band. Die Stimmung der gut 100 Gäste ist fröhlich aufgekratzt, und die Musiker verstehen es, die Musikstücke kraftvoll, harmonisch und rhythmisch geschlossen zu interpretieren. Sie proben seit knapp 1 ½ Jahren die Rockoper Tommy von The Who, um sie bei Veranstaltungen aufzuführen. Es ist ihr zweiter Auftritt mit diesem ambitionierten Projekt. Es läuft super! Besonders Schlagzeug und Bass spielen wie aus einem Guss. Zehn Jahre gemeinsame Banderfahrung tragen Früchte, jeder weiß, was der andere tut, was er

71 Osteopathische Medizin, 20. Jahrgang, Heft 1/2019, S. 32–34, Elsevier GmbH, Vielen Dank für die freundliche Genehmigung der Abdruckrechte vom 19.01.2024.

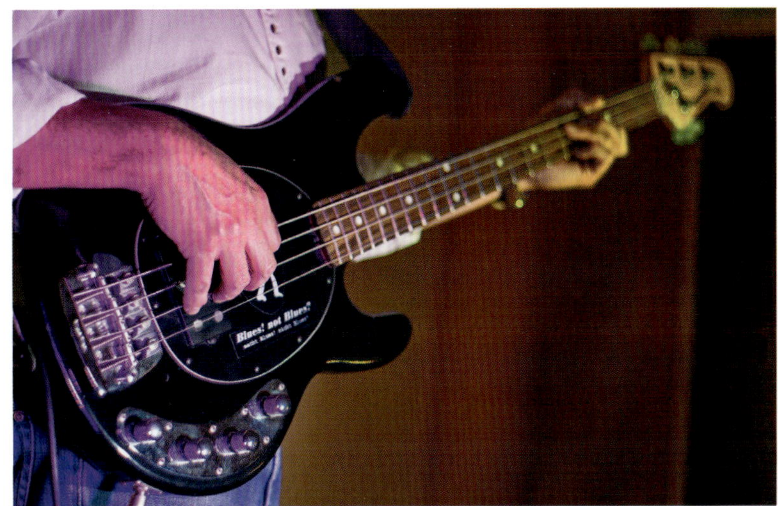

musikalisch denkt und fühlt. Doch plötzlich, bei einer Schlüsselstelle des Werkes, passiert das Unvorhergesehene. Der Rhythmus bricht jäh ab, der Schlagzeuger stürzt hinter dem Schlagzeug hervor, liegt auf dem Boden, die einzelnen Trommeln und Becken liegen verstreut um ihn herum – er krampft! Der erste, der bei ihm ist, ist der Bassist. Es sind auch ausgebildete Ersthelfer vom DAV und sogar eine Ärztin anwesend, die sich gemeinsam um ihn kümmern. Der Rettungsdienst wird sofort informiert. Es ist ganz, ganz still. Der Schlagzeuger erbricht sich in diese Stille. Das Entsetzen wird größer. Atemstillstand! Herzstillstand! Die meisten Gäste gehen nach draußen. Die Ersthelfer beatmen, machen Herzdruckmassage, wo bleibt der Rettungsdienst?

Es dauert 10 Minuten, eine viertel Stunde, 20 Minuten. Bleiern vergeht die Zeit. Der Schlagzeuger bleibt ohne Bewusstsein, ohne Herzschlag, ohne Atmung. Der Ort des Geschehens liegt abgelegen am Rand des Westallgäus. In dieser Nacht sind alle diensthabenden Rettungsteams bereits bei anderen Einsätzen unterwegs. Der Rettungshubschrauber kann nicht landen, es herrscht dichter Nebel.

Der Bassist hält dem Sterbenden den Kopf und spricht ihn immer wieder an. Er scheint nicht zurück-, wiederkommen zu wollen oder zu können. Ansonsten, bedrückende Ruhe! Nach einer ewig dauernden halben Stunde trifft endlich ein Rettungsteam ein. Die professionellen Helfer kümmern sich, machen aber den besorgten Anwesenden kaum Hoffnung. Das Kriseninterventionsteam wird informiert und nimmt sich der Gäste und Ersthelfer an. Polizei erscheint und erkundigt sich über das Ereignis.

Die Rettungskräfte nehmen den leblosen Körper des Schlagzeugers mit. Der Bassist bekommt mit, dass einer der Polizeibeamten mit seinem Kollegen über Funk vereinbart, jemand muss die Freundin und die Angehörigen des Verstorbenen informieren. Dem Bassisten schießt es in den Kopf: „So geht das nicht!“ Er schnappt sich einen Helfer aus dem Kriseninterventionsteam und fährt mit ihm zur Freundin und den Eltern des Schlagzeugers. Als die zwei Nachrichtenüberbringer dort ankommen, stehen bereits zwei Polizeibeamte vor der Eingangstür der Angehörigen. Die Mutter öffnet genau in dem Moment die Haustür, als der Bassist und sein Begleiter hinter den Beamten stehen. Der Mutter ist sofort klar, dass etwas sehr Schlimmes passiert sein muss. Es folgen kurze Erklärungen, die Beamten ziehen sich wieder zurück, sind froh über die Unterstützung.

Die Freundin kommt dazu, läuft in ihre Dachwohnung zurück – Schock, Panik und Verwirrung. Der Bassist beruhigt sie, beantwortet Fragen und erklärt, unterstützt durch seinen Begleiter. Alle sitzen gemeinsam in der Stube. Die Schwester und der Schwager des Verstorbenen kommen dazu. Der Pfarrer der Gemeinde wird gerufen, er kennt den Verstorbenen sehr gut, denn er wohnt in direkter Nachbarschaft. Er ist sehr betroffen, aber keine wirkliche Hilfe mit seinen Versuchen, Trost zu spenden – später vielleicht! Es wird geweint und Kaffee getrunken.

Wo ist der Sohn, Freund, Schwager jetzt? Können wir ihn sehen? Der Bassist telefoniert mit dem Krankenhaus, in das der Verstorbene gebracht wurde. Der Bassist und die diensthabende Ärztin kennen sich. Wir können kommen, dürfen uns verabschieden.

Die darauffolgenden Tage verlaufen wie in Trance. Man ist völlig außer seinem Rhythmus, ohne Harmonie – Herzschmerz und Verzweiflung prägen die Tage. Die Beerdigung wird geplant und vorbereitet. Der Freund wird auf seinem letzten Weg begleitet.

Der Bassist bin ich und zu diesem Zeitpunkt Osteopathiestudent im dritten Jahr meiner Ausbildung. Nach dem traumatischen Ereignis kann ich eine Woche nicht arbeiten, werde von meiner Frau und Familie aufgefangen und unterstützt darin, wieder Erdung zu bekommen, wieder meinen Rhythmus zu finden und Harmonie zu erlangen. Zwei Wochen danach fahre ich auf ein Seminar im Rahmen meiner Ausbildung. Ich bin noch sehr weit von meiner Mitte entfernt, bekomme aber von Kursleitern und Assistenten sehr viel osteopathische und menschliche Unterstützung. Darf erfahren, wie es sich anfühlt, disharmonisch und arhythmisch zu sein und aus diesem Zustand wieder herauszukommen. Es dauerte aber längere Zeit, wieder in der alten Kraft zu sein.

Ich bin trotz des Verlustes des Freundes und Schlagzeugers dankbar für die Erfahrung. Sie ist ein Teil meines Weges, Traumata und psychische Belastungen osteopathisch zu verstehen und zu behandeln. Das sich daraus entwickelnde osteopathische Konzept nenne ich *Dynamik der Gedanken.*

Während einer biodynamischen Behandlung kann es immer wieder zu Stillpoints kommen. Nach diesem Phänomen ist unser Eindruck, den wir von dem Menschen haben, ein anderer. Das eine Mal ist die Veränderung nur gering, kaum erkennbar, das andere Mal beeindruckend groß.

Um wieder zu meiner Geschichte zurückzukehren – es gibt ein *vor dem Ereignis* und ein *nach dem Ereignis.* Ein vor dem Konzert und ein nach dem Konzert. Das dazwischen ist der Stillpoint.

Es war für mich ein sehr langer Stillpoint. Er schlich sich nach und nach wieder aus meinem System. Als Band machten wir weiter Musik, traten auf und führten die Rockoper noch mehrere Male auf. Am Anfang noch mit großer Beklemmung. Später wieder mit viel Freude. Das war auch Therapie für uns Musiker. Persönlich lernte ich, mit dem Verlust umzugehen. Eine Zeit lang mied ich Veranstaltungen, konnte keine Feste besuchen. Der Druck im Herzen verlor sich, das EKG war in Ordnung. Mein Verständnis für den Tod, den Glauben und die Osteopathie veränderten sich. Somit war der Tod meines Freundes letztlich nicht nur negativ. Er brachte mich auf den Weg, so zu werden, wie ich jetzt bin.

Jeder, der Teil der Ereignisse war, wurde dadurch verändert, so wie sich möglicherweise das gesamte menschliche System nach einem Stillpoint verändert. Manchmal sehr deutlich, manchmal nur ein wenig. Die Freundin meines Schlagzeugers ist inzwischen verheiratet und Mutter von zwei Kindern. Die Eltern des Schlagzeugers veränderten ihre beruflichen Aktivitäten. Gaben jemand anderem eine Chance zur Existenzgründung. Manche Teilnehmer des Festes wurden nicht so intensiv verändert. Später hörte ich, wie eine Frau einer Bekannten von diesem Ereignis erzählte und es sehr rührend fand, wie jemand dem Sterbenden ständig den Kopf gehalten habe. Ich fand es, ehrlich gesagt, nicht wirklich rührend.

Die einzelnen Systeme des Menschen werden auch unterschiedlich durch einen Stillpoint verändert. Wenn man so mag, ermöglicht der Stillpoint die Chance, sich zu verändern. Der im Beisein des Osteopathen entstandene Stillpoint verändert aus therapeutischer Sicht, der durch das Leben hervorgerufene Stillpoint verändert vielleicht unsere weitere Existenz. So gibt es sehr schmerzhafte Ereignisse (Stillpoints) wie den Tod meines Freundes, die schwere Krankheit eines Angehörigen oder die eigene schwere Krankheit. Eine Trennung, Scheidung, der Verlust der geschätzten Arbeit, eine verpatzte Prüfung, all dies führt dazu, dass sich das Leben in davor und danach teilt. Es gibt aber nicht nur Negatives, was Stillpoints verursacht. Eine Hochzeit, die Geburt eines Kindes, das Bestehen einer Abschlussprüfung, die Bekanntschaft mit einem anderen Menschen, eine Reise kann eine solche Lebensmarkierung setzen und uns mit in die Veränderung nehmen.

Auch in großen Systemen kann es zu Stillpoints kommen. So sind, egal ob Weltkriege oder auf Länder oder Regionen begrenzte kriegerische Auseinandersetzungen, Stillpoints, die die Geschichte in ein Davor und Danach einteilen. Weltwirtschaftskrisen, dramatische Unfälle wie Tschernobyl oder Fukushima setzen für die Betroffenen, aber auch für die gesamte Welt einen Punkt der Veränderung. Ein positiver Stillpoint in der Geschichte dürfte für viele Betroffene der Mauerfall sein – mag sein, für andere wiederum nicht. Die Musik braucht Stillpoints. Ansonsten wirkt sie eintönig und uninteressant. In dem speziell für diese Zeilen aufgenommenen Musikstück habe ich versucht, eine biodynamische Behandlung akustisch darzustellen. Als YouTube-Video *(Innerer Rhythmus „Der Film")* ist es zu hören und zu sehen. Damit der Eindruck verstärkt wird, bekam das von mir geschriebene Stück eine visuelle Unterstützung.

A.T. Still selbst mochte Musik. Er sang gerne und spielte auch selbst ein Instrument.

Mir half die Musik sehr, den Einstieg in die kraniosakrale-biodynamische Osteopathie zu finden. Im Video *(Innerer Rhythmus „Der Film"*; https://www.youtube.com/watch?v=nG-Li4SQDYI) ist eine biodynamische Behandlung audiovisuell dargestellt.

QR-Code zum YouTube-Video

Im Kasten finden sich Worte, die das detailliert beschreiben.

Es bleibt zu hoffen, dass wir in unserem Leben möglichst viele positive Stillpoints erleben dürfen, bis wir erfahren, was nach dem letzten, endgültigen Stillpoint passiert. Ich hoffe, dass ich mit meinem Freund und Schlagzeuger wieder eine kraftvolle, Session erleben werde.

Innerer Rhythmus

- Jedes einzelne System des Menschen ist wie eine Saite einer Gitarre. Das Herz ist der Gitarrenspieler und entscheidet, ob das Instrument in Dur oder Moll, melodisch oder dissonant, hoch oder tief, erklingt.
- Die Töne oder Akkorde, die entstehen, versetzen die unterschiedlichen Systeme in Schwingungen und bringen sie mit dem Herzen in Resonanz. Die Energie, die dem Ton vorauseilt, lässt die Faszien für Informationen durchlässig werden. Es entsteht das fast endlose Lied der Lebensenergie.·
- Der Osteopath, der in dieses Lied mit einstimmt, darf keine Dissonanzen erzeugen. Er soll gut zuhören und nicht als Dirigent erscheinen. Mit Freude, Respekt und Dankbarkeit darf er dem Konzert beiwohnen. Auf keinen Fall sollte er als Komponist auf die therapeutische Bühne treten. Ansonsten zwingt er dem System seine eigenen Lebensklänge auf. Kleine Akzente bringen die Veränderungen in Gang.
- Je melodiöser das Lied der Systeme erklingt, desto näher kommt der Mensch an die Symphonie der Gesundheit heran. Dies kann auch den Osteopathen nähren.·
- Fühle am Korpus eines Instruments die einzelnen Töne und Akkorde. Nimm Moll und Dur, Melancholie und Freude wahr.

10.2 Die Weiterentwicklung

Ich war sehr dankbar für die Zuwendung und Behandlung in dieser Zeit. Nach einiger Zeit hatte ich das Gefühl, dass das Potential zur Behandlung psychosomatischer Beschwerden, das in der Osteopathie steckt, noch lange nicht ausgeschöpft ist. So machte ich mich nach der fünfjährigen Ausbildung auf den Weg, mehr über psychosomatische Behandlungsansätze zu erfahren. Manches war für mich stimmig, anderes nicht mit der Osteopathie vereinbar. Die biodynamische Ausbildung bei Tom Shaver eröffnete mir neue Zugänge zum Menschen. Der Wunsch nach einem strukturierten und direkten Zugang zum Patienten, um ihn bei psychosomatischen Beschwerden zu unterstützen, wurde teilweise erfüllt. Es blieb die Suche nach einem direkteren Weg. Dieser ergab sich bei der ersten Behandlung mit der *Dynamik der Gedanken*, wie in Kapitel 2 – Beispiele aus dem Leben, beschrieben.

Ich wünsche dem Leser dieses Buches viel Freude, neue Erkenntnisse und die Möglichkeit, seinen osteopathischen Werkzeugkasten mit Neuem zu füllen. Der Inhalt des Buches ist auf meiner Entdeckungsreise, die Osteopathie um einen wichtigen Baustein zu erweitern, entstanden. Ohne die Aspekte der Psyche bleibt sie in der Dualität stecken. Wenn die dritte Ebene unseres Daseins, die Psyche, hinzukommt, können wir den Menschen umfassender wahrnehmen und ihm helfen, sich zu regenerieren.

Am 1. März 1914, am Ende des Lebens von A.T. Still, wurde das Still-Hildreth-Sanatorium eröffnet. Hier wurden mit großem Erfolg Patienten mit Geistes- und Nervenkrankheiten behandelt. Im Jahr 1929 wurde eine Statistik aller Patienten veröffentlicht, die in den 15 Jahren seit der Eröffnung behandelt worden waren. Diese wurden zwischen drei und zwölf Monaten behandelt, manche auch länger. Folgende Heilungsraten wurden verzeichnet

- Dementia praecox Schizophrenie zu 33,5 %
- Manische Depression zu 66 %

- Infektionen, Erschöpfung und toxische Psychosen zu 94 %
- „Psychoneurosen" zu 77 %

1932 berichtete Arthur Hilderth (Leiter des Sanatoriums), dass von den über 2000 Patienten zu diesem Zeitpunkt 55 % vollständig geheilt waren.[72]

Die neurologischen Diagnosen und die Sicht auf sie haben sich verändert. Viele wissenschaftliche Erkenntnisse sind seither hinzugekommen. Die ersten Schritte hin zu einer ganzheitlichen Osteopathie wurden gemacht. Viele weitere kamen hinzu, weitere finden sich in diesem Buch. Ich möchte einladen, weitere zu gehen. Dieses Buch soll dazu motivieren.

Wer mehr über mein Konzept erfahren möchte, ist herzlich eingeladen, an meinen Kursen teilzunehmen. Diese sind auf der Website www.dynamik-der-gedanken.com zu finden.

Dort gibt es neben Videos zu den einzelnen Behandlungstechniken auch Aktualisierungen, die sich im Laufe der Zeit ergeben werden. Die Behandlungsprinzipien werden bleiben, Behandlungsmöglichkeiten werden hinzukommen, Erfahrungen werden ausgetauscht und neue Fragen werden auftauchen. Ich werde versuchen, diese möglichst zeitnah zu beantworten oder gemeinsam mit anderen zu lösen. Ich wünsche mir einen regen Austausch und viele Leser, die die Inhalte des Buches in die Praxis umsetzen.

In meinen Kursen bezeichne ich die Kursinhalte als meine Kinder. Ich gebe sie zur Adoption frei. Damit verbunden ist der Wunsch, sie gut zu behandeln, respektvoll mit ihnen umzugehen, sie sich zu eigen zu machen und sie nicht zu überfordern. Gerade der letzte Punkt ist sehr wichtig. Bei den ersten Kontakten mit *Dynamik der Gedanken* sollten nicht die schwierigsten Themen angesprochen werden. Dies kann überfordern und den Zugang versperren.

„Sich dem zu stellen, was einem begegnet, ohne die Führung zu übernehmen, erfordert Mut."

Auf der anderen Seite ist auch eine gewisse Leichtigkeit in der Unterstützung des Menschen von Vorteil. Ein weiterer wichtiger Punkt ist die Authentizität, die in einem selbst vorhanden sein sollte. Sich selbst zu kennen und zu mögen hilft im Umgang mit psychosomatisch belasteten Menschen. Um dies zu erreichen, kann es hilfreich sein, die *Dynamik der Gedanken* selbst zu erfahren. Selbsterfahrung ist ein wichtiger Bestandteil jeder Ausbildung oder in der Erweiterung der eigenen Möglichkeiten.

10.3 Gebrauchsmuster Dynamik der Gedanken

Am 12.03.2021 habe ich vom Deutschen Patent- und Markenamt eine Urkunde über die Eintragung einer Wort-Bild-Marke[73] erhalten. Diese stellt einen gewissen Schutz dar, zumindest das Kürzel DdG in Verbindung mit einem Strichmännchen nur mit meiner Genehmigung verwenden zu dürfen. Kursteilnehmer, die am Kurs *Dynamik der Gedanken* teilgenommen haben, erhalten diese Genehmigung.

Hier das geschützte Logo

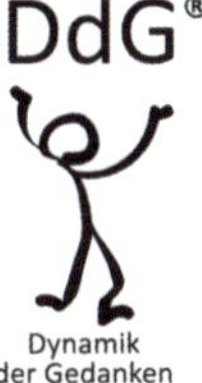

72 John Lewis – Vom trockenen Knochen zum lebendigen Menschen, Seite 343, Dry Bone Press (Selbstverlag)
73 Urkunde Deutsches Patent- und Markenamt im Bildverzeichnis

11 Anhang

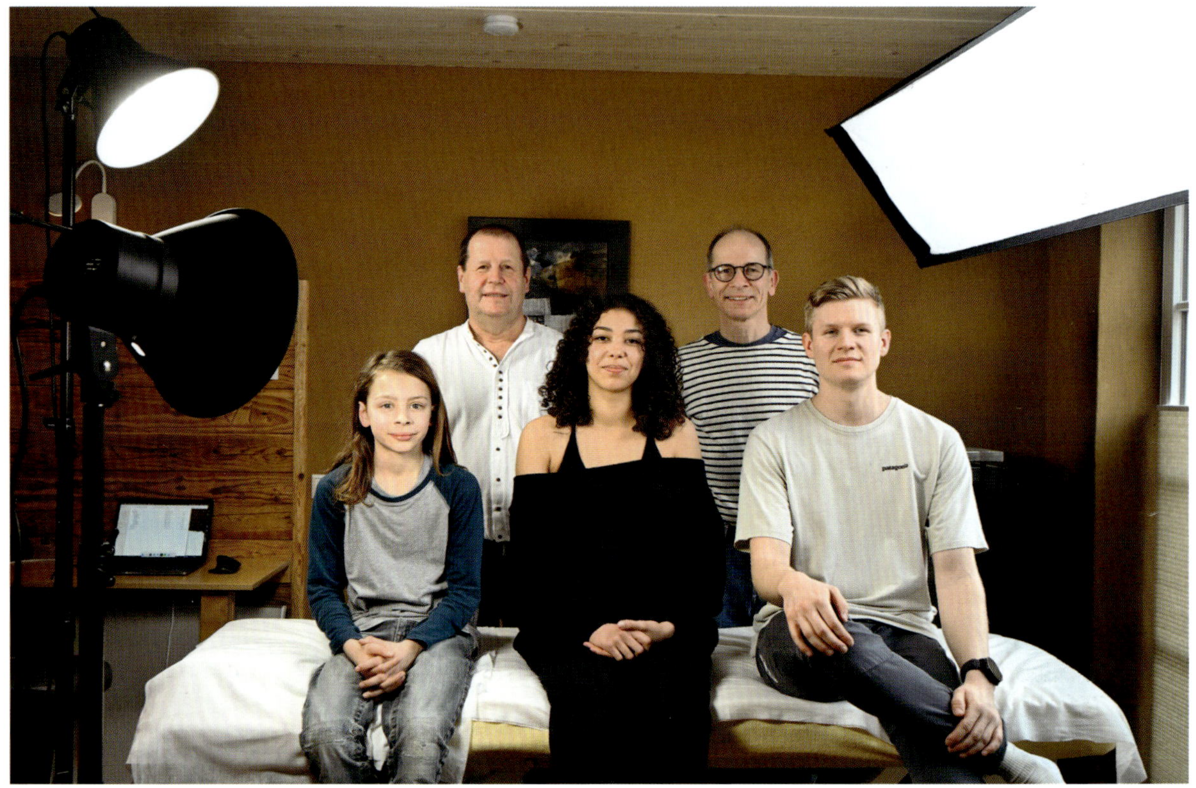

Das Fototeam

11.1 Unlösbare Probleme

Bei scheinbar „unlösbaren" Problemen dürft ihr mir gerne eine E-Mail schicken. Ich werde versuchen, so rasch wie möglich zu antworten.

11.2 Kontakt

Stefan Schöndorfer D.O.®
Blasenbergstr. 15, 88175 Scheidegg
Tel.: +49 (0)8381 929050

E-Mail: info@dynamik-der-gedanken.com
Ich freue mich auch über positive Rückmeldungen.

11.3 Literatur

***A.D.A.M Anatomie-Atlas**: T. R. Olson/H. Lippert, Mediscript-Verlag*

***A.T.Still – Vom trockenen Knochen zum lebendigen Menschen**: John Lewis, Dry Bone Press*

***Anatomie und Ontogenese des Menschen**: Erich Blechschmidt, FE-Medienverlag Kisslegg*

***Atlas der Anatomie des Menschen**: Frank H. Netter, Georg Thieme Verlag*

***Das große Still-Kompendium**: Christian Hartmann, Jolandos*

***Das große Sutherland-Kompendium**: Christian Hartmann, Jolandos*

***Lehrbuch der viszeralen Osteopathie**: Jérome Helsmoortel, Thomas Hirth, Peter Wührl, Georg Thieme Verlag*

***Naturenergien – verstehen und nutzen**: Callum Coats, Omega, „Die Silberschnur" GmbH*

***Neuroanatomie – Struktur und Funktion**: Martin Trepel, Urban und Schwarzenberg*

***Prometheus – Hals und innere Organe**: Michael Schünke, Erik Schulte, Udo Schumacher, Markus Voll, Karl Wesker, Georg Thieme Verlag*

***Prometheus – Kopf und Neuroanatomie**: Michael Schünke, Erik Schulte, Udo Schumacher, Markus Voll, Karl Wesker, Georg Thieme Verlag*

***Psychosomatik in der chinesischen Medizin**: Klaus-Dieter Platsch, Elsevier GmbH*

11.4 Abbildungsverzeichnis

11.5 Bildquellenverzeichnis

S. 6 – © Stefan Schöndorfer
S. 12 – © Tryfonov – adobe.stock.com
S. 15 – © Pawel Pajor – adobe.stock.com
S. 16 – © ag visuell – adobe.stock.com
S. 21 – © Robert Kneschke – adobe.stock.com
S. 22 – © Stefan Schöndorfer
S. 23 – © Thea Schöndorfer
S. 30 – © Stefan Schöndorfer
S. 33 – © New Africa – adobe.stock.com
S. 37 – © Tryfonov – adobe.stock.com
S. 38 – © jsr548 – adobe.stock.com
S. 38 – © SimpLine – adobe.stock.com
S. 38 – © euthymia – adobe.stock.com
S. 38 – © VICHIZH – adobe.stock.com
S. 49 – © vchalup – adobe.stock.com
S. 52 – © dwoow – adobe.stock.com
S. 53 – © Ancello – adobe.stock.com
S. 61 – © ArgitopIA – adobe.stock.com
S. 64 – © jteivans – adobe.stock.com
S. 67 – © Alessandro Grandini – adobe.stock.com
S. 69 – © Jasmina – adobe.stock.com
S. 74 – © LIGHTFIELD STUDIOS – adobe.stock.com
S. 79 – © ekramar – adobe.stock.com
S. 81 – © nareekarn – adobe.stock.com
S. 86 – © Ingo Rösler
S. 106 – © beeboys – adobe.stock.com
S. 219 – © Ingo Rösler
S. 224 – © Max Schöndorfer

11.6 Glossar

Abrufinduziertes Vergessen Erinnern geht in der Regel mit Vergessen einher. Das klingt seltsam, ist aber notwendig, um Lernen zu ermöglichen. Das abrufinduzierte Vergessen ist nur gut möglich, wenn die Emotionen neutral, besser noch positiv sind.

Allostase Aus dem Griechischen, allo für veränderlich und stase für stehen. Bezeichnet die Funktion der Stabilität durch Anpassung durch Veränderung des Organismus in Belastungssituationen. Wird oft als erweiterte Form der Homöostase verwendet.

DdG – Dynamik der Gedanken Eine osteopathische Behandlungsmethode zur Dynamisierung von Blockaden im kranio-faszialen System, die durch Gedanken verursacht werden und zu vegetativen Dysbalancen führen.

Dynamik Unter Dynamik versteht man in der Physik die Beschreibung der Bewegung von Körpern in Abhängigkeit von den einwirkenden Kräften. In diesem Buch wird der Begriff für jede Art von Bewegung verwendet.

Entropie Begriff aus der Chaostheorie. Sie ist eine Größe, die aus ungeordneten Systemen entweicht, wenn diese weniger ungeordnet werden. Umgangssprachlich wird die Entropie auch als „Maß für den Grad der Unordnung" bezeichnet.

Fulkrum Das Wort kommt vom lateinischen Fulcrum und bedeutet Drehpunkt. Es ist ein Gleichgewichtspunkt, um den herum eine Aktion, eine Veränderung oder eine Neuorganisation stattfinden kann.

HHN-Achse Hypothalamus-Hypophysen-Schilddrüsen-Achse

HHS-Achse Hypothalamus-Hypophysen-Nebennierenrinden-Achse

Homöostase Aus dem Altgriechischen und bezeichnet einen Gleichgewichtszustand eines offenen dynamischen Systems. Interne, selbstregulierende Fähigkeit, einen Zustand zu verändern und zu verbessern.

HRV – Herzratenvariabilität Gemessen wird der Abstand zwischen den Spitzen der Herzschläge (Herzaktionen). Ist dieser besonders konstant und gleich lang, deutet dies auf ein sehr sympathikotones, gestresstes Nervensystem hin.

Hypertension Erhöhte Spannung im Gewebe.

Hypotension Reduzierte Spannung im Gewebe.

Innerer Skeptiker Erscheint sehr oft, wenn wir versuchen, negative Gedanken und positive Gedanken zu verwandeln. Um sie zu vertreiben, hilft die positive Variante der Dynamik der Gedanken.

Longtide Langsame, sehr stabile Dynamik bei Lebewesen. Beim Menschen mit einem Zyklus von ca. 100 sec.

Nachtschreck Pavor nocturnus, eine Form der Schlafstörung, die vor allem bei Kleinkindern und Schulkindern auftritt.

Point of Balance, PoB Die neutralste Position innerhalb eines Gewebes, aber auch zwischen verschiedenen Strukturen.

Positivvariate Nach einem Durchgang (2 Longtide-Zyklen) mit DdG empfiehlt es sich, einen Durchgang mit positiven Gedanken anzuschließen. Dies dient der Verstärkung des Therapieverlaufs.

Potency Die Begegnung mit ihr ist etwas sehr Persönliches. Daran anzuknüpfen ist das Ziel des Behandlungskonzeptes der Stärkung der Homöostase - siehe auch Entropie

PRM Primär Respiratorischer Mechanismus. Variable Dynamik zwischen 7 und 12 Zyklen pro Minute. Abhängig vom vegetativen Nervensystem.

Retest Wiederholung eines Tests nach einer therapeutischen Intervention. Er dient der Kontrolle, ob eine Veränderung eingetreten ist.

Stillpoint Kann nach einem PoB auftreten. Ruhepunkt zwischen vorher und nachher.

Tide Stabile Dynamik mit 2-3 Zyklen pro Minute. Wird mit den fluidischen Anteilen unseres Körpers in Verbindung gebracht.

11.7 Stichwortverzeichnis